AF498771

Carcinoma de pulmón en no fumadores

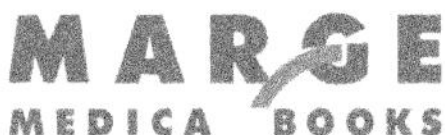

Carcinoma de pulmón en no fumadores

Coordinador:
Dr. Enric Carcereny

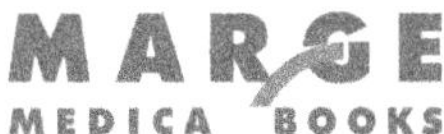

Carcinoma de pulmón en no fumadores
Coordinador: Dr. Enric Carcereny
1.ª edición 2013

© de esta edición, incluido el diseño de la cubierta, ICG Marge, SL

Edita: Marge Médica Books - València, 558, ático 2.ª - 08026 Barcelona (España)
www.marge.es - Tel. +34-932 449 130 - Fax +34-932 310 865

Director editorial: Hèctor Soler
Gestión editorial: Ana Soto, Laura Martínez
Edición: David Soler, Rosa Serra, Neus Piñol
Colaboración técnica: Carmen Company
Compaginación: Mercedes Lara
Impresión: Novoprint (Sant Andreu de la Barca, Barcelona)

ISBN: 978-84-15340-70-6
Depósito Legal: B-19302-2013

Índice

Autores

Rosa María Álvarez
Servicio de Oncología Médica
Hospital General Universitario
    Gregorio Marañón
Madrid

Bárbara Angulo
Laboratorio de Dianas Terapéuticas
Centro Integral Oncológico
    Clara Campal
Hospital Universitario Madrid
    Sanchinarro
Madrid

Cristina Bugés
Departamento de Oncología Médica
Hospital Universitari Germans
    Trias i Pujol
ICO-Badalona
Universitat Autònoma de Barcelona
Badalona (Barcelona)

Laia Capdevila
Servicio de Oncología Médica
Hospital General de Granollers
Granollers (Barcelona)

Enric Carcereny Costa
Servicio de Oncología Médica
ICO Badalona-Hospital Germans
    Trias i Pujol
Badalona (Barcelona)

Joaquín Casal
Sección de Oncología Médica
Hospital Meixoeiro
Complexo Hospitalario Universitario
    de Vigo
Vigo (Pontevedra)

Manuel Cobo
Servicio de Oncología Médica
Hospital Regional Universitario
    Carlos Haya
Málaga

Ester Conde
Laboratorio de Dianas Terapéuticas
Centro Integral Oncológico
    Clara Campal
Hospital Universitario Madrid
    Sanchinarro
Madrid

Ana Custodio
Servicio de Oncología Médica
Hospital Universitario La Paz
Madrid

Javier de Castro
Servicio de Oncología Médica
Hospital Universitario La Paz
Madrid

Sara Cros
Servicio de Oncología Médica
Hospital General de Granollers
Granollers (Barcelona)

Enriqueta Felip
Unidad de Tumores Torácicos
Servicio de Oncología
Hospital Universitari Vall d'Hebron
Barcelona

Ana María Galeote
Servicio de Oncología Médica
Hospital Regional Universitario
    Carlos Haya
Málaga

Yolanda García
Servicio de Oncología Médica
Consorci Sanitari Universitari Parc Taulí
Sabadell (Barcelona)

Rosario García Campelo
Servicio de Oncología Médica
Complejo Hospitalario Universitario
    A Coruña
A Coruña

Oliver Higuera
Servicio de Oncología Médica
Hospital Universitario La Paz
Madrid

Nadia Hindi
Servicio de Oncología Médica
Hospital Universitario La Paz
Madrid
Dolores Isla
Servicio de Oncología Médica
Hospital Clínico Universitario
    Lozano Blesa
Zaragoza

Óscar José Juan Vidal
Servicio de Oncología
Hospital Universitari i Politècnic La Fe
Valencia

Fernando López-Ríos
Laboratorio de Dianas Terapéuticas
Centro Integral Oncológico
    Clara Campal
Hospital Universitario Madrid
    Sanchinarro
Madrid

Ómar López Rodríguez
Servicio de Oncología Médica
Hospital Regional Universitario
    Carlos Haya
Málaga

Miriam Méndez García
Servicio de Oncologia Medica-
Institut Catala d'Oncologia (ICO)
Hospital Universitari Germans
    Trias i Pujol
Badalona (Barcelona)
Laboratorio de Oncologia
USP Instituto Universitario
    Dexeus-Pangaea Biotech S.L.
Barcelona

Teresa Morán
Departamento de Oncología Médica
Hospital Universitari Germans
    Trias i Pujol
ICO-Badalona
Universitat Autònoma de Barcelona
Badalona (Barcelona)

Mariano Provencio Pulla
Servicio de Oncología Médica
Hospital Universitario Puerta de Hierro
Majadahonda (Madrid)

Luis Enrique Rodelo
Servicio de Oncología Médica
Hospital Regional Universitario
    Carlos Haya
Málaga

Miquel Tarón
Servicio de Oncología Médica-
Institut Català d'Oncologia (ICO)
Hospital Universitari Germans
    Trias i Pujol
Badalona (Barcelona)
Laboratorio de Oncología
USP Instituto Universitario
    Dexeus-Pangaea Biotech S.L.
Barcelona

M.J. Villanueva
Sección de Oncología Médica
Hospital Meixoeiro
Complexo Hospitalario Universitario
    de Vigo
Vigo (Pontevedra)

Nuria Viñolas
Servicio de Oncología Médica
Hospital Clínic de Barcelona
Barcelona

Prólogo

Actualmente estamos siendo testigos de una época de cambios en múltiples esferas de nuestra vida, y la medicina y el conocimiento que tenemos del cáncer no escapan a esta dinámica.

La medicina se está racionalizando y adaptando a los cambios socioeconómicos que está viviendo nuestra sociedad occidental. Esta racionalización de la medicina, y por tanto de los tratamientos oncológicos, no significa necesariamente un empobrecimiento de nuestra práctica clínica diaria, ni de los resultados que con ella obtenemos, si somos capaces de adaptarnos.

Es más una oportunidad de poder poner orden, de buscar el tratamiento desde aquello que genera la enfermedad, y no al revés. Desarrollar un nuevo fármaco y probar si funciona como tratamiento de una enfermedad, sin plantearnos si el mecanismo por el que actúa dicho tratamiento tiene plausibilidad biológica, ha sido muy a menudo el modo de avanzar en este tipo de enfermedades, pero esto está cambiando.

El mejor desarrollo de nuevos fármacos, o la más eficaz aplicación de los tratamientos ya existentes, ha sido posible mediante la comprensión de los mecanismos moleculares que actúan en las células tumorales. Este mejor conocimiento está teniendo un gran impacto en nuestra práctica clínica diaria, desde la prevención, pasando por el diagnóstico, hasta finalmente el tratamiento del cáncer.

El cáncer de pulmón es una de las enfermedades oncológicas en que más se ha avanzado en el conocimiento de sus mecanismos moleculares y en poder aplicar tratamientos más personalizados. Esto ha hecho que nuestra visión de la enfermedad haya cambiado sustancialmente en los últimos años. De una visión simplista del cáncer de pulmón, según la cual la enfermedad era producida por los tóxicos de la combustión del tabaco que provocaban cambios en las células normales hasta generar un tumor en los pacientes varones de mediana edad, a menudo con otras enfermedades asociadas, hemos pasado a verlo como una enfermedad con diferentes mecanismos patogénicos. Además, algunos de estos mecanismos moleculares que generan tumores en el pulmón se caracterizan por ser trastornos genéticos de adicción oncogénica. Los mecanismos de adicción oncogénica suponen que la célula tumoral presenta una actividad proliferativa altamente dependiente de un único oncogén. Así, si somos capaces de inhibir este oncogén conseguiremos inhibir el crecimiento de la célula tumoral y, por tanto, del tumor. De este cambio de visión procede la idea de este libro, ya que la mayoría de los subtipos de cáncer de pulmón con mecanismos de adicción oncogénica se desarrollan en pacientes nunca fumadores.

Sin embargo, este cambio no sólo afecta al tumor en sí mismo, sino sobre todo al paciente con cáncer de pulmón. Nuestra visión del arquetipo único de paciente con cáncer de pulmón ha pasado a una visión plural, con diversos tipos de pacientes, diferentes tratamientos y pronósticos distintos. Esto hace que actualmente ya esté justificado, por los datos de eficacia, una mayor agresividad en el diagnóstico, en la clasificación molecular del tumor y en el tratamiento del paciente, tanto el dirigido como el de soporte. De ahí que conceptos tan alejados del paciente con cáncer de pulmón metastásico, como el ingreso en una unidad de cuidados intensivos o la realización de rebiopsias en el momento de la progresión para permitir un mejor ajuste del tratamiento, sean hoy una realidad. Por este motivo, este cambio de visión no debe ser exclusivo del oncólogo y debemos involucrar al resto de los especialistas que participan en el diagnóstico y el tratamiento del paciente con cáncer de pulmón, para que este cambio incida realmente en el día a día de nuestros pacientes.

Esta obra pretende sintetizar los avances más importantes que ha habido en el cáncer de pulmón, y en la oncología en general, en los últimos años. El descubrimiento de los mecanismos moleculares implicados en la génesis de esta enfermedad, como EGFR, ALK y otros, ha supuesto una revolución en nuestra especialidad. Estos mecanismos se concentran en los pacientes no fumadores, y de ahí el título del libro. No obstante, a pesar de que el texto se centra en un subgrupo de pacientes con cáncer de pulmón, y no en todos los pacientes con cáncer de pulmón, es un ejemplo de que el descubrimiento de los mecanismos moleculares que subyacen en la célula tumoral consigue avances espectaculares en la supervivencia. Estos avances favorecen a subpoblaciones pequeñas de pacientes, pero el resto (la mayoría) todavía no se benefician de ellos. En el futuro, con el mejor conocimiento de estos mecanismos biológicos, conseguiremos ampliar el número de pacientes que se beneficiarán de los tratamientos dirigidos.

Se ha realizado un gran esfuerzo para lograr una «puesta al día» y para poder desentrañar los misterios de estos grupos de pacientes que desarrollan un tumor de pulmón, la mayoría de las veces sin relación con el tabaco.

Este libro intenta reunir el conocimiento existente hasta la fecha y me consta el gran esfuerzo que han realizado todos los autores, buenos amigos y grandes profesionales en el campo de la oncología, por lo que es para mí un placer poder presentarlo.

Dr. Rafael Rosell Costa

Jefe del Servicio de Oncología Médica
Institut Català d'Oncologia
Hospital Germans Trias i Pujol
Badalona (Barcelona)

Carcinoma de pulmón en no fumadores

Biología molecular del carcinoma de pulmón (mecanismos y vías de señalización en la célula tumoral)

E. Conde, B. Angulo, F. López-Ríos

Laboratorio de Dianas Terapéuticas
Centro Integral Oncológico Clara Campal
Hospital Universitario Madrid Sanchinarro
Madrid

Correspondencia:
Dr. Fernando López-Ríos Moreno
flopezrios@hmhospitales.com

Sinopsis

En general, los esfuerzos actuales para mejorar la supervivencia de los pacientes con cáncer se centran en el desarrollo de nuevos tratamientos, concretamente de terapias dirigidas contra vías de señalización que son clave en la carcinogénesis y que se encuentran disreguladas como consecuencia de alteraciones moleculares que afectan a algunos de sus componentes. El ejemplo más representativo del éxito de estas terapias en el cáncer de pulmón lo constituye el desarrollo de inhibidores de la tirosina cinasa dirigidos contra el receptor EGFR, y la identificación de la asociación de la respuesta a estos inhibidores con la presencia de mutaciones en el gen *EGFR*. Este ejemplo evidencia, además, la importancia de conocer las alteraciones genéticas en el contexto de las terapias dirigidas, ya que dichas alteraciones afectan mayoritariamente a proteínas que son dianas de los agentes dirigidos, y lo que es quizás más relevante, pueden representar marcadores predictivos que permitan identificar a los pacientes que van a responder a estos tratamientos. En este capítulo esbozaremos algunos de los aspectos más relevantes de la biología molecular del carcinoma de pulmón no microcítico.

Introducción

Las elevadas frecuencia y mortalidad del cáncer de pulmón ponen de manifiesto la necesidad de comprender los mecanismos moleculares que contribuyen a su aparición y evolución. Como fruto de la investigación en el campo de la biología molecular, a lo largo de las últimas décadas se han identificado genes con un papel clave en la carcinogénesis pulmonar.[1,2] Por otra parte, en los últimos años se ha experimentado también un cambio paradigmático en el conocimiento y el tratamiento del cáncer de pulmón. A medida que los avances en el estudio de la biología molecular de estos tumores han conducido a la identificación de diferentes alteraciones genéticas asociadas con su desarrollo, ha sido posible dividir los cánceres de pulmón en subgrupos genéticamente definidos de acuerdo con la frecuencia de dichas alteraciones. El desarrollo de las terapias dirigidas ha demostrado, además, que esta división según las características moleculares es una estrategia terapéutica prometedora, ya que hay inhibidores específicos dirigidos contra los productos de estas alteraciones genéticas cuya eficacia ha sido o está siendo probada en ensayos clínicos.[3-7]

El proceso de la carcinogénesis se inicia y progresa debido a la acumulación de alteraciones en genes esenciales para el crecimiento y la división celular. El concepto de «marcador molecular» incluye a todos aquellos constituyentes celulares (cromosomas, ADN, ARN y proteínas) que se alteran de manera significativa en presencia de un tumor.[8]

El cáncer de pulmón se caracteriza por un complejo patrón de alteraciones moleculares. Estas alteraciones consisten en pérdida de heterocigosidad *(loss of heterozygosity,* LOH), inestabilidad y desequilibrio cromosómicos, mutaciones en oncogenes y genes supresores tumorales, cambios epigenéticos y expresión aberrante de genes involucrados en el control de la proliferación celular. Todas ellas son diversas y afectan a la regulación de procesos celulares muy concretos, tales como la división celular, la detección y la reparación del daño al ADN, la muerte celular programada (apoptosis), la adhesión celular, la transcripción del ADN y la regulación de la transducción de señales. Aunque la mayoría de estos cambios genético-moleculares ocurren con independencia del tipo histológico, su presencia y frecuencia es diferente entre los carcinomas de pulmón microcíticos y no microcíticos. Además, también se han identificado diferencias genéticas y epigenéticas entre los principales tipos de carcinoma de pulmón no microcíticos, los carcinomas epidermoides y los adenocarcinomas.

1. Rutas bioquímicas

A continuación se resumen, por rutas bioquímicas, las principales alteraciones genéticas o moleculares asociadas al cáncer de pulmón.

1.1   Alteraciones en componentes del ciclo celular

Las alteraciones genéticas en los componentes reguladores del ciclo celular son muy frecuentes en todos los tumores humanos.[9] En el caso del cáncer de pulmón, los principales genes afectados son los genes supresores tumorales *RB* y *P16 (CDKN2A),* que regulan de forma negativa la progresión del ciclo celular (véase la figura 1). En ambos casos, las anomalías derivan de mutaciones puntuales, deleciones génicas y, en el caso de *P16,* hipermetilación de su región promotora, lo cual conduce a la pérdida de su función. Las alteraciones en ambos genes son mutuamente excluyentes.[10] Otra alteración menos frecuente es la amplificación génica del oncogén *ciclina D1* o *CCND1*. Además de anomalías génicas hay alteraciones proteicas, como son la pérdida de los inhibidores del ciclo celular p21 y p27 y el incremento de distintas ciclinas (A, B, D y E) y cinasas dependientes de ciclinas (CDK1, CDK2, CDK4 y CDK6). Todas estas alteraciones se traducen en la pérdida de los elementos que frenan la progresión del ciclo celular y en un aumento de la actividad de los que lo controlan positivamente, permitiendo que se produzca una división constante de la célula tumoral. En los carcinomas de pulmón microcíticos, la inactivación del gen *RB* aparece en el 80 % al 100 % de los casos, mientras que P16 y la ciclina D1 permanecen normales.[11] En los carcinomas de pulmón no microcíticos, por el contrario, la pérdida de RB es menos frecuente (15 %), mientras que la inactivación de *P16* se detecta en un 40 % a un 60 % de los casos y la sobrexpresión de la ciclina D1 aparece en el 10 % de los carcinomas epidermoides.[12]

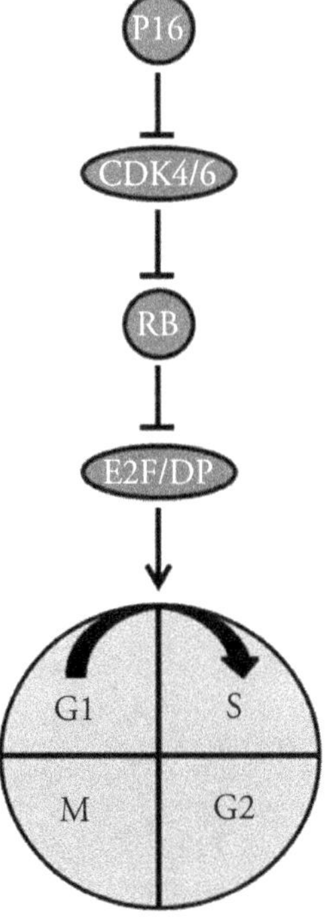

Figura 1. Alteraciones en componentes del ciclo celular.
La vía RB/P16 regula negativamente la progresión del ciclo celular e inhibe la división de la célula. La proteína RB experimenta cambios en su grado de fosforilación a lo largo del ciclo celular, modulando así su papel como freno del ciclo. En estado hipofosforilado y activo permanece unida a un factor de transcripción de la familia E2F, lo que impide la progresión del ciclo. La proteína RB se inactiva cuando es fosforilada por los complejos ciclina-CDK (que se forman cuando la célula inicia un nuevo ciclo de división). El complejo RB-E2F se disocia, y ello permite la expresión de genes que estimulan la proliferación celular. Por su parte, la proteína P16 es un regulador positivo de la actividad de RB. Inhibe los complejos ciclina-CDK, con lo cual se bloquea la fosforilación de RB. El factor de transcripción E2F permanece secuestrado y el ciclo celular se detiene en la transición de las fases G1/S. La inactivación de P16 o de RB elimina los frenos que regulan la correcta progresión del ciclo celular.

1.2   Alteraciones en la vía de la apoptosis

Entre las moléculas que regulan la apoptosis y que se encuentran alteradas en el cáncer de pulmón destacan los factores de transcripción p53 y p14. Las mutaciones inactivadoras en el gen supresor tumoral *TP53* se detectan en el 75 % al 100 % de los carcinomas de pulmón microcíticos, en el 75 % de los carcinoma epidermoides y en el 50 % de los adenocarcinomas, lo que convierte a estas mutaciones en la alteración genético-molecular más frecuente en el cáncer de pulmón en general.[13] Las alteraciones inactivantes en los genes *P53* y *P14* no son mutuamente excluyentes.[14] La inactivación de *P53* confiere a la célula tumoral la capacidad de evadir la apoptosis, y permite que pueda seguir avanzando a lo largo del ciclo celular y proliferar aunque esté genéticamente dañada y pueda ser oncogénica. Asimismo, la inactivación de *P14* favorece la proliferación celular descontrolada al no contrarrestar la acción de determinados oncogenes. Otra alteración genética de esta vía es la amplificación del gen *MDM2,* pero es muy rara en el cáncer de pulmón.[15] Además de las alteraciones genéticas o epigenéticas de estos componentes, son comunes los cambios en las concentraciones de distintas proteínas implicadas en la apoptosis, como los reguladores FAS, la survivina, NF-κB, Bcl-2, etc.

1.3   Alteraciones en la adhesión celular

Las cadherinas y las cateninas conjuntamente forman el complejo de adhesión intercelular E-cadherina-catenina, que desempeña un importante papel en el mantenimiento de la polaridad celular y de la organización tisular. La inactivación de este complejo, reflejada en la reducción o la heterogeneidad en la expresión de una o más de las proteínas que lo forman, sucede en las fases iniciales del desarrollo tumoral y hace que las células tumorales muestren una disminución en la capacidad de adhesión entre ellas o con el estroma adyacente, requisitos indispensables para la invasión y la formación de metástasis por parte de los tumores. Estas alteraciones pueden estar inducidas por cambios epigenéticos (reversibles) o por cambios genéticos (irreversibles), y engloban anormalidades en los genes, disregulación de la transcripción, anomalías moleculares o partición de las proteínas. En los carcinomas de pulmón no microcíticos, la reducida expresión de la E-cadherina o de las cateninas, o de ambas, se ha relacionado con la desdiferenciación celular, la invasión local, la presencia de metástasis regionales y una menor supervivencia.[16]

1.4   Alteraciones en vías transductoras de señales bioquímicas

En la célula hay una multitud de cascadas de señalización que regulan procesos celulares de distina naturaleza y median la respuesta a las señales extracelulares recibidas;

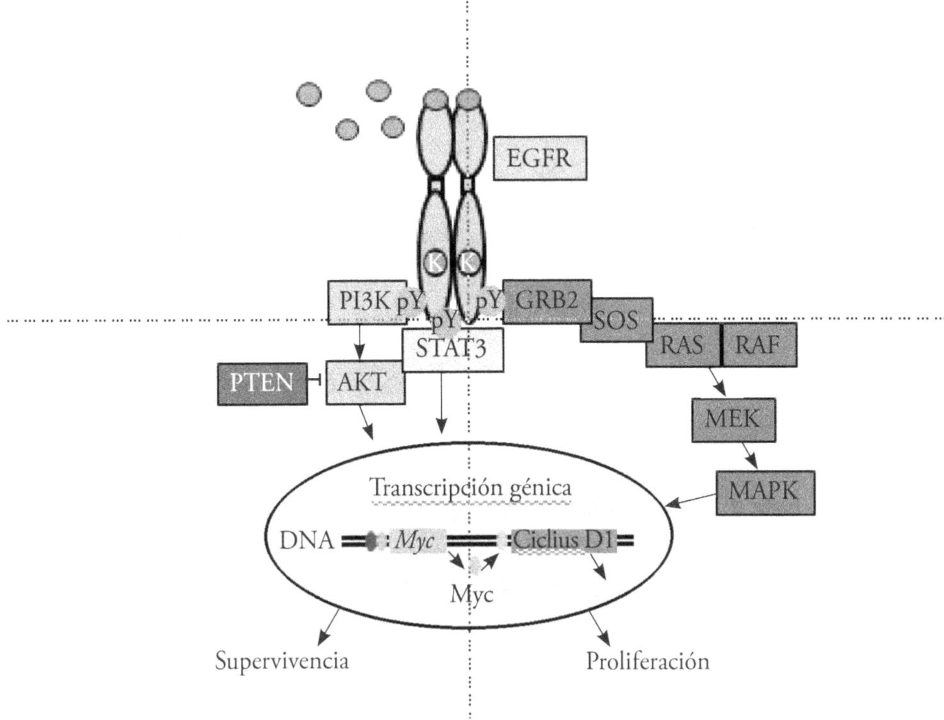

Figura 2. Alteraciones en las vías de transducción de señales. Las vías KRAS/MAPK y PI3K/AKT/mTOR regulan la proliferación y la supervivencia celular. Las alteraciones en distintos lugares conducen a la activación constitutiva de las proteínas que regulan positivamente la transmisión de señales, y a la inactivación de los reguladores negativos, lo que se traduce en una estimulación continua de ambas vías y, en consecuencia, un incremento en la proliferación celular y la supervivencia.

respuesta que, en última instancia, implica un cambio en la expresión génica. Especialmente relevantes para la carcinogénesis son las vías de transducción de señales que controlan la proliferación celular y la apoptosis, RAS/MAPK y PI3K/AKT/mTOR (véase la figura 2). Las alteraciones de las vías de señalización celular pueden deberse a que las proteínas implicadas están codificadas por oncogenes o genes supresores tumorales, o porque sus concentraciones están aumentadas o disminuidas como consecuencia de una disregulación transcripcional. Estas alteraciones conducen a la transmisión de un estímulo al interior de la célula constante e independiente de los factores reguladores, con el resultado de un incremento en la supervivencia, la proliferación y la resistencia a los fármacos de las células tumorales, así como un aumento en la angiogénesis, la invasión y el potencial metastásico tumoral. Entre las alteraciones genéticas más importantes de esta categoría destacan, por su frecuencia y relevancia terapéutica, las mutaciones del oncogén *KRAS* (30-40 %)[17] y del gen *EGFR* (10-15 %) en los adenocarcinomas[18-20] (véase la figura 3). En fechas recientes, en los carcinomas de pulmón no microcíticos también se han identificado mutaciones activadoras en el gen *BRAF*[21] y en el dominio tirosina cinasa del gen *HER2 (ERBB2, HER2/neu).*[22]

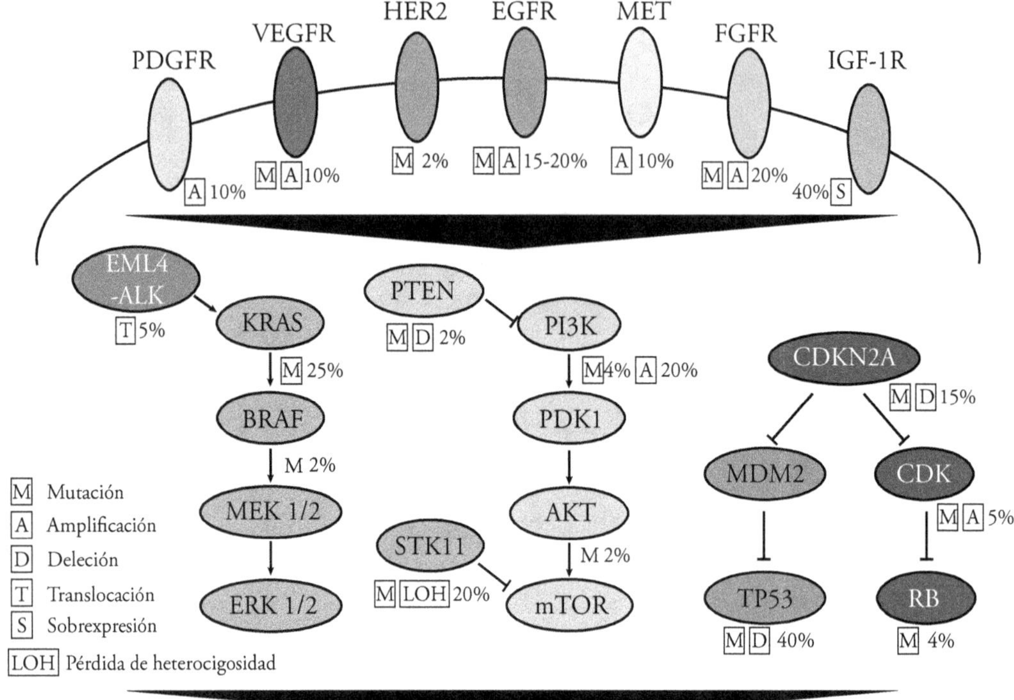

Figura 3. Las alteraciones genéticas en el cáncer de pulmón se dan fundamentalmente en genes que codifican receptores, proteínas con actividad cinasa y fosfatasa, y factores de transcripción que participan en distintas vías de transducción de señales, controlando entre otros los procesos de proliferación y de supervivencia celular. Se indica, para los más relevantes, el tipo y la frecuencia de la alteración. (Adaptada de ref. 36.)

Otros genes habitualmente mutados son los genes supresores tumorales *PTEN* en los carcinomas de pulmón microcíticos (20 %) y *LKB1(STK11)* en un tercio de los adenocarcinomas.[23,24] Además de anomalías genéticas se encuentran, como en los casos anteriores, alteraciones en las concentraciones de ciertas proteínas implicadas en dichas vías, como por ejemplo EGFR (siendo su sobrexpresión significativamente más frecuente en los carcinomas epidermoides)[25] o HER2/neu (más frecuente en los adenocarcinomas).[26]

1.5 *Alteraciones en los reguladores de la transcripción génica*

Dentro del cáncer de pulmón, las amplificaciones de la familia de oncogenes *MYC (C-MYC, N-MYC* y *L-MYC)*, asociadas con la sobrexpresión de proteínas, son muy raras en los carcinomas de pulmón no microcíticos avanzados (menos del 10 %), pero son frecuentes en estadios preinvasivos de los carcinomas de pulmón microcíticos (20-30 %).[2]

Estos oncogenes codifican factores de transcripción, y el incremento de su actividad, como consecuencia de la amplificación, favorece la progresión del ciclo celular al reprimir la transcripción de inhibidores del ciclo, como p21 o p27, y al activar la expresión de ciclinas y CDK. Además, se ha demostrado la presencia de mutaciones y de alteraciones en las concentraciones de las proteínas implicadas en la regulación transcripcional mediante la remodelación de la cromatina. Así pues, la pérdida de BRG1/SMARCA4, el componente con actividad ATPasa del sistema regulador de la cromatina denominado SWI/SNF, se sitúa entre las más frecuentes.[27,28]

2 Nuevas perspectivas

En los últimos años se ha puesto de manifiesto que los genes que hasta el momento se han asociado con el cáncer de pulmón, y que acaban de detallarse, probablemente representen una pequeña parte del conjunto de genes que participan en su desarrollo. Esta situación está promoviendo la búsqueda sistemática de nuevas alteraciones que ayuden a completar este catálogo y permitan una mejor comprensión de los mecanismos moleculares subyacentes a la carcinogénesis pulmonar. Así, el catálogo se está ampliando con la identificación de nuevas alteraciones, como la sobrexpresión y la amplificación de *MET*,[29,30] la translocación de *ALK*,[31] la sobrexpresión y la amplificación de *IGF1R*,[32] la amplificación de *PI3KC,A*[33], la amplificación de *FGFR1*[34] y las mutaciones en el gen *DDR2*,[35] entre otras.

Recientemente, la secuenciación del genoma humano y el uso de tecnologías de análisis masivo han contribuido también a la identificación de nuevos genes relevantes para el desarrollo y la evolución de distintos tipos de tumores. Mediante técnicas de secuenciación masiva se ha identificado el papel de varios oncogenes activados por mutaciones puntuales en cáncer de pulmón, como *ERBB4, EPHA3* y *NF1*.[36] Otra fuente de información es el estudio sistemático de variaciones en el número de copias de ADN mediante técnicas como la hibridación genómica comparada (CGH, del inglés *comparative genomic hybridization*) y, más recientemente, mediante *microarrays* de CGH.[37] Estos estudios están revelando la existencia de regiones cromosómicas que presentan ganancias y pérdidas de material genético con relativa frecuencia, y que por tanto son candidatas a albergar oncogenes y genes supresores tumorales, respectivamente. Entre los oncogenes alterados por amplificación génica que se han identificado están *NKX2-1*,[38] *SOX4*,[39] *SOX2*,[40] *TFDP1* y *CTNND1*,[41] pero para la mayoría de las regiones aún no se han identificado los genes subyacentes que podrían ser importantes mediadores en la formación y la progresión de estos tumores.[42-44]

Por otro lado, es importante destacar que los genes que se encuentran alterados con relativa frecuencia (> 15-20 %) representan una minoría *(TP53, KRAS, EGFR, LKB1, CDKN2A)*, mientras que para la mayoría de ellos *(PTEN, HER2, BRAF, PIK3CA, MET, ALK)* la frecuencia descrita hasta el momento es baja (5-10 %).

3 Aplicación traslacional

En el cáncer de pulmón, y en general en cualquier tipo de tumor, identificar y establecer la frecuencia de las principales alteraciones genéticas es cada vez más relevante, ya que pueden permitir priorizar el uso de las terapias dirigidas y personalizar el tratamiento del paciente oncológico.

Las mutaciones en el gen *EGFR* ilustran la relevancia terapéutica de los subgrupos moleculares dentro de los carcinomas de pulmón no microcíticos, y representan un ejemplo para el estudio de otras alteraciones en el contexto de las terapias dirigidas. Distintos estudios retrospectivos y prospectivos han demostrado que los pacientes con mutaciones en el gen *EGFR* tratados con inhibidores de la tirosina cinasa presentan una tasa de respuesta superior y una supervivencia mayor en comparación con un tratamiento basado en quimioterapia, incluso como tratamiento de primera línea.[45-47] Si en el contexto de las terapias dirigidas en el cáncer se asume que la respuesta está genéticamente condicionada, es posible que cada una de las alteraciones genéticas descritas en el cáncer de pulmón *(KRAS, BRAF, ERBB2, PIK3CA, MET,* entre otros) representen, al igual que *EGFR,* dianas terapéuticas o marcadores predictivos para el desarrollo de fármacos eficaces para el tratamiento de cada subgrupo de tumores.[6] Así, la respuesta al crizotinib de los pacientes con tumores portadores de la translocación *ALK* confirma este planteamiento,[48] por lo que es esperable que fármacos dirigidos contra cada una de las alteraciones descritas en el cáncer de pulmón sean eficaces en tumores portadores de dichas alteraciones.[6,7,49]

Por ello, cada vez tiene más importancia establecer el efecto de las distintas alteraciones genéticas sobre la supervivencia global de los pacientes tratados con fármacos dirigidos, con el fin de establecer con precisión su valor predictivo real. De esta manera, todo el conocimiento derivado de la caracterización molecular del cáncer de pulmón puede trasladarse al tratamiento clínico del paciente.

Salvando las mutaciones de *EGFR* y la translocación de *ALK*, que son objeto de capítulos independientes en esta monografía, aún son escasos los datos consistentes sobre el efecto de las distintas alteraciones descritas en el cáncer de pulmón sobre la supervivencia global en los pacientes tratados con fármacos dirigidos, ya que en muchos casos, a pesar del papel relevante que tiene dicha alteración para la transformación celular, todavía no se han identificado fármacos con una eficacia probada. No obstante, este escenario evoluciona continuamente, y para algunas alteraciones moleculares ya parece realista tratar con fármacos dirigidos a los pacientes no fumadores con histología de adenocarcinoma.

La amplificación de *MET* se ha identificado en el 20 % de los pacientes con cáncer de pulmón resistente a los inhibidores de la tirosina cinasa,[29] y con menor frecuencia en los pacientes no tratados con estos fármacos.[50] Además, distintos estudios muestran que *MET* se expresa con una frecuencia de un 60 % a un 70 % en los adenocarcinomas y de un 40 % a un 50 % en los carcinomas epidermoides.[51,52] Por otro lado, se ha establecido que la amplificación de *MET* tiene un valor pronóstico negativo en los carcinomas de pulmón microcíticos.[51,52] La identificación de alteraciones de *MET* en un subgrupo de cáncer de pulmón, su valor pronóstico y su papel como marcador de resistencia para algunos fármacos dirigidos han motivado que *MET* también pase a ser considerado una diana prometedora para el desarrollo de fármacos dirigidos, y en la actualidad se están valorando distintas estrategias terapéuticas, como pueden ser inhibir al receptor impidiendo la interacción ligando-receptor (anticuerpos monoclonales, como por ejemplo MET-MAb)[30] o bloquear su actividad tirosina cinasa (inhibidores de la tirosina cuinasa, como por ejemplo crizotinib).[53] Estos últimos inhibidores también serían efectivos en los pacientes con la translocación del gen *ROS1*.[54]

En los últimos años, como ya se ha comentado, se han descrito mutaciones somáticas en el dominio tirosina cinasa de *HER2* en diferentes tipos de tumores, incluyendo los carcinomas de pulmón no microcíticos. En el cáncer de pulmón, las mutaciones descritas suelen ser más frecuentes en los adenocarcinomas, en las mujeres, en los pacientes no fumadores y con *EGFR* no mutado. La presencia de mutaciones en los adenocarcinomas de pulmón, sin previa selección de los pacientes, se encuentra entre el 2 % y el 5 %. Estudios previos han demostrado que los pacientes con mutaciones en el exón 20 de *HER2* son sensibles al tratamiento con inhibidores de la tirosina cinasa, como por ejemplo trastuzumab, lapatinib y afatinib.[22,55]

También *BRAF* ha adquirido un papel relevante en los carcinomas de pulmón no microcíticos. Algunos estudios han identificado mutaciones en un 1 % a un 5 % de los adenocarcinomas. Al contrario que en el melanoma o en el cáncer de tiroides, en que la mutación más frecuente es la V600E, en los carcinomas de pulmón no microcíticos se han descrito además otras mutaciones que no corresponden a este cambio. La menor incidencia de mutaciones V600E en el cáncer de pulmón debe tenerse en cuenta, ya que la mayoría de los inhibidores de *BRAF* que se han desarrollado actúan sobre la proteína activada por la presencia de esta mutación en concreto.[21,56]

4 Conclusiones

En los últimos años, la identificación de las alteraciones genético-moleculares propias de los distintos tipos de tumores está adquiriendo una nueva dimensión. Más allá de permitir una mejor comprensión de los mecanismos moleculares subyacentes, estas alteraciones se están convirtiendo en marcadores de utilidad para el diagnóstico y el establecimiento del pronóstico. Además, están guiando el desarrollo de nuevos fármacos y sus indicaciones. Se establece así cierta reciprocidad: por un lado, la identificación del catálogo completo de alteraciones en el cáncer está suponiendo una información complementaria, y en ocasiones necesaria, para el diagnóstico y para la búsqueda de marcadores pronósticos y predictivos; y por otro lado, la necesidad de desarrollar nuevas estrategias de detección y terapéuticas está llevando a la búsqueda cada vez más activa y productiva de alteraciones genético-moleculares.

Bibliografía

1. Sekido Y, Fong KW, Minna JD. Progress in understanding the molecular pathogenesis of human lung cancer. Biochim Biophys Acta. 1998; 1378: 21-59.

2. Sánchez-Céspedes M. Dissecting the genetic alterations implicated in lung carcinogenesis. Lung Cancer. 2003; 40: 111-21.

3. Dalton WS, Friend SH. Cancer biomarkers: an invitation to the table. Science. 2006; 312: 1165-68.

4. Pao W, Kris MG, Iafrate AJ, Ladanyi M, Jänne PA, Wistuba II, *et al.* Integration of molecular profiling into the lung cancer clinic. Clin Cancer Res. 2009; 15: 5317-22.

5. Janku F, Stewart DJ, Kurzrock R. Targeted therapy in non-small-cell lung cancer – is it becoming a reality? Nat Rev Clin Oncol. 2010; 7: 401-14.

6. Pao W, Girard N. New driver mutations in non-small-cell lung cancer. Lancet Oncol. 2011; 12: 175-80.

7. Sharma SV, Haber DA, Settleman J. Cell line-based platforms to evaluate the therapeutic efficacy of candidate anticancer agents. Nat Rev Cancer. 2010; 10: 241-53.

8. Sidransky D. Emerging molecular markers of cancer. Nature Rev Cancer. 2002; 2: 210-9.

9. Malumbres M, Barbacid M. To cycle or not to cycle: a critical decision in cancer. Nature Rev. 2001; 1: 222-31.

10. Kelley MJ, Nakagawa K, Steinberg SM, Mulshine JL, Kamb A, Johnson BE. Differential inactivation of CDKN2 and Rb protein in non-small-cell and small-cell lung cancer cell lines. J Natl Cancer Inst. 1995; 87: 756-61.

11. Bodner SM, Koss MN. Mutations in the p53 gene in pulmonary blastomas: immunohistochemical and molecular studies. Hum Pathol. 1996; 27: 1117-23.

12. Brambilla E, Moro D, Gazzeri S, Brambilla C. Alterations of expresion of Rb, p16 (INK4A) and cyclin D1 in non-small cell lung carcinoma and their clinical significance. J Pathol. 1999; 188: 351-60.

13. Pfeifer GP, Denissenko MF, Oliver M, Tretyakova N, Hecht SS, Hainaut P. Tobacco and p53 mutations in smoking-associated cancers. Oncogene. 2002; 21: 7435-51.

14. Sánchez-Céspedes M, Reed AL, Buta M, Wu L, Westra WH, Herman JG, *et al.* Inactivation of the INK4/ARF locus frequently coexists with TP53 mutations in non-small cell lung cancer. Oncogene. 1999; 18: 5843-49.

15. Higashiyama M, Doi O, Kodama K, Yokouchi H, Kasugai T, Ishiguro S, *et al.* MDM2 gene amplification and expression in non-small-cell lung cancer: immunohistochemical expression of its protein is a favourable prognostic marker in patients without p53 protein accumulation. Br J Cancer. 1997; 75: 1302-8.

16. Bremnes RM, Veve R, Gabrielson E, Hirsch FR, Baron A, Bemis L, *et al.* High-throughput tissue microarray analysis used to evaluate biology and prognostic significance of the E-cadherin pathway in non-small-cell lung cancer. J Clin Oncol. 2002; 20: 2417-28.

17. Cooper CA, Carby FA, Bubb VJ, Lamb D, Kerr KM, Wyllie AH. The pattern of K-ras mutation in pulmonary adenocarcinoma defines a new pathway of tumour development in the human lung. J Pathol. 1997; 181: 401-4.

18. Paez JG, Janne PA, Lee JC, Tracy S, Greulich H, Gabriel S, *et al.* EGFR mutations in lung cancer: correlation with clinical response to gefitinib therapy. Science. 2004; 304: 1497-500.

19. Pao W, Miller V, Zakowski M, Doherty J, Politi K, Sarkaria I, *et al.* EGF receptor gene mutations are common in lung cancers from "never smokers" and are associated with sensitivity of tumors to gefitinib and erlotinib. Proc Natl Acad Sci U S A. 2004; 101: 13306-11.

20. Lynch TJ, Bell DW, Sordella R, Gurubhagavatula S, Okimoto RA, Brannigan BW, *et al.* Activating mutations in the epidermal growth factor receptor underlying responsiveness of nonsmall-cell lung cancer to gefitinib. N Engl J Med. 2004; 350: 2129-39.

21. Gautschi O, Pauli C, Strobel K, Hirschmann A, Printzen G, Aebi S, *et al.* A patient with BRAF V600E lung adenocarcinoma responding to vemurafenib. J Thorac Oncol. 2012;7:e23-4.

22. Kelly RJ, Carter CA, Giaccone G. HER2 mutations in non-small-cell lung cancer can be continually targeted. J Clin Oncol. 2012;30:3318-9.

23 Yokomizo A, Tindall DJ, Drabkin H, Gemmill R, Franklin W, Yang P, *et al.* PTEN/MMAC1 mutations identified in non-small cell, but not in non-small cell lung cancers. Oncogene. 1998; 17: 475-9.

24. Sánchez-Céspedes M, Parrell P, Esteller M, Nomoto S, Trink B, Engles JM, *et al.* Inactivation of LKB1/STK11 is a common event in adenocarcinomas of the lung. Cancer Res. 2002; 62: 3659-62.

25. Deeb G, Wang J, Ramnath N, Slocum HK, Wiseman S, Beck A, *et al.* Altered E-cadherin and epidermal growth factor receptor expressions are associated with patient survival in lung cancer: a study utilizing high-density tissue microarray and immunohistochemistry. Mod Pathol. 2004; 17: 430-9.

26. Tan D, Deeb G, Wang J, Slocum HK, Winston J, Wiseman S, *et al.* HER-2/neu protein expression and gene alteration in stage I-IIIA non-small-cell lung cancer: a study of 140 cases using a combination of high throughput tissue microarray, immunohistochemistry, and fluorescent in situ hybridization. Diagn Mol Pathol. 2003; 12: 201-11.

27. Medina PP, Carretero J, Ballestar E, Angulo B, Lopez-Ríos F, Esteller M, *et al.* Transcriptional targets of the chromatin-remodelling factor SMARCA4/BRG1 in lung cancer cells. Hum Mol Genet. 2005; 14: 973-82.

28. Medina PP, Carretero J, Fraga MF, Esteller M, Sidransky D, Sánchez-Céspedes M. Genetic and epigenetic screening for gene alterations of the chromatin-remodeling factor, SMARCA4/BRG1, in lung tumors. Genes Chromosomes Cancer. 2004; 41: 170-7.

29. Engelman JA, Zejnullahu K, Mitsudomi T, Song Y, Hyland C, Park JO, *et al.* MET amplification leads to gefitinib resistance in lung cancer by activating ERBB3 signaling. Science. 2007; 316: 1039-43.

30. Spigel DR, Ervin TJ, Ramlau R, Daniel DB, Goldschmidt JH, Krzakowski M, *et al.* Randomized multicenter double blind placebo controlled phase II study evaluating MetMAb, an antibody to Met receptor, in combination with erlotinib, in patients with advanced non-small-cell lung cancer. Ann Oncol. 2010; 21: abstr LBA5146.

31. Soda M, Choi YL, Enomoto M, Takada S, Yamashita Y, Ishikawa S, *et al.* Identification of the transforming EML4-ALK fusion gene in non-small-cell lung cancer. Nature 2007; 448: 561-6.

32. Chitnis MM, Yuen JS, Protheroe AS, Pollak M, Macaulay VM. The type 1 insulin-like growth factor receptor pathway. Clin Cancer Res. 2008; 14: 6364-70.

33. Angulo B, Suárez-Gauthier A, López-Ríos F, Medina PP, Conde E, Tang M, *et al.* Expression signatures in lung cancer reveal a profile for EGFR-mutant tumours and identify selective PIK3CA overexpression by gene amplification. J Pathol. 2008; 214: 347-56.

34. Weiss J, Sos ML, Seidel D, Peifer M, Zander T, Heuckmann JM, *et al.* Frequent and focal FGFR1 amplification associates with therapeutically tractable FGFR1 dependency in squamous cell lung cancer. Sci Transl Med. 2010; 2: 62ra93.

35. Hammerman PS, Sos ML, Ramas AH, Xu C, Dutt A, Zhou W, *et al.* Mutations in the DDR2 kinase gene identify a novel therapeutic target in squamous cell lung cancer. Cancer Discovery. 2011; 1: 78-89.

36. Ding L, Getz G, Wheeler DA, Mardis ER, McLellan MD, Cibulskis K, *et al.* Somatic mutations affect key pathways in lung adenocarcinoma. Nature. 2008; 455: 1069-75.

37. Greshock J, Naylor TL, Margolin A, Diskin S, Cleaver SH, Futreal PA, *et al.* 1-Mb resolution array-based comparative genomic hybridization using a BAC clone set optimized for cancer gene analysis. Genome Res. 2004; 14: 179-87.

38. Weir BA, Woo MS, Getz G, Perner S, Ding L, Beroukhim R, *et al.* Characterizing the cancer genome in lung adenocarcinoma. Nature. 2007; 450: 893-8.

39. Medina PP, Castillo SD, Blanco S, Sanz-García M, Largo C, Álvarez S, *et al.* The SRY-HMG box gene, SOX4, is a target of gene amplification at chromosome 6p in lung cancer. Hum Mol Genet. 2009; 18: 1343-52.

40. Bass AJ, Watanabe H, Mermel CH, Yu S, Perner S, Verhaak RG, *et al.* SOX2 is an amplified lineage-survival oncogene in lung and esophageal squamous cell carcinomas. Nat Genet. 2009; 41: 1238-42.

41. Castillo SD, Angulo B, Suárez-Gauthier A, Melchor L, Medina PP, Sánchez-Verde L, *et al.* Gene amplification of the transcription factor DP1 and CTNND1 in human lung cancer. J Pathol. 2010; 222: 89-98.

42. Kim ES, Herbst RS, Wistuba II, Lee JJ, Blumenschein GR, Tsao A, *et al.* The BATTLE trial: personalizing therapy for lung cancer. Cancer Discovery. 2011; 1: 44-53.

43. Lockwood WW, Chari R, Coe BP, Girard L, Macaulay C, Lam S, *et al.* DNA amplification

is a ubiquitous mechanism of oncogene activation in lung and other cancers. Oncogene. 2008; 27: 4615-24.

44. Santarius T, Shipley J, Brewer D, Stratton MR, Cooper CS. A census of amplified and overexpressed human cancer genes. Nat Rev Cancer. 2010; 10: 59-64.

45. Mok TS, Wu YL, Thongprasert S, Yang CH, Chu DT, Saijo N, *et al.* Gefitinib or carboplatin-paclitaxel in pulmonary adenocarcinoma. N Engl J Med. 2009; 361: 947-57.

46. Rosell R, Morán T, Queralt C, Porta R, Cardenal F, Camps C, *et al.* Screening for epidermal growth factor receptor mutations in lung cancer. N Engl J Med. 2009; 361: 958-67.

47. Rosell R, Gervais R, Vergnenegre A, Massuti B, Felip E, Cardenal F, *et al.* Erlotinib versus chemotherapy in advanced non-small cell lung cancer patients with epidermal growth factor receptor mutations: interim results of the European erlotinib vs chemotherapy (EURTAC) phase III randomized trail. J Clin Oncol. 2011; 29 (Suppl): a7503.

48. Kwak EL, Bang YJ, Camidge DR, Shaw AT, Solomon B, Maki RG, *et al.* Anaplastic lymphoma kinase inhibition in non-small-cell lung cancer. N Engl J Med. 2010; 363: 1693-703.

49. Janku F, Garrido-Laguna I, Petruzelka LB, Stewart DJ, Kurzrock R. Novel therapeutic targets in non-small cell lung cancer. J Thorac Oncol. 2011; 6: 1601-12.

50. Turke AB, Zejnullahu K, Wu YL, Song Y, Dias-Santagata D, Lifshits E, *et al.* Preexistence and clonal selection of MET amplification in EGFR mutant NSCLC. Cancer Cell. 2010; 17: 77-88.

51. Cappuzzo F, Marchetti A, Skokan M, Rossi E, Gajapathy S, Felicioni L, *et al.* Increased MET gene copy number negatively affects survival of surgically resected non-small-cell lung cancer patients. J Clin Oncol. 2009; 27: 1667-74.

52. Go H, Jeon YK, Park HJ, Sung SW, Seo JW, Chung DH. High MET gene copy number leads to shorter survival in patients with non-small cell lung cancer. J Thorac Oncol. 2010; 5: 305-13.

53. Ou SH, Kwak EL, Siwak-Tapp C, Dy J, Bergethon K, Clark JW, *et al.* Activity of crizotinib (PF02341066), a dual mesenchymal-epithelial transition (MET) and anaplastic lymphoma kinase (ALK) inhibitor, in a non-small cell lung cancer patient with de novo MET amplification. J Thorac Oncol. 2011; 6: 942-6.

54. Bergethon K, Shaw AT, Ou SH, Katayama R, Lovly CM, McDonald NT, *et al.* ROS1 rearrangements define a unique molecular class of lung cancers. J Clin Oncol. 2012; 30: 863-70.

55. De Grève J, Teugels E, Geers C, Decoster L, Galdermans D, De Mey J, *et al.* Clinical activity of afatinib (BIBW 2992) in patients with lung adenocarcinoma with mutations in the kinase domain of HER2/neu. Lung Cancer. 2012; 76: 123-7.

56. Paik PK, Arcila ME, Fara M, Sima CS, Miller VA, Kris MG, *et al.* Clinical characteristics of patients with lung adenocarcinomas harboring BRAF mutations. J Clin Oncol. 2011; 29: 2046-51.

Capítulo 2

Carcinoma de pulmón no microcítico con mutación activadora de EGFR. Una enfermedad distinta

R. García Campelo

Servicio de Oncología Médica
Complejo Hospitalario Universitario A Coruña
A Coruña

Correspondencia:
Dra. Rosario García Campelo
maria.rosario.garcia.campelo@sergas.es

Sinopsis

El cáncer de pulmón constituye la principal causa de mortalidad por cáncer en todo el mundo, y sin duda un reto terapéutico apasionante, en el cual los nuevos avances en las terapias dirigidas han cambiado los paradigmas clásicos de tratamiento, haciendo cada vez más patente y necesario el concepto de «medicina personalizada». El éxito sin precedentes del tratamiento del carcinoma de pulmón no microcítico avanzado con fármacos inhibidores de la tirosina cinasa en pacientes portadores de mutaciones en el EGFR *(epidermal growth factor receptor)* ha servido de guía y ha hecho evidente la necesidad de definir genéticamente subgrupos de pacientes con carcinoma de pulmón no microcítico que pueden beneficiarse de las nuevas terapias dirigidas. La evidencia que apoya el uso reconocido de los inhibidores de la tirosina cinasa en los pacientes con mutación como primera línea de tratamiento viene avalada por un nada desdeñable número de estudios de fase III que han comparado inhibidores de la tirosina cinasa con quimioterapia, y que han demostrado beneficios significativos en términos de tasa de respuesta y de supervivencia libre de progresión para los pacientes que reciben los inhibidores, lo que se traduce en un beneficio histórico que duplica e incluso triplica el efecto de la quimioterapia convencional. A pesar de que estas mutaciones son más frecuentes en los pacientes no fumadores, en las mujeres, en los pacientes con histología de adenocarcinoma y en los de raza asiática, la realidad es que estos parámetros clínico-patológicos se han mostrado insuficientes para predecir de forma certera la presencia de dichas mutaciones, y no sólo eso, sino que a día de hoy seguimos sin poder definir con exactitud por qué pacientes con la mutación progresan de manera rápida o incluso no responden al tratamiento con inhibidores de la tirosina cinasa, por lo que resulta imprescindible el mejor conocimiento de las características clínico-moleculares que definen los subtipos específicos de cáncer de pulmón.

Introducción

El cáncer de pulmón, con más de 1.200.000 muertes al año, es la principal causa de muerte por neoplasia en el mundo.[1] En España, en 2007, fue la primera causa de muerte por cáncer en los hombres y la tercera en las mujeres, con tasas ajustadas de mortalidad por cada 100.000 habitantes de 65,14 y 8,65 casos, respectivamente. Mientras que en los hombres parece que la tasa de mortalidad se ha contenido, con un descenso del 0,91 % entre 1997 y 2006, en las mujeres el incremento ha sido muy importante, con un ascenso del 3,12% en esos mismos años.[2]

La alta incidencia de la enfermedad se acompaña de pequeñas ventajas en términos de supervivencia, ya que a pesar de los avances a los que hemos asistido en los últimos años en el diagnóstico y el tratamiento del carcinoma de pulmón no microcítico, la supervivencia relativa a cinco años apenas se ha modificado en estas tres últimas décadas, aunque la diferencia publicada resulte estadísticamente significativa (14,2 % para el trienio 1975-1977 y 18,0 % para 1999-2005).[3] A pesar de que el consumo de tabaco es el principal factor de riesgo conocido para desarrollar cáncer de pulmón, la realidad es que en todo el mundo aproximadamente hasta un 25 % de los casos reportados ocurren en pacientes no fumadores, con mayor frecuencia mujeres y con subtipo histológico de adenocarcinoma.[4] Más aún, distintos estudios epidemiológicos señalan la tendencia ascendente en la incidencia del cáncer de pulmón en no fumadores en la población general,[5] hasta situarse en séptimo lugar como causa de mortalidad por cáncer.[6]

El descubrimiento, en el año 2004, de la existencia de mutaciones activadoras en el dominio tirosina-cinasa del receptor del factor de crecimiento epidérmico (EGFR, *epidermal growth factor receptor)* en los pacientes con carcinoma de pulmón no microcítico ha supuesto una auténtica revolución diagnóstica y terapéutica en el abordaje de esta enfermedad.[7-9] La presencia de estas mutaciones activadoras es mucho más frecuente en los pacientes no fumadores, aunque la razón para esta alta incidencia no ha sido establecida por completo. Sin embargo, la evidencia científica disponible sí indica que el cáncer de pulmón en no fumadores es una enfermedad única, con características biológicas y moleculares específicas, como las mutaciones del EGFR, que han contribuido a un renovado interés por este subgrupo de pacientes. El mejor conocimiento de los mecanismos moleculares que subyacen en este tipo de tumores abre las puertas a nuevos y más efectivos tratamientos personalizados.

1 Importancia biológica de la mutación de EGFR

El EGFR es uno de los cuatro componentes de la familia de receptores de la tirosina cinasa ErbB, que incluye a su vez a Erb-2/HER2, ErbB-3 y ErbB-4. Estructuralmente, cada uno de estos receptores está compuesto de una porción extracelular o dominio de unión al ligando, un dominio transmembrana y un dominio intracelular. Estos receptores sufren procesos de homodimerización y heterodimerización tras la unión extracelular de un ligando, como el factor de crecimiento epidérmico (EGF, *epidermal growth factor)* o el factor-α transformador del crecimiento (TGF-α, *transforming growth factor alpha),* que en último término llevan a la autofosforilación y la consiguiente activación tirosina cinasa y la estimulación de vías de señalización intracelular que dan lugar a proliferación celular, protección frente a la apoptosis, y mayor supervivencia y transcripción génica.[10] La vía RAS/MAPK y la vía PI3K constituyen vías de señalización claves íntimamente correlacionadas con la activación de EGFR, y que en último término perpetúan fenómenos de proliferación y supervivencia celular: la activación mediada por RAS contribuye a la actividad proliferativa, mientras que la activación de Akt y de STAT se relaciona con un efecto antiapoptótico.[11,12] Tanto las células neoplásicas como las normales dependen de las señales mediadas por EGFR, pero en las células normales esta señal se encuentra estrictamente regulada y las células tumorales muestran lo que se ha denominado «adicción» a esta ruta (véase la figura 1).

Los mecanismos que confieren capacidad oncogénica ligados a la activación de EGFR son numerosos y se han descrito con frecuencia en distintos tipos de tumores sólidos. En el carcinoma de pulmón no microcítico, las anomalías observadas en EGFR incluyen la sobrexpresión, la amplificación y la mutación del receptor. Aunque la expresión de EGFR es un hecho frecuente en el carcinoma de pulmón no microcítico (30-75%), no puede considerarse como un factor predictivo de beneficio clínico con los inhibidores de la tirosina cinasa.[13-15] De igual modo, el gran número de copias de EGFR determinado por FISH *(fluorescence in-situ hybridization),* observado hasta en el 30 % al 45 % de los carcinomas de pulmón no microcíticos, no ha mostrado resultados concluyentes como factor predictivo para el tratamiento con inhibidores de la tirosina cinasa.[13-15] Sí se ha demostrado este valor predictivo para las mutaciones somáticas de EGFR, conocidas como mutaciones activadoras, que inducen una activación de la actividad tirosina cinasa del receptor dependiente de la unión al ligando, que resulta en la puesta en marcha de vías de señalización intracelular potencialmente oncogénicas.

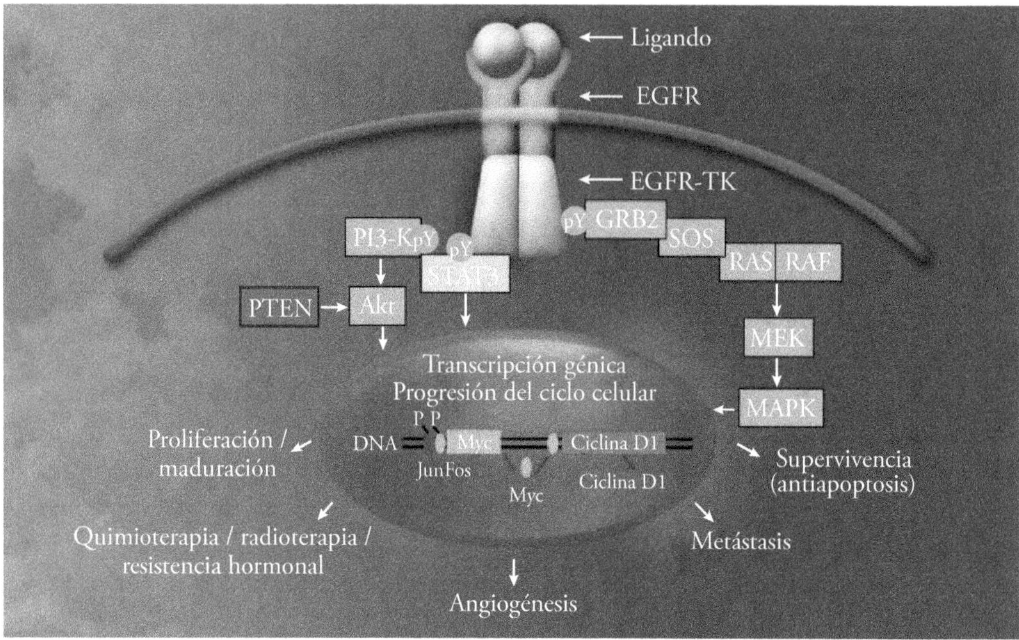

Figura 1. Activación de EGFR, mecanismo de adicción oncogénica en el cáncer de pulmón no microcítico.

La capacidad oncogénica de las mutaciones de EGFR se ha puesto de manifiesto en modelos animales, en los cuales se desarrollan adenocarcinomas de pulmón invasivos.[16] Estas mutaciones confieren susceptibilidad al inhibidor porque conllevan cambios conformacionales que incrementan la sensibilidad de las células tumorales a los inhibidores.

2   Mutaciones de EGFR: epidemiología y factores clínicos y anatomopatológicos

En el carcinoma de pulmón no microcítico, las mutaciones activadoras ocurren fundamentalmente en el dominio tirosina cinasa, entre los exones 18 y 21.[17] Las mutaciones de EGFR suelen ser heterocigotas, y representan un fenotipo de enfermedad único y distinto dentro de la enorme heterogeneidad biológica que supone el cáncer de pulmón.

Globalmente, las mutaciones de EGFR se han descrito en un 10 % a un 20 % de los pacientes con carcinoma de pulmón no microcítico avanzado, y esta frecuencia puede incrementarse hasta el 50 % de los adenocarcinomas en la raza asiática, en los no fumadores y en las mujeres.[9,18]

Las mutaciones de EGFR se han descrito con más frecuencia en pacientes con carcinoma de pulmón no microcítico con subtipo histológico de adenocarcinoma, en mujeres, en la raza asiática y en no fumadores, y las frecuencias varían en función de las poblaciones analizadas.[19,20] Desde el descubrimiento de las mutaciones, numerosos grupos de investigación han analizado su presencia y su correlación con distintas variables clínicas y patológicas. Mitsudomi *et al.,*[21] en una revisión de 2.880 pacientes con mutaciones EGFR, observaron que éstas se asociaban claramente con la raza (32 % asiáticos frente a 7 % caucásicos), el sexo (38 % mujeres frente a 10 % hombres), el hábito tabáquico (47 % no fumadores frente a 7 % fumadores) y el subtipo histológico (30 % adenocarcinomas frente a 2 % otros subtipos histológicos). Estas mutaciones se han descrito casi de forma anecdótica en otros subtipos histológicos, como el carcinoma de células escamosas y el carcinoma microcítico. De hecho, en un estudio realizado por investigadores del Memorial Sloan Kettering Cancer Center, en 95 tumores clasificados como carcinomas escamosos puros no se detectaron mutaciones de EGFR ni de KRAS, lo que sugiere que los pocos casos descritos pueden explicarse por las dificultades en el diagnóstico preciso anatomopatológico, que la inmunohistoquímica puede ayudar a resolver.[22]

Las mutaciones de EGFR no sólo despertaron el interés de clínicos y de investigadores por su capacidad predictiva de respuesta a los inhibidores de la tirosina cinasa, sino por ser la primera alteración molecular descrita con frecuencia en los no fumadores en comparación con los fumadores. De hecho, la presencia de estas mutaciones es inversamente proporcional al consumo acumulado de tabaco, de manera que a mayor exposición tabáquica menor incidencia de mutaciones de EGFR.[23] Estos hallazgos sugieren que los tumores con mutación EGFR en los pacientes no fumadores ocurren por mecanismos alternativos a los desencadenados por los carcinógenos presentes en el humo del tabaco.

Las mutaciones de EGFR se han detectado en el epitelio de las vías respiratorias normales de hasta un 43 % de los pacientes con adenocarcinoma de pulmón y mutaciones de EGFR.[24] También se han descrito en lesiones precoces con la hiperplasia atípica adenomatosa.[25] Todo ello indica que las mutaciones de EGFR ocurren en momentos precoces de la patogénesis del cáncer de pulmón.

La mayoría de estas mutaciones consisten en mutaciones puntuales en el exón 21, con sustitución de arginina por leucina en el codón 858 (L858R) en aproximadamente el 40 % de las mutaciones descritas, mientras que la deleción del exón 19 (del E746_A750) se observa en un 40 % a un 45 % de los casos.[10,18] Otras mutaciones menos frecuentes (en torno al 5 %) son las inserciones y las mutaciones puntuales en el exón 18 (p. ej., G719S).[17]

Además de estas mutaciones activadoras, se han descrito algunas asociadas a resistencia a los inhibidores de la tirosina cinasa, entre las cuales la más frecuente es la que ocurre en el exón 20,[26] que consiste en una sustitución de metionina por treonina en la posición 790 (T790M). Esta mutación, descrita en un principio como mutación de resistencia adquirida (en aproximadamente el 50 % de los pacientes con resistencia tras la exposición a inhibidores de la tirosina cinasa), podría estar involucrada en algunos mecanismos de resistencia primaria, al estar presente desde el momento inicial del desarrollo tumoral, con una frecuencia muy superior a la reportada inicialmente, pues llega hasta el 35 % al 38 % en los estudios publicados.[27,28] Esta alta incidencia podría justificarse por el uso de una metodología mucho más sensible que la reacción en cadena de la polimerasa convencional. En el exón 20 también se han observado mutaciones (inserciones), con frecuencias que oscilan en torno al 4 % (1-10 %), que no se asocian con la presencia de mutaciones clásicas de EGFR, y que se han detectado en pacientes con las mismas características clínicas y patológicas que las conferidas por el resto de las mutaciones de EGFR.[29] Modelos preclínicos han mostrado que las inserciones en el exón 20 son resistentes tanto a los inhibidores reversibles (gefitinib, erlotinib) como a los irreversibles (neratinib, afatinib, PF00299804). La experiencia clínica más reciente parece confirmar la ausencia de beneficio clínico en términos de tasa de respuesta y supervivencia libre de progresión en este subgrupo de pacientes cuando reciben tratamiento con inhibidores de la tirosina cinasa. Otras mutaciones de resistencia en el exón 19, como D761Y y T854A, se han comunicado con menor frecuencia (véase la tabla 1).[20,32]

El incremento constante en el conocimiento de las distintas variantes de mutaciones de EGFR ha puesto de manifiesto que las diversas mutaciones confieren distinta susceptibilidad al tratamiento con inhibidores de la tirosina cinasa, y que definen poblaciones diferentes dentro del global de los pacientes con mutaciones de EGFR. Así, los análisis retrospectivos evidencian que el erlotinib y el gefitinib son más eficaces en términos de supervivencia libre de progresión y de supervivencia global en aquellos pacientes con deleción del exón 19, en comparación con los que presentan la mutación en el exón 21.[20,32] En un análisis de cinco estudios llevados a cabo en EEUU, los pacientes con deleción del exón 19 mostraron un mayor tiempo hasta la progresión (14,6 meses frente a 9,7 meses; p = 0,02) y una mejor supervivencia global (30,8 meses frente a 14,8 meses; p < 0,001), comparados con los que presentaban la mutación L8585R. Una posible explicación biológica a este fenómeno sería la coexistencia casi constante de la amplificación de EGFR observada en los pacientes con deleción del exón 19, que conferiría cierta ventaja en estos tipos celulares al hacerlos especialmente dependientes de la señalización mediada por EGFR, e incrementar así la sensibilidad a la inhibición mediada por EGFR.[33]

3 Mutaciones de EGFR en la población española

España ha sido y es, sin duda, un país a la cabeza en la determinación y el análisis de las mutaciones de EGFR en los pacientes con carcinoma de pulmón no microcítico. La experiencia inicial analizó de forma retrospectiva la presencia de mutaciones y las características clínicas en 83 pacientes españoles tratados con gefitinib tras progresión a quimioterapia.[34] La tasa de mutaciones en esta población resultó ser del 12 % (10 de 83 pacientes). Todas las mutaciones aparecieron en adenocarcinomas, y fueron más frecuentes en mujeres (p = 0,007) y en no fumadores (p = 0,01). La tasa de respuestas objetivas al gefitinib fue del 60 % en los pacientes con mutaciones y del 8 % en los pacientes *wild type* EGFR (p = 0,001). La mediana de supervivencia fue de 13 meses frente a 4,9 meses (p = 0,02). El Grupo Español de Cáncer de Pulmón (GECP) ha analizado la presencia de mutaciones de EGFR en un estudio de cribado a gran escala en pacientes con carcinoma de pulmón no microcítico. Se analizaron 2015 pacientes, de los cuales 350 (16,6 %) presentaban mutaciones, y éstas resultaron más frecuentes en las mujeres (30 %), los no fumadores (37,7 %) y los adenocarcinomas

Localización	Asociadas a sensibilidad al tratamiento	Frecuencia	Asociadas a resistencia al tratamiento	Frecuencia
Exón 18[a]	G719C	5 %		
	G719S			
	G719A			
	V689M			
	N700D			
	E709K/Q			
	S720P			
Exón 19	Del E746_A750	~45 %	D761Y	< 1 %
	Del E746_T751			
	Del E746_T750 (ins R/P)			
	Del E746_T751 (ins A/I)			
	Del E746_T751 (ins VA)			
	Del E746_S752 (ins A/V)			
	Del L747_E749 (A750P)			
	Del L747_A750 (ins P)			
	Del L747_T751			
	Del L747_T751 (ins P/S)			
	Del L747_S752			
	Del L747_752 (E746V)			
	Del L747_752 (P753S)			
	Del L747_S752 (Ins Q)			
	Del L747_P753			
	Del L747_P753 (ins S)			
	Del S752_I759			
Exón 20	V765A[a]	< 1 %	T790M (50 %)	~5 %
	T783A[a]		D770_N771[a] (ins NPG)	
			D770_N771[a]	
			(ins SVQ)	
			D770_N771[a]	
			(insG)	
			V769L[a]	
			S768I[a]	
Exón 21	L858R	~45 %		
	L861Q[a]			

[a] La evidencia clínica de la sensibilidad o de la resistencia que confieren estas mutaciones es limitada.

Tabla 1. Mutaciones más frecuentemente descritas en el dominio TK de EGFR.[36]

Mujeres/hombres	Adenocarcinoma o BAC/otro	No fumadores/ ex fumadores o fumadores activos	PS 0 o 1 / ≥ 2	Estadio IIIB o IV / recurrencia postoperatoria	Exón 19 / L858R / otro
EURTAC (erlotinib) n = 77 %	67/33	90/10	66/34	86/14	90/10
OPTIMAL (erlotinib) n = 82 %	58/42	88/12	72/28	92/8	100/0
WJTOG3405 (gefitinib) n = 86 %	69/31	97/3	71/29	100/0	59/41
NEJSG 002 (gefitinib) n = 114 %	63/37	90/10	66/34	99/1	90/10

Tabla 2. Características clínicas y patológicas de los pacientes con mutaciones EGFR incluidos en los principales estudios de fase III.

(17,3 %). Recibieron erlotinib 217 pacientes, 113 como primera línea de tratamiento y 104 como segunda o sucesiva. La tasa de respuesta fue del 70 % (incluyendo un 12,2 % de respuestas completas), la supervivencia libre de progresión fue de 14 meses, y la supervivencia global de 27 meses.[18] Más recientemente se han publicado los resultados del estudio EURTAC,[35] el primer estudio de fase III llevado a cabo en población caucásica con mutaciones de EGFR (1.274 pacientes analizados, 224 con mutación EGFR, lo que supone un 17,5 % de incidencia), que compara como primera línea de tratamiento quimioterapia convencional frente a erlotinib, con resultados que refrendan el uso de los inhibidores de la tirosina cinasa como tratamiento de primera línea en el carcinoma de pulmón no microcítico avanzado. En cuanto a las características clínicas y patológicas, nuevamente las mutaciones de EGFR fueron más frecuentes en las mujeres, en no fumadores y en pacientes con histología de adenocarcinoma, siguiendo una distribución muy semejante a la del resto de los estudios de fase III llevados a cabo en población asiática (véase la tabla 2).

4 Conclusiones

El descubrimiento de las mutaciones de EGFR y su alto valor predictivo de la respuesta a los inhibidores de la tirosina cinasa han supuesto un avance histórico en el tratamiento del carcinoma de pulmón no microcítico avanzado. De hecho, el cáncer de pulmón con presencia de mutaciones activadoras de EGFR constituye una enfermedad específica y única, en la que todavía quedan muchas e importantes preguntas por responder. Desde la identificación de distintas poblaciones con diferentes sensibilidades a los inhibidores de la tirosina cinasa, hasta el mejor conocimiento de los mecanismos de resistencia, tanto adquiridos como intrínsecos, deben ser objeto prioritario de investigación en oncología, para así establecer el abordaje terapéutico más apropiado a cada una de las situaciones clínicas y a subgrupos poblacionales específicos.

Bibliografía

1. Danaei G, Vander Hoorn S, López AD, Murray CJ, Ezzati M. Causes of cancer in the world: comparative risk assessment of nine behavioural and environmental risk factors. Lancet. 2005; 366: 1784-93.

2. Cabanes A, Pérez-Gómez B, Aragonés N, Pollán M, López-Abente G. La situación del cáncer en España, 1975-2006. 2009. (Consultado el 18 de abril de 2012.) Disponible en: http://www.isciii.es/ISCIII/es/contenidos/fd-publicaciones-isciii/fd-documentos/SituacionCancerenEspana1975_2006_2010.pdf

3. Non-small cell cancer of the lung and bronchus (invasive). Survival rates by race, sex, diagnosis year, stage and age. Bethesda: National Cancer Institute. SEER Cancer Statistics Review (CSR), 1975-2006. Disponible en: http://seer.cancer.gov/csr/1975_2006/results_merged/sect_15_lung_bronchus.pdf

4. Ferlay J, Shin HR, Bray F, Forman D, Mathers C, Parkin DM. Estimates of world wide burden of cancer in 2008: GLOBOCAN 2008. Int J Cancer. 2010; 127: 2893-917.

5. Forastiere F, Perucci CA, Arc M, Axelson O. Indirect estimates of lung cancer death rates in Italy not attributable to active smoking. Epidemiology. 1993; 4: 502-10.

6. Parkin DM, Bray F, Ferlay J, Pisani P. Global cancer statistics, 2002. CA Cancer J Clin. 2005; 55: 74-108.

7. Lynch TJ, Bell DW, Sordella R, Gurubhagavatula S, Okimoto RA, Brannigan BW, *et al.* Activating mutations in the epidermal growth factor receptor underlying responsiveness of non-small cell lung cancer to gefitinib. N Engl J Med. 2004; 350: 2129-39.

8. Paez JG, Jänne PA, Lee JC, Tracy S, Greulich H, Gabriel S, *et al.* EGFR mutations in lung cancer: correlation with clinical response to gefitinib therapy. Science. 2004; 304: 1497-500.

9. Pao W, Miller V, Zakowski M, Doherty J, Politi K, Sarkaria I, *et al.* EGF receptor mutations are common in lung cancer from «never smokers» and are associated with sensitivity of tumors to gefitinib and erlotinib. Proc Natl Acad Sci U S A. 2004; 101: 13306-11.

10. Sharma SV, Bell DW, Settleman J, Haber DA. Epidermal growth factor receptor mutations in lung cancer. Nat Rev Cancer. 2007; 7: 169-81.

11. Johnson BE, Cantley LC. ErbB-3 mediates phosphoinositide 3-kinase activity in gefitinib-sensitive non-small cell lung cancer cell lines. Proc Natl Acad Sci U S A 2005; 102: 3788-93.

12. Sordella R, Bell D, Haber D, Settleman J. Gefitinib-sensitizing EGFR mutations in lung cancer activate anti-apoptotic pathways. Science. 2004; 305: 1163-7.

13. Douillard JY, Shepherd FA, Hirsh V, Mok T, Socinski MA, Gervais R, *et al.* Molecular predictors of outcome with gefitinib and docetaxel in previously treated non-small-cell lung cancer: data from the randomized phase III INTEREST trial. J Clin Oncol. 2010; 28: 744-52.

14. Tsao MS, Sakurada A, Cutz JC, Zhu CQ, Kamel-Reid S, Squire J, *et al.* Erlotinib in lung cancer – molecular and clinical predictors of outcome. N Engl J Med. 2005; 353: 133-44.

15. Cappuzzo F, Hirsch FR, Rossi E, Bartolini S, Ceresoli GL, Bemis L, *et al.* Epidermal growth factor receptor gene and protein and gefitinib sensitivity in non-small-cell lung cancer. J Natl Cancer Inst. 2005; 97: 643-55.

16. Politi K, Zakowski MF, Fan PD, Schonfeld EA, Pao W. Lung adenocarcinomas induced in mice by mutant EGF receptors found in human lung cancers respond to a tyrosine kinase inhibitor or to down-regulation of the receptors. Genes Dev. 2006; 20: 1496-510.

17. Eck MJ, Yun CH. Structural and mechanistic underpinnings of the differential drug sensitivity of EGFR mutations in non-small cell lung cancer. Biochim Biophys Acta. 2010; 1804: 559-66.

18. Rosell R, Morán T, Queralt C, Porta R, Cardenal F, Camps C, *et al.* Screening for epidermal growth factor receptor mutations in lung cancer. N Engl J Med. 2009; 361: 958-67.

19. Miller VA, Kris MG, Shah N, Patel J, Azzoli C, Gómez J, *et al.* Bronchioloalveolar pathologic

subtype and smoking history predict sensitivity to gefitinib in advanced non-small-cell lung cancer. J Clin Oncol. 2004; 22: 1103-9.

20. Riely GJ, Pao W, Pham D, Li AR, Rizvi N, Venkatraman ES, *et al.* Clinical course of patients with non-small cell lung cancer and epidermal growth factor receptor exon 19 and exon 21 mutations treated with gefitinib or erlotinib. Clin Cancer Res. 2006; 12: 839-44.

21. Mitsudomi T, Kosaka T, Yatabe Y. Biological and clinical implications of EGFR mutations in lung cancer. Int J Clin Oncol. 2006; 11: 190-8.

22. Rekhtman N, Paik P, Arcila E, Tafe LJ, Oxnard GR, Moreira AL, *et al.* Clarifying the spectrum of driver mutations in biomarker-verified squamous carcinoma of lung: lack of EGFR/Kras and presence of PIK3CA/AKT1 mutations. Clin Cancer Res. 2012; 18: 1167-76.

23. Kosaka T, Yatabe Y, Endoh H, Kuwano H, Takahashi T, Mitsudomi T. Mutations of the epidermal growth factor receptor gene in lung cancer: biological and clinical implications. Cancer Res. 2004; 64: 8919-23.

24. Tang X, Shigematsu H, Bekele BN, Roth JA, Minna JD, Hong WK, *et al.* EGFR tyrosine kinase domain mutations are detected in histologically normal respiratory epithelium in lung cancer patients. Cancer Res. 2005; 65: 7568-72.

25. Yatabe Y, Kosaka T, Takahashi T, Mitsudomi T. EGFR mutation is specific for terminal respiratory unit type adenocarcinoma. Am J Surg Pathol. 2005; 29: 633-9.

26. Pao W, Miller VA, Politi KA, Riely GJ, Somwar R, Zakowski MF, *et al.* Acquired resistance of lung adenocarcinomas to gefitinib or erlotinib is associated with a second mutation in the EGFR kinase domain. PLoS Med. 2005; 2: e73.

27. Maheswaran S, Sequist LV, Nagrath S, Ulkus L, Brannigan B, Collura CV, *et al.* Detection of mutations in EGFR in circulating lung-cancer cells. N Engl J Med. 2008; 359: 366-77.

28. Rosell R, Molina MA, Costa C, Simonetti S, Giménez-Capitán A, Bertrán-Alamillo J, *et al.* Pretreatment EGFR T790M mutation and BRCA1 mRNA expression in erlotinib-treated advanced non-small-cell lung cancer patients with EGFR mutations. Clin Cancer Res. 2011; 17: 1160-8.

29. Yasuda H, Kobayashi S, Costa D. EGFR exon 20 insertion mutations in non-small-cell lung cancer: preclinical data and clinical implications. Lancet Oncol. 2012; 13: e23-31.

30. Balak MN, Gong Y, Riely GJ, Somwar R, Li AR, Zakowski MF, *et al.* Novel D761Y and common secondary T790M mutations in epidermal growth factor receptor-mutant lung adenocarcinomas with acquired resistance to kinase inhibitors. Clin Cancer Res. 2006; 12: 6494-501.

31. Bean J, Riely GJ, Balak M, Marks JL, Ladanyi M, Miller VA, *et al.* Acquired resistance to epidermal growth factor receptor kinase inhibitors associated with a novel T854A mutation in a patient with EGFR-mutant lung adenocarcinoma. Clin Cancer Res. 2008; 14: 7519-25.

32. Jackman DM, Miller VA, Cioffredi LA, Yeap BY, Janne PA, Riely GJ, *et al.* Impact of epidermal growth factor receptor and KRAS mutations on clinical outcomes in previously untreated non-small cell lung cancer patients: results of an online tumor registry of clinical trials. Clin Cancer Res. 2009; 15: 5267-73.

33. Sholl LM, Yeap BY, Iafrate AJ, Holmes-Tisch AJ, Chou YP, Wu MT, *et al.* Lung adenocarcinoma with EGFR amplification has distinct clinicopathologic and molecular features in never-smokers. Cancer Res. 2009; 69: 8341-8.

34. Cortés-Funes H, Gómez C, Rosell R, Valero P, García-Girón C, Velasco A, *et al.* Epidermal growth factor receptor activating mutations in Spanish gefitinib-treated non-small-cell lung cancer patients. Ann Oncol. 2005; 16: 1081-6.

35. Rosell R, Carcereny E, Gervais R, Vergnenegre A, Massuti B, Felip E, *et al.* Erlotinib versus standard chemotherapy as first-line treatment for European patients with advanced EGFR mutation-positive non-small-cell lung cancer (EURTAC): a multicentre, open-label, randomised phase 3 trial. Lancet Oncol. 2012; 13: 239-46.

36. García-Foncillas J, Garrido P, Gómez J, Palacios J, Tarón M. Guidelines for EGFR gene mutations testing in non-small cell lung carcinoma. Rev Esp Patol. 2011; 44: 17-31.

Capítulo 3

Métodos de detección
de la mutación activadora de EGFR

M. Tarón

Servicio de Oncología Médica-
  Institut Català d'Oncologia (ICO)
Hospital Universitari Germans Trias i Pujol
Badalona (Barcelona)

Laboratorio de Oncología
USP Instituto Universitario Dexeus-Pangaea Biotech S.L.
Barcelona

Correspondencia:
Dr. Miquel Tarón Roca
mtaron@iconcologia.net

Sinopsis

Los inhibidores de la tirosina cinasa del receptor del factor de crecimiento epidérmico (EGFR, *epidermal growth factor receptor)* son comúnmente utilizados en el tratamiento de los pacientes con cáncer, en especial en aquellos con cáncer de pulmón no microcítico y portadores de mutaciones de sensibilidad a estos agentes. La determinación de las mutaciones en el gen del EGFR es una prueba de diagnóstico molecular para el tratamiento de los enfermos con cáncer de pulmón, y por ello debe cumplir con una serie de requisitos específicos.

Introducción

Según la evidencia proveniente de numerosos estudios y ensayos clínicos, el análisis de las mutaciones en el gen del EGFR *(epidermal growth factor receptor)* es el que ha demostrado una mejor correlación con la respuesta y el tiempo libre de progresión en los enfermos con mutaciones de sensibilidad y tratados con inhibidores de la tirosina cinasa (véase capítulos posteriores).

Al igual que cualquier otro procedimiento de diagnóstico o análisis, la determinación de las mutaciones en EGFR consta de diferentes fases: una preanalítica, una analítica y una postanalítica. Las tres son igual de importantes y necesarias para una adecuada manipulación de la muestra previamente al análisis, para una correcta determinación de la mutación y para la generación de un informe final que proporcione al médico que la ha solicitado toda la información necesaria sobre el resultado. En este capítulo abordaremos los principales aspectos a considerar en estas tres fases.

1 Tipo de muestras

El análisis de las mutaciones en el gen EGFR puede realizarse en diferentes tipos de muestras, con la condición obvia de que contengan células tumorales. No hay un criterio uniforme sobre cuál es el mínimo número de células tumorales que deben tener las muestras para un correcto análisis. Si bien algunos autores consideran que debe ser superior a 150 o 200 células, en muchas ocasiones la realidad clínica obliga a realizar la prueba con el material de que se dispone del enfermo, aunque la cantidad de células sea menor.[1]

Aunque las pruebas pueden realizarse en material tumoral tanto congelado en fresco como fijado en formol e incluido en parafina, en la práctica diaria las muestras más comúnmente utilizadas son estas últimas.[1-4]

En los laboratorios de análisis, la mayoría de las determinaciones se realizan en las biopsias obtenidas por broncoscopia y en las piezas quirúrgicas, aunque otros tipos de muestras también son útiles, como la citología exfoliativa, la punción-aspiración con aguja fina y la biopsia con aguja gruesa.[5-10]

En los casos en que no pueden obtenerse células tumorales, o cuando las biopsias han resultado negativas para células tumorales, es posible realizar el análisis en células procedentes de broncoaspirado, lavado broncoalveolar, líquido pleural, líquido pericárdico e incluso esputo, aunque en estos casos el rendimiento de la técnica suele ser menor debido al bajo número de células tumorales obtenidas. Por último, también puede realizarse esta prueba en células tumorales circulantes y en ADN libre circulante en el suero o el plasma de los enfermos.[11-20] Ésta es una posibilidad muy importante, sobre todo en aquellos pacientes en quienes no se ha podido obtener ninguna muestra tumoral. Además, tanto las células tumorales circulantes como el ADN libre circulante permiten analizar las mutaciones de EGFR como monitorización del enfermo, considerándolas como una «biopsia o rebiopsia líquida».

Es crucial tener en cuenta que cuando el número de células tumorales o la cantidad de ADN tumoral son limitados (p. ej., citología, ADN libre circulante, etc.), el número de falsos negativos puede aumentar, por lo que el resultado indicado en el informe debe especificar claramente la procedencia del material analizado, así como la técnica utilizada y su sensibilidad analítica.

2　Principales requerimientos para la preparación de la muestra a analizar

2.1　Muestras fijadas en formol y parafinadas

Como ya se ha comentado en el apartado anterior, el tipo más frecuente de muestras que se utilizan para la determinación de mutaciones del EGFR en la práctica clínica son las muestras fijadas en formol e incluidas en parafina. Los mejores resultados se obtienen utilizando formol tamponado al 10 %, con una proporción de fijador adecuada (10:1 suele ser apropiada cuando la fijación se realiza a temperatura ambiente) y un tiempo de fijación de 6 a 12 horas para biopsias pequeñas y de 8 a 18 horas para las muestras de mayor tamaño. Se recomienda evitar el uso de fijadores que contengan metales pesados, como sucede en las técnicas de Bouin o Zenker, así como tejidos descalcificados y fijadores alcohólicos.

Para el análisis de las mutaciones, y como regla general para el análisis del ADN de material fijado en formol e incluido en parafina, es importante no amplificar fragmentos mayores de 200-300 pares de bases cuando se utilicen técnicas basadas en la reacción en cadena de la polimerasa (PCR), que son la mayoría de las disponibles hoy en día en los laboratorios, ya que el ADN obtenido está muy degradado por el proceso de la fijación con formaldehído.[4]

Una vez obtenido el bloque de parafina y los cortes para análisis, es importante tener un control teñido con hematoxilina y eosina. El patólogo debe valorar aquí el porcentaje de células tumorales. En algunas ocasiones, es necesario realizar una macrodisección o una microdisección (ya sea manual o con láser) para enriquecer el porcentaje de células tumorales respecto a las normales (lo que ayuda a disminuir al máximo los falsos negativos, aunque esto también va a depender de la técnica utilizada) y evitar en lo posible zonas de infiltrados linfocitarios (que enriquecen de ADN normal no tumoral la preparación) y zonas necróticas.

2.2　Muestras no fijadas

Cabe la posibilidad, como ya se ha comentado, de utilizar el material celular directamente obtenido del paciente, como son las células procedentes de líquido pleural, citología líquida, etc. En estas circunstancias suelen utilizarse tampones para preservar las células (p. ej., fosfato salino) u otros medios que respetan la integridad de los ácidos nucleicos. Así puede obtenerse material adecuado para el análisis a partir de extensiones celulares en portaobjetos, secas sin teñir o fijadas en etanol, o incluso ya teñidas. En tales casos pueden aplicarse las técnicas de microdisección para enriquecer la muestra en células tumorales.

2.3 *ADN libre circulante*

A partir de una extracción estándar de 5 a 7 ml de sangre periférica puede obtenerse un mínimo de 2 a 3 ml de suero o plasma, cantidad más que suficiente para hacer esta determinación. La mayoría de los protocolos utilizan ADN procedente de 0,2 a 1 ml de suero o plasma.[11-20]

3　Extracción del ADN

La obtención de ADN de las muestras es el paso final previo al proceso de análisis. Hay numerosas técnicas que permiten esta extracción, pero destacaremos tres como las más convenientes y utilizadas:

- Extracción manual con fenol/cloroformo y precipitación con alcoholes.
- Extracción en columnas (basadas en sílica o similar).
- Extracción en columnas magnéticas.

En las muestras con gran cantidad de células tumorales, la extracción en columnas suele ser la más ventajosa, ya que se trata de *kits* de fácil manejo, sin componentes potencialmente tóxicos para el operario, y además con la posibilidad de automatización. La mayoría de los *kits* para análisis de EGFR incorporan estos tipos de columnas para la obtención del ADN. Cuando la cantidad de células tumorales es menor, el uso de *kits* de extracción suele ser más perjudicial porque se pierde más ADN en el proceso, y por ello se aconsejan los métodos manuales basados en fenol/cloroformo, o incluso se puede no extraer el ADN sino simplemente hacer una digestión del tejido con un tampón compatible con el de la PCR previa digestión con proteinasa K.

4　Técnicas para la determinación de mutaciones en el gen EGFR

En la actualidad, las técnicas de análisis de mutaciones en el gen EGFR son diversas, pero pueden clasificarse en dos grandes grupos (véase la tabla 1):

- Técnicas que permiten detectar todas las mutaciones, ya sean conocidas o nuevas. Este es el caso, por ejemplo, del análisis de mutaciones por secuenciación directa del ADN extraído del tumor. A estas técnicas se las ha denominado «de cribado de mutaciones genéticas» *(gene mutation screening technologies).*

- Técnicas que sólo permiten analizar mutaciones conocidas, ya que se ensayan específicamente para buscar mutaciones concretas. A estas técnicas se las ha denominado «dirigidas a mutaciones genéticas» *(gene mutation targeted technologies).*

Método	Mutation screening technology	Mutation targeted technology
PCR/secuenciación	Sí	–
PCR/HRMA/dHPLC (análisis *Melting)*	Sí	–
Pirosecuenciación	Sí	–
ARMS	–	Sí
PNA/LNA *clamp*	–	Sí
SNaPshot	–	Sí
PCR/ RFLP	–	Sí
PCR Invader	–	Sí

Tabla 1. Diferentes técnicas utilizadas para la determinación de las mutaciones en EGFR.

Si bien se dispone de varias técnicas de laboratorio que permiten el análisis de mutaciones en el gen EGFR, la mayoría se centran en procesos basados en la amplificación del ADN utilizando técnicas de PCR (véase la figura 1). En la mayoría de los laboratorios donde actualmente se realizan las determinaciones, las técnicas más utilizadas son la secuenciación automática del ADN por método de Sanger, el

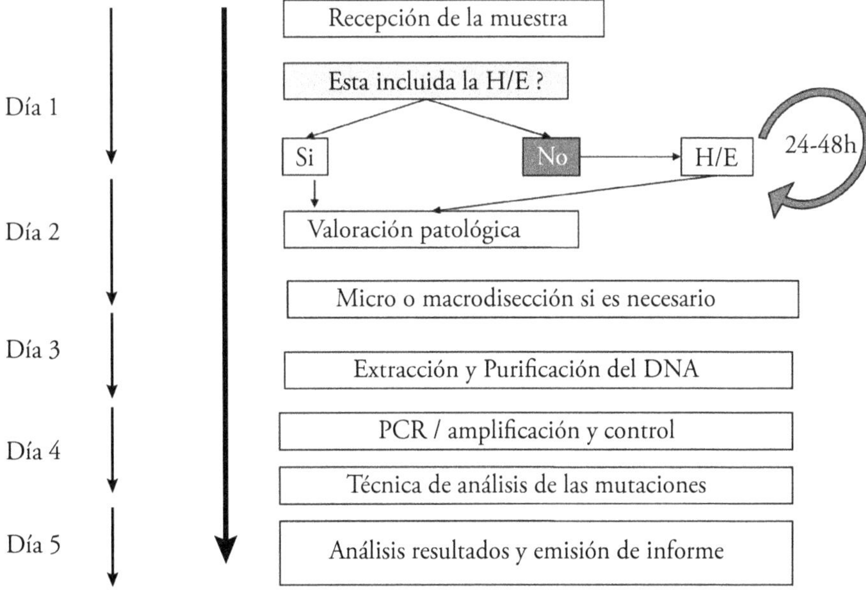

Figura 1. Diagrama de flujo desde que llega una muestra al laboratorio para la determinación de las mutaciones en el gen EGFR.

S-ARMS *(amplification-refractory mutation system)*, el PNA-LNA *(locked nucleic acid-peptide nucleic acid) clamp* y la pirosecuenciación. Hay otras formas de llevar a cabo estos análisis, como son la HRM *(high resolution melting)*, la HPLC *(high-performance liquid chromatography)* ligada a restricción enzimática, la *cold*-PCR, la SNaPshot, la PCR Invader, plataformas basadas en tecnología *MassArray* e incluso otras plataformas más sofisticadas de última generación que están disponibles ya en el mercado, sobre todo ligadas a secuenciación de ADN de alta densidad.

Como regla fundamental, antes de tomar la decisión de qué técnica o plataforma se va a utilizar en el laboratorio para el análisis de mutaciones, hay que plantearse de qué material y recursos técnicos y de personal se dispone, así como el número de muestras en que va a realizarse la prueba.

A continuación se detallan algunos de los aspectos más característicos de cada una de las cuatro técnicas principales.

4.1 *Secuenciación por el método de Sanger*

Esta técnica se basa en la amplificación por PCR utilizando dideoxinucleótidos marcados con fluorocromos.[21] La terminación de la extensión por parte de la polimerasa por incorporación de un dideoxinucleótido conlleva la posibilidad de tener representados todos los diferentes fragmentos de una región específica de ADN (acotada por los cebadores). La diferente longitud de los fragmentos (que van a variar en una sola base o nucleótido) puede resolverse por electroforesis. Actualmente, los equipos automáticos realizan esta resolución mediante electroforesis capilar acoplada a un láser. La excitación distinta de cada dideoxinucleótido bajo la emisión del láser permitirá establecer, junto a la resolución de los fragmentos por electroforesis, la secuencia ordenada del ADN (véase la figura 2).

De todas las técnicas, ésta es la que tiene menor sensibilidad, pero al mismo tiempo presenta varias ventajas sobre las demás: está disponible en muchos laboratorios y el personal suele tener experiencia en este tipo de análisis, y permite conocer con exactitud todas las mutaciones que hay en el gen.

Para aumentar al máximo la sensibilidad, es necesario macrodisecar o microdisecar las muestras objeto de análisis, de modo que al menos el 80 % de las células deben ser de origen tumoral. Así, nos aseguramos de que el ADN sea mayoritariamente tumoral y disminuye el porcentaje de falsos negativos.

Es altamente recomendable realizar una secuenciación de doble cadena, es decir, hacer la reacción de secuenciación tanto de la hebra directa como de la reversa (lo que se conoce como secuenciación *forward* y *reverse*). Para la lectura de las secuencias pueden utilizarse programas informáticos que detectan de manera automática cualquier cambio en la pauta de lectura a partir de una secuencia consenso o *wild type,* aunque debido a la sensibilidad de esta técnica se recomienda hacer un análisis

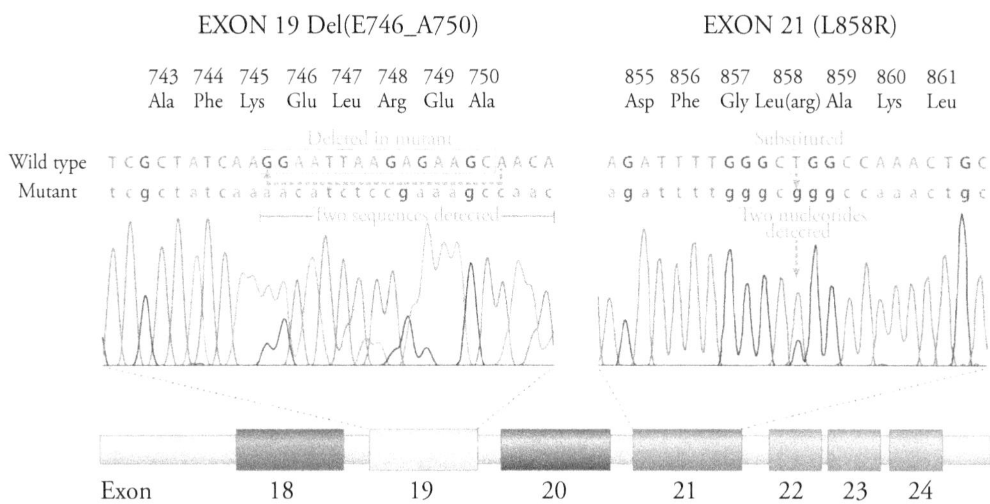

Figura 2. Ejemplo de un electroferograma de secuenciación automática de ADN correspondiente a una muestra tumoral que presenta una deleción en el exón 19 del gen EGFR en el dominio ELREA (izquierda) y una muestra tumoral que presenta una mutación puntual L858R en el exón 21 del gen EGFR (derecha).

manual de las secuencias. De esta forma podrán detectarse algunas mutaciones que automáticamente no se detectarían, sobre todo si tomamos como límite de heterocigosidad el 30 %, como suele hacerse de manera estándar para la secuenciación automática.

4.2 S-ARMS

Se basa en la combinación de dos técnicas: las sondas *Scorpions*® y una amplificación refractaria para la detección de mutaciones.[22] El procedimiento de laboratorio requiere un equipo de PCR capaz de detectar en tiempo real la reacción con PCR en función de la fluorescencia que se va generando en cada ciclo con el uso de sondas fluorescentes. Esta técnica tiene la ventaja de su alta sensibilidad (1-5 % según las series y las mutaciones a detectar). Sólo permite detectar las mutaciones específicas para las que está diseñado el ensayo. Actualmente existen *kits* comerciales para la detección de las mutaciones más frecuentes.

4.3 PNA-LNA clamp

Esta técnica se basa en una reacción de PCR junto a un análogo de oligonucleótido tipo PNA (ácido nucléico peptídico) o LNA (ácido nucleico bloqueado) diseñado sobre la secuencia salvaje, produciendo una inhibición de la amplificación específica del alelo no mutado durante la PCR.[23] Este fenómeno favorece la detección por enriquecimiento de las secuencias no bloqueadas o inhibidas por este tipo de cebador (es decir, el ADN mutado), incrementando la sensibilidad en la detección de las mutaciones para las cuales está diseñado el ensayo. La ventaja clara es la mayor sensibilidad de la técnica. Sin embargo, como contrapartida, es una técnica dirigida a mutaciones concretas y requiere experiencia.

4.4 Pirosecuenciación

Constituye un método de secuenciación de ADN basado en el principio de la secuenciación por síntesis.[24] A diferencia del procedimiento de Sanger, en el cual la terminación de la cadena se lleva a cabo con la incorporación de dideoxinucleótidos, en la pirosecuenciación la detección se basa en la liberación del pirofosfato cuando se produce la incorporación de un nucleótido mediante la ADN polimerasa. El pirofosfato liberado es convertido en ATP por la ATP sulfurilasa en presencia de adenosina-5' fosfosulfato. El ATP formado permite la conversión de luciferina en oxiluciferina, con una producción de luz proporcional a la cantidad de ATP generado. La ventaja que presenta es que permite detectar cualquier cambio de secuencia igual que la secuenciación genómica estándar, pero con una mayor sensibilidad. Requiere un equipamiento especial, un *software* dedicado y experiencia en la técnica.

5   Interpretación de los resultados obtenidos

Los resultados de las pruebas moleculares para detectar la presencia o la ausencia de mutaciones deben ser inequívocos, al igual que en cualquier otra prueba diagnóstica. Es importante que haya una hoja de solicitud y un informe de resultados.

Deben describirse aquellas mutaciones que han demostrado tener algún papel en la sensibilidad a los inhibidores de EGFR, típicamente las deleciones en el exón 19 alrededor de los aminoácidos LREA, las mutaciones puntuales en el exón 21 (L858R) y otras mutaciones menos frecuentes, en particular en los codones 718 y 719 del exón 18 y en el exón 21 (L861Q). En la actualidad se recomienda informar también de la mutación T790M (en el exón 20) y basal[25-29] (véase la figura 3).

En caso de análisis en muestras de rebiopsia, la determinación debe centrarse en la mutación de sensibilidad observada de origen, y es obligado analizar la posición T790M, ya que en ella reside la causa de al menos el 50 % de la resistencia a los tratamientos con inhibidores de la tirosina cinasa.

Si se encuentran otras mutaciones diferentes a las anteriores, es importante orientar al médico que ha hecho la petición sobre el valor de dichas mutaciones, pues son muchas las mutaciones descritas en el gen EGFR que no aportan ninguna sensibilidad a los tratamientos con inhibidores.

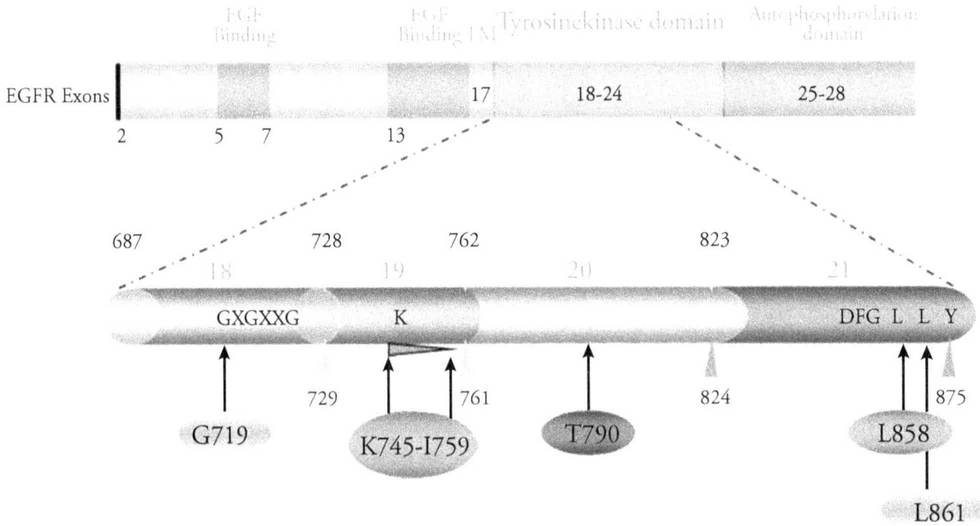

*Figura 3. Mapa representativo de las principales mutaciones de sensibilidad a los inhibidores
de la tirosina cinasa en el gen EGFR en los exones 18, 19 y 21. Se incluye también
la mutación de resistencia T790M en el exón 20.*

Otro punto a destacar es el tiempo adecuado para la entrega de los resultados desde la recepción de la muestra en el laboratorio. De manera óptima, deben entregarse en no más de siete a diez días. Cabe señalar que hay un tiempo que no se contabiliza en el laboratorio, pero que tiene una gran repercusión: el transcurrido entre la petición de la prueba y la entrega de la muestra al laboratorio (que además se ve afectado en numerosas ocasiones si la muestra debe enviarse a otro centro).

6   Requerimientos de los laboratorios clínicos que realizan la determinación

La determinación de las mutaciones en el EGFR es una prueba diagnóstica molecular y, por ello, debe incluirse como tal dentro del sistema de calidad de los laboratorios clínicos.[30-36] El test genético debe realizarse en laboratorios que cumplan con los estándares de calidad para el diagnóstico clínico. Es recomendable que los laboratorios donde se realizan estas técnicas analíticas tengan un nivel de actividad mínimo, ya que ello asegura una buena calidad de las técnicas y de los datos. Si bien no hay consenso sobre cuál es el número mínimo de pruebas en este sentido, algunos expertos recomiendan que sean al menos cien determinaciones al año.

Los centros donde se realicen estas pruebas deben tener implantado un programa de aseguramiento de la calidad interno, y participar en alguno de los programas de intercomparaciones promovidos por un promotor (EQA, *external quality assurance program),* como SEAP, EMQN, ESP o UKNEQAS, entre otros.

Dentro de los requisitos mínimos de calidad, los siguientes deben ser de obligado cumplimiento:

- Validación previa del procedimiento que se vaya a utilizar para la determinación de las mutaciones, así como validación de los resultados. Este informe de validación debe estar disponible previamente al comienzo de la actividad de diagnóstico.
- Formación adecuada del personal y supervisión apropiada por profesionales técnicamente competentes y familiarizados con el análisis de mutaciones.
- Control interno de calidad de las técnicas de determinación.
- Control de la documentación del laboratorio (registros, mantenimiento y archivo) y de la trazabilidad del proceso, desde la recepción de la muestra hasta la emisión del informe final al médico que ha cursado la petición.
- Protocolo detallado de trabajo para los procedimientos analíticos referentes a la determinación de mutaciones. Es imprescindible incluir los controles especificados para cada técnica.

7 Conclusiones

Tal como se ha detallado en este capítulo, la determinación de las mutaciones del gen EGFR es, en la actualidad, una prueba de diagnóstico molecular que debe contemplarse como obligatoria en los pacientes con cáncer de pulmón no mirocítico avanzado, y por ello ha de cumplir con una serie de requisitos, preanaliticos, analíticos y postanalíticos, que garanticen la calidad del resultado final.

Bibliografía

1. Pirker R, Herth FJ, Kerr KM, Filipits M, Taron M, Gandara D, *et al.* Consensus for EGFR mutation testing in non-small cell lung cancer. Results from a European workshop. J Thorac Oncol. 2010; 5: 1706-13.
2. Keedy VL, Temin S, Somerfield MR, Beasley MB, Johnson DH, McShane LM, *et al.* American Society of Clinical Oncology provisional opinion: EGFR mutation testing for patients with advanced non-small cell lung cancer considering first-line EGFR tyrosine kinase inhibitors. J Clin Oncol. 2011; 29: 2121-7.
3. Felip E, Gridelli C, Baas P, Rosell R, Stahel R; Panel Members. Metastatic non-small-cell lung cancer: consensus on pathology and molecular tests, first-line, second-line, and third-line therapy. 1st ESMO Consensus Conference in Lung Cancer. Lugano; 2010. Ann Oncol. 2011; 22: 1507-19.
4. Da Cunha Santos G, Shepherd FA, Tsao MS. EGFR mutations and lung cancer. Annu Rev Pathol Mech Dis. 2011; 6: 49-69.
5. Savic S, Tapia C, Grilli B, Rufle A, Bihl MP, de Vito Barascud A, *et al.* Comprehensive epidermal growth factor receptor gene analysis from cytological specimens of non-small-cell lung cancers. Br J Cancer. 2008; 98: 154-60.
6. Nishimura H, Nakajima T, Itakura M, Shingyoji M, Iizasa T, Kimura H. Successful treatment of lung cancer with gefitinib and EGFR mutation status using EBUS-TBNA samples in an extremely old patient. Intern Med. 2009; 48: 1905-07.

7. Smouse JH, Cibas ES, Jänne PA, Joshi VA, Zou KH, Lindeman NI. EGFR mutations are detected comparably in cytologic and surgical pathology specimens of non-samll cell lung cancer. Cancer Cytopathol. 2009; 117: 67-72.

8. Solomon SB, Zakowski MF, Pao W, Thornton RH, Ladanyi M, Kris MG, *et al*. Core needle lung biopsy specimens: adequacy for EGFR and KRAS mutational analysis. Am J Roentgenol. 2010; 194: 266-9.

9. García-Olivé I, Monsó E, Andreo F, Sanz-Santos J, Tarón M, Molina-Vila MA, e*t al*. Endobronchial ultrasound-guided transbronchial needle aspiration for identifying epidermal growth factor receptor mutations. Eur Respir J. 2010; 35: 391-5.

10. Otani H, Toyooka S, Soh J, Yamamoto H, Suehisa H, Kobayashi N, *et al*. Date H detection of EGFR gene mutations using the wash fluid of CT-guided biopsy needle in NSCLC patients. J Thorac Oncol. 2008; 3: 472-6.

11. Rosell R, Morán T, Queralt C, Porta R, Cardenal F, Camps C, *et al*. Screening for epidermal growth factor receptor mutations in lung cancer. N Engl J Med. 2009; 361: 958-67.

12. Rosell R, Carcereny E, Gervais R, Vergnenegre A, Massuti B, Felip E, *et al*. Erlotinib versus standard chemotherapy as first-line treatment for European patients with advanced EGFR mutation-positive non-small-cell lung cancer (EURTAC): a multicentre, open-label, randomised phase 3 trial. Lancet Oncol. 2012; 13: 239-46.

13. Schwarzenbach H, Hoon DS, Pantel K. Cell-free nucleic acids as biomarkers in cancer patients. Nat Rev Cancer. 2011; 11: 426-37.

14. Kimura H, Kasahara K, Kawaishi M, Kunitoh H, Tamura T, Holloway B, *et al*. Detection of epidermal growth factor receptor mutations in serum as a predictor of the response to gefitinib in patients with non-small-cell lung cancer. Clin Cancer Res. 2006; 12: 3915-21.

15. Taniguchi K, Uchida J, Nishino K, Kumagai T, Okuyama T, Okami J, *et al*. Quantitative detection of EGFR mutations in circulating tumor DNA derived from lung adenocarcinomas. Clin Cancer Res. 2011; 17: 7808-15.

16. Yung TK, Chan KC, Mok TS, Tong J, To KF, Lo YM. Single-molecule detection of epidermal growth factor receptor mutations in plasma by microfluidics digital PCR in non-small cell lung cancer patients. Clin Cancer Res. 2009; 15: 2076-84.

17. Forshew T, Murtaza M, Parkinson C, Gale D, Tsui DW, Kaper F, *et al*. Noninvasive identification and monitoring of cancer mutations by targeted deep sequencing of plasma DNA. Sci Transl Med. 2012; 4: 136-68.

18. Punnoose EA, Atwal S, Liu W, Raja R, Fine BM, Hughes BG, et al. Evaluation of circulating tumor cells and circulating tumor DNA in non-small cell lung cancer: association with clinical endpoints in a phase II clinical trial of pertuzumab and erlotinib. Clin Cancer Res. 2012; 18: 2391-401.

19. Goto K, Ichinose Y, Ohe Y, Yamamoto N, Negoro S, Nishio K, *et al*. Epidermal growth factor receptor mutation status in circulating free DNA in serum: from IPASS, a phase III study of gefitinib or carboplatin/paclitaxel in non-small cell lung cancer. J Thorac Oncol. 2012; 7: 115-21.

20. Brevet M, Johnson ML, Azzoli CG, Ladanyi M. Detection of EGFR mutations in plasma DNA from lung cancer patients by mass spectrometry genotyping is predictive of tumor EGFR status and response to EGFR inhibitors. Lung Cancer. 2011; 73: 96-102.

21. Sanger sequencing. Disponible en: http://www.bio.davidson.edu/courses/molbio/mol students/spring2003/obenrader/sanger_method _page.htm

22. Whitcomb D, Theaker J, Guy SP, Brown T, Little S. Detection of PCR products using self-probing amplicons and fluorescence. Nat Biotechnol. 1999; 17: 804-7.

23. Nagai Y, Miyazawa H, Huqun, Tanaka T, Udagawa K, Kato M, *et al*. Genetic heterogeneity of the epidermal growth factor receptor in non-small cell lung cancer cell lines revealed by a rapid and sensitive detection system, the peptide nucleic acid-locked nucleic acid PCR clamp. Cancer Res. 2005; 65: 7276-82.

24. Pyrosequencing. Disponible en: http://www.pyrosequencing.com/DynPage.aspx?id=7454

25. Molina-Vila MA, Bertrán-Alamillo J, Reguart N, Tarón M, Castellà E, Llatjós M, *et al*. A sensitive method for detecting EGFR mutations in non-small cell lung cancer samples with few tumor cells. J Thorac Oncol. 2008; 3: 1224-35.

26. Maheswaran S, Sequist LV, Nagrath S, Ulkus L, Brannigan B, Collura CV, *et al*. Detection of mutations in EGFR in circulating lung-cancer cells. N Engl J Med. 2008; 359: 366-77.

27. Rosell R, Molina MA, Costa C, Simonetti S, Giménez-Capitán A, Bertrán-Alamillo J, *et al.* Pretreatment EGFR T790M mutation and BRCA1 mRNA expression in erlotinib-treated advanced non-small-cell lung cancer patients with EGFR mutations. Clin Cancer Res. 2011; 17: 1160-8.

28. Oxnard GR, Arcila ME, Sima CS, Riely GJ, Chmielecki J, Kris MG, *et al.* Acquired resistance to EGFR tyrosine kinase inhibitors in EGFR-mutant lung cancer: distinct natural history of patients with tumors harboring the T790M mutation. Clin Cancer Res. 2011; 17: 1616-22.

29. Su K-Y, Chen H-Y, Kuo M-L, Yang JC, Chan WK, Ho BC, *et al.* Pretreatment epidermal growth factor receptor (EGFR) T790M mutation predicts shorter EGFR tyrosine kinase inhibitor response duration in patients. J Clin Oncol. 2012; 30: 433-40.

30. Laboratorios clínicos. Requisitos particulares para la calidad y la competencia (ISO 15189:2007).

31. Isler JA, Vesterqvist OE, Burczynski ME. Analytical validation of genotyping assays in the biomarker laboratory. Pharmacogenetics. 2007; 8: 353-68.

32. Medical laboratories. Guidance on laboratory implementation of ISO 15189:2003. 1st ed., 2005-02-15.

33. Sociedad Española de Anatomía Patológica. Disponible en: http://www.seap.es

34. United Kingdom National External Quality Assessment Service. Disponible en: http://www.ukneqas.org.uk

35. European Molecular Quality Network. Disponible en: http://www.emqn.org

36. European Society of Pathology. Disponible en: http://esp-pathology.org

Inhibidores de la tirosina cinasa como tratamiento de primera línea en el cáncer de pulmón

M. Méndez García, M. Provencio Pulla

Servicio de Oncología Médica
Hospital Universitario Puerta de Hierro
Majadahonda (Madrid)

Correspondencia:
Dra. Míriam Méndez García
mirimega@hotmail.com

Sinopsis

El receptor del factor de crecimiento epidérmico (EGFR, *epidermal growth factor receptor*) desempeña un importante papel en el desarrollo del carcinoma de pulmón no microcítico. Tras el descubrimiento de las mutaciones de EGFR, los inhibidores de la tirosina cinasa de este receptor son una nueva clase de agentes dirigidos que han demostrado su eficacia en el tratamiento de primera línea de los carcinomas de pulmón no microcíticos. Estos fármacos aumentan la supervivencia libre de progresión de los pacientes, y muestran un perfil de toxicidad más tolerable que los tratamientos de quimioterapia estándar. Su llegada ha hecho que la medicina personalizada sea una realidad para estos pacientes.

1 Factor de crecimiento epidérmico

El factor de crecimiento epidérmico (EGF, *epidermal growth factor)* fue aislado originalmente por Cohen en 1962;[1] después, en 1975, se confirmó la existencia del receptor de EGF (EGFR), y tres años más tarde se identificó dicho receptor como una proteína que aumentaba la fosforilación cuando se unía al EGF.[2] Al inicio de la investigación en este campo se desarrolló el gefitinib como inhibidor de la sobrexpresión de EGFR; los valores altos de expresión de proteína EGFR se consideraban como un potencial biomarcador predictivo. El bloqueo del EGFR como tratamiento para distintos tumores se basaba en la amplia expresión de dicho receptor en muchos cánceres epiteliales. El desarrollo clínico de anticuerpos anti-EGFR se inició en el cáncer colorrectal, mientras que los estudios con inhibidores de la tirosina cinasa mostraron su eficacia en el cáncer de pulmón no microcítico.[3] Aparecieron entonces dos fármacos, ambos inhibidores de la tirosina cinasa, para bloquear de manera selectiva el EGFR.

1.1   Fármacos inhibidores de la tirosina cinasa de EGFR

1.1.1   Gefitinib

Se trata de un agente de administración oral que se une competitivamente al trifosfato de adenosina de la región catalítica del EGFR, suprimiendo la autofosforilación y regulando la señalización. Estudios de fase I en pacientes con tumores sólidos mostraron que el gefitinib era bien tolerado a dosis de 700-1000 mg/día, limitado por su toxicidad en forma de exantema acneiforme o diarrea. En las biopsias que con posterioridad se estudiaron se comprobó que la dosis de 150 mg/día era suficiente para suprimir la señalización de EGFR.[4]

El gefitinib se estudió como monoterapia para el cáncer de pulmón no microcítico en dos estudios de fase II, IDEAL-1[5] e IDEAL-2.[6] Los pacientes fueron asignados a recibir 250 o 500 mg diarios de gefitinib. La tasa de respuestas fue del 18 % en el IDEAL-1 y del 10 % en el IDEAL-2, sin diferencias entre las dosis. La supervivencia global fue de siete meses, y la supervivencia a un año fue del 27 % y el 35 %, similar a las esperada con quimioterapia. Un aspecto importante de estos estudios fue que los pacientes que respondían lo hacían de forma llamativa, con una desaparición muy rápida de los síntomas. Estos dos estudios llevaron a la aprobación del gefitinib por la US Food and Drug Administration (FDA), en 2003, como tratamiento del carcinoma de pulmón no microcítico tras el fracaso de al menos una línea de quimioterapia previa. Ya que la eficacia no disminuía con dosis de 500 mg o 250 mg, pero sí aumentaba la toxicidad, se concedió la aprobación a la dosis de 250 mg. El análisis univariado encontró una tasa de respuesta 2,5 veces mayor en los pacientes asiáticos que en los que no lo eran (27 % frente a 10 %; p = 0,002), mientras que los análisis multivariados mostraron una mayor tasa de respuesta en las mujeres que en los hombres *(odds ratio:* 2,65) y en los adenocarcinomas comparados con otros tipos histológicos *(odds ratio:* 3,45).

En vista de los datos y de su buen perfil de toxicidad en comparación con la quimioterapia, el gefitinib fue evaluado como tratamiento de primera línea en combinación con quimioterapia en dos estudios de fase III (INTACT-1[7] e INTACT-2[8]). Se aleatorizaron más de 2.000 pacientes para recibir quimioterapia con 250 mg, 500 mg de gefitinib o placebo. Ambos estudios fallaron en demostrar beneficio en cuanto a supervivencia al añadir el fármaco a la quimioterapia.

Por el contrario, el estudio INTEREST analizó los datos de 1.433 pacientes con carcinoma de pulmón no microcítico avanzado pretratado (al menos una línea previa de platino), que fueron aleatorizados para recibir gefitinib o docetaxel (723 en el grupo de gefitinib y 710 en el de docetaxel). La no inferioridad del gefitinib se confirmó en términos de supervivencia global (7,6 meses frente a 8 meses). Este estudio estableció la no inferioridad del gefitinib en comparación con docetaxel, e indicó que el gefitinib era un tratamiento válido para los pacientes con carcinoma de pulmón no microcítico que ya han recibido un tratamiento previo.

Posteriormente, el estudio ISEL evaluó el tratamiento con gefitinib para el carcinoma de pulmón no microcítico en 1.692 pacientes que no habían respondido a la quimioterapia. Los pacientes fueron asignados 2:1 a gefitinib (250 mg/día) o placebo. La supervivencia fue de 5,6 meses con gefitinib y de 5,1 meses con placebo, y la supervivencia global a un año fue del 27 % y el 22 %, respectivamente.[9] Basándose en estos datos, en el año 2005 la FDA restringió el uso de gefitinib.

1.1.2   Erlotinib

Al igual que el anterior, el erlotinib es un competidor reversible para unirse al bolsillo del trifosfato de adenosina del EGFR. A diferencia del gefitinib, en los estudios de fase I la dosis máxima tolerada fue de 150 mg/día.[10] En un estudio de fase II con pacientes con carcinoma de pulmón no microcítico que no habían respondido al tratamiento, el erlotinib consiguió una tasa de respuestas del 12,3 % y una supervivencia global de 8,4 meses, similares a las obtenidas con la quimioterapia.[11] Igual que el gefitinib, también se combinó con quimioterapia como tratamiento de primera línea en el carcinoma de pulmón no microcítico avanzado en dos ensayos clínicos aleatorizados, TRIBUTE y TALENT, y ambos fallaron a la hora de demostrar beneficio en la supervivencia.[12,13]

El estudio BR.21 evaluó la eficacia del erlotinib como segunda línea en 731 pacientes asignados 2:1 a erlotinib o placebo.[14] Al contrario que el estudio ISEL para el gefitinib, BR.21 demostró un aumento de la supervivencia, de 6,7 meses frente a 4,7 meses en el grupo de placebo. Considerando estos datos, en 2004 la FDA aprobó el erlotinib como segunda y tercera línea de tratamiento para el carcinoma de pulmón no microcítico.

2 Predictores de la respuesta al tratamiento con inhibidores de la tirosina cinasa

2.1 Clínicos

El resultado de distintos estudios ha demostrado que las mutaciones en el EGFR son más frecuentes en los pacientes con adenocarcinoma, nunca fumadores, mujeres y de raza asiática.[15] Se unificaron los datos de 2.880 pacientes y se recogieron incidencias de mutación de EGFR: asiáticos frente a no asiáticos (32 % y 7 %), mujeres frente a hombres (38 % y 10 %), no fumadores frente a fumadores (47 % y 7 %) y adenocarcinoma frente a no adenocarcinoma (30 % y 2 %).[16]

2.2 Expresión del receptor

Los estudios retrospectivos que analizaban el EGFR por inmunohistoquímica ofrecían datos contradictorios. Por un lado, el IDEAL-1 y el IDEAL-2 no encontraron asociación entre la inmunohistoquímica positiva y el pronóstico clínico en los pacientes tratados con gefitinib.[17] Por otro, el IESEL encontró una relación entre la inmunohistoquímica positiva y la supervivencia (p = 0,049),[9] y el BR.21 halló que los pacientes tratados con erlotinib y con inmunohistoquímica positiva tenían una mayor supervivencia que aquellos con expresión positiva tratados con placebo *(hazard ratio* [HR]: 0,68; p = 0,022).[14] Ambos estudios fueron positivos a la hora de predecir el beneficio clínico (respuesta y supervivencia) cuando se demostraba un aumento en el número de copias de EGFR.

2.3 Mutación de EGFR

En 2004, tres grupos identificaron mutaciones somáticas en el dominio tirosina cinasa del EGFR que se asociaban a altas tasas de respuesta a los inhibidores de la tirosina cinasa. El primero recogió los datos de nueve pacientes que respondían al gefitinib, y de ellos, ocho tenían mutación de EGFR. Por contra, de los siete que no respondían, ninguno tenía la mutación de EGFR (p < 0,001).[18] El segundo encontró mutaciones en todos los pacientes que respondían al gefitinib, y el tercero idénticos resultados con erlotinib.[19,20]

La mayoría de estas mutaciones (85 %) afectan a un pequeño grupo de aminoácidos, y suelen consistir en una deleción del exón 19 (45-50 %) y el cambio de leucina en la posición 858 por arginina (L858R) en el exón 21 (35-40 %).

Estos datos explicaban la aparente predicción de respuesta que se obtenía basándose en el número de copias del gen EGFR. Las mutaciones de EGFR estaban presentes en el 78 % de los pacientes con un alto número de copias del gen, mientras que sólo un 33 % de aquellos con un bajo número de copias tenían la mutación.

En cuanto a las características clínicas antes destacadas, se ha observado su asociación con la mutación de EGFR, pero por sí solas no son factores que se relacionen con la eficacia. En resumen, la mutación de EGFR debe ser el biomarcador predictivo de elección para el uso de inhibidores de la tirosina cinasa como primera línea en pacientes con carcinoma de pulmón no microcítico.[21]

3　Estudios de eficacia

3.1　Respuestas y tiempo hasta la progresión

Tras los hallazgos antes comentados se pusieron en marcha estudios que analizaron las tasas de respuestas a los inhibidores de la tirosina cinasa en tumores con mutación de EGFR, y se halló que variaban entre un 55 % y un 78 % (véase la tabla 1).

El primero de ellos fue un estudio prospectivo de fase II con gefitinib en pacientes con mutaciones EGFR, y de los 107 pacientes incluidos mostraban una mutación 38. Las tasas de respuestas fueron del 78 % (una respuesta completa y 20 parciales), con un tiempo hasta la progresión y una mediana de supervivencia de 9,4 meses y 15,4 meses, respectivamente. En este estudio se hallaron diferencias significativas entre pacientes con la mutación y los *wild-type* en términos de tasas de respuestas (78 % frente a 14 %, p = 0,0017) y de mediana de supervivencia (15,4 frente a 11,1 meses, p = 0,0135).[22] De manera similar, en otro estudio se analizaron 82 pacientes japoneses, 20 (24 %) de ellos con mutación de EGFR. De éstos, se administró gefitinib a 16 (80 %) y las tasas de respuestas fueron del 75 %, con una mediana de supervivencia libre de progresión de 8,9 meses.[23] Posteriormente, y también con gefitinib, se evaluó la eficacia del fármaco en 118 pacientes con carcinoma de pulmón no microcítico, de los cuales 32 presentaban la mutación. Las tasas de respuestas fueron del 75 %, con tasas de control de la enfermedad del 96 %, supervivencia libre de progresión de 11,5 meses y supervivencia a un año del 79 %.[24]

Para población europea, se presentaron datos de un estudio español que evaluó a 428 pacientes, 67 de ellos con una mutación. A 40 de estos pacientes se les administró erlotinib

Estudios	Nº pacientes	Mutación de EGFR	Inhibidor de la tirosina cinasa	Tasa respuesta	Tiempo hasta la progresión
Sutami, 2006[22]	107	38 (35 %)	Gefitinib	78 %	9,4 meses
Asahina, 2006[23]	82	20 (24 %)	Gefitinib	75 %	8,9 meses
Tamura, 2008[24]	118	32 (27 %)	Gefitinib	75 %	11,5 meses
Paz-Ares, 2006[25]	428	67 (15 %)	Erlotinib	82 %	13,3 meses
Rosell, 2009[26]	2105	350 (16 %)	Erlotinib	55 %	14 meses

Tabla 1. Datos de respuestas y tiempo hasta la progresión con inhibidores la tirosina cinasa.

y se observó una tasa de respuesta del 82 % y una supervivencia libre de progresión de 13,3 meses.[25] También para población europea, el Grupo Español de Cáncer de Pulmón puso en marcha un estudio entre abril de 2005 y noviembre de 2008, para el que reclutó 2.105 pacientes de 129 hospitales españoles. Se encontró mutación de EGFR en 350 pacientes (16,6 %), con más frecuencia en las mujeres no fumadoras con adenocarcinoma de pulmón. La supervivencia libre de progresión de los 217 pacientes que recibieron erlotinib en este estudio fue de 14 meses, con una mediana de supervivencia global de 27 meses.[26]

3.2   Primera línea para el tratamiento de la enfermedad avanzada

Tras estos resultados se pusieron en marcha distintos estudios para comprobar la eficacia de los inhibidores de la tirosina cinasa como primera línea de tratamiento para el carcinoma de pulmón no microcítico (véase la tabla 2).

El First-SIGNAL fue un ensayo clínico de fase III que aleatorizó a 313 pacientes de origen coreano, no fumadores, con adenocarcinoma de pulmón en estadio IIIB o IV, para recibir gefitinib (250 mg/día) o quimioterapia (cisplatino 80 mg/m^2 el día 1 y gemcitabina 1.250 mg/m^2 los días 1 y 8).[27] Desde octubre de 2005 hasta noviembre de 2007 se aleatorizaron 159 pacientes al brazo de gefitinib y 154 al de cisplatino-gemcitabina. La supervivencia libre de progresión fue de 5,8 meses con gefitinib (intervalo de confianza del 95 % [IC 95 %]: 4,1 a 6,5 meses) y de 6,4 meses con cisplatino-gemcitabina (HR: 1,198; IC 95 %: 0,944-1,520; p = 0,138). Las curvas de supervivencia libre de progresión mostraban un beneficio para cisplatino-gemcitabina los primeros siete meses, pero luego cambiaban a favor del gefitinib. En cuanto a la supervivencia global, no hubo diferencias entre los dos brazos de tratamiento (HR: 0,932; IC 95 %: 0,716-1,213; p = 0,604), con supervivencias a uno y dos años del 74,2 % y el 76,2 %, y del 47,7 % y el 47,4 %, con gefitinib y cisplatino-gemcitabina, respectivamente. En cuanto a la toxicidad, el gefitinib se asoció a exantema y aumento de las transaminasas, mientras que la quimioterapia produjo toxicidad hematológica, astenia, náuseas, vómitos y alopecia. Dos pacientes (1,3 %) del brazo de gefitinib desarrollaron enfermedad pulmonar intersticial y murieron. Se realizó un subanálisis de la mutación de EGFR y se halló que la presentaban 42 pacientes (13 %). Entre los que recibían gefitinib se analizó si la mutación de EGFR era un predictor de respuesta y se observó un aumento de la tasa de respuestas objetivas (84,6 % frente a 25,9 %; p < 0,001) y de la supervivencia libre de progresión (HR: 0.377; IC 95 %: 0,210-0,674; p < 0,001), algo que no ocurría en los pacientes que habían recibido cisplatino-gemcitabina. Los autores de este estudio explicaron que el 75 % de los pacientes del grupo de cisplatino-gemcitabina recibieron también un inhibidor de la tirosina cinasa del EGFR durante el curso de la enfermedad, y que ése podía ser el motivo de no encontrar variaciones en la supervivencia global. También se suponía que el fallo en la demostración de superioridad de los inhibidores de la tirosina cinasa podía deberse a una selección de la población según criterios clínicos, no en función de la mutación de EGFR.

Estudios	Criterios	Nº pacientes con mutación de EGFR	Tratamientos	Respuestas	Tiempo hasta la progresión
SIGNAL[27]	Asiáticos, adenocarcinoma, no fumadores	26 frente a 16	Gefitinib frente a cisplatino-gemcitabina (6 ciclos)	84,6 y 37,5 %	8,4 y 6,3 meses (HR: 0,54)
IPASS[28]	Asiáticos, adenocarcinoma, no fumadores	132 frente a 129	Gefitinib frente a carboplatino-paclitaxel (6 ciclos)	71,2 y 47,3 %	9,8 y 6,4 meses (HR: 0,48)
NEJ002[30]	EGFR +	114 frente a 114	Gefitinib frente a carboplatino-paclitaxel (3-6 ciclos)	74 y 30,7 %	10,4 y 5,5 meses (HR: 0,36)
WJTOG[31]	EGFR +	86 frente a 86	Gefitinib frente a cisplatino-docetaxel (3-6 ciclos)	62 y 32,2 %	9,2 y 6,3 meses (HR: 0,48)
OPTIMAL[33]	EGFR +	82 frente a 72	Erlotinib frente a carboplatino-gemcitabina (6 ciclos)	83 y 36 %	13,7 y 4,6 meses (HR: 0,16)
EURTAC[34]	EGFR +	86 frente a 87	Erlotinib frente a carboplatino/cisplatino-docetaxel/gemcitabina (4 ciclos)	64 y 18 %	9,7 y 5,2 meses (HR: 0,37)

Tabla 2. Tratamiento con inhibidores de la tirosina cinasa en primera línea en comparación con quimioterapia estándar.

El estudio IPASS aleatorizó a pacientes que no habían recibido tratamiento, con adenocarcinoma, asiáticos y no fumadores, para recibir gefitinib (250 mg/día) o carboplatino (área bajo la curva: 5-6) con paclitaxel (200 mg/m²).[28] De marzo de 2006 a octubre de 2007 se reclutaron 1.217 pacientes, y de ellos 609 recibieron gefitinib y 608 carboplatino-paclitaxel. El estudio cumplió su objetivo primario, que era demostrar no inferioridad en cuanto a supervivencia libre de progresión, con tasas a los 12 meses del 24,9 % con gefitinib y del 6,7 % con carboplatino-paclitaxel. La HR para progresión o muerte fue de 0,79 (IC 95 %: 0,65-0,85; p < 0,001). En este mismo estudio se analizó la mutación de EGFR en 437 muestras, de las cuales 261 fueron positivas (59,7 %). En estos pacientes, la supervivencia libre de progresión era mayor si recibían gefitinib (HR: 0,48; IC 95 %: 0,36-0,64; p < 0,001). La tasa de respuestas en este subgrupo fue del 71,2 % para el gefitinib y del 47,3 % para carboplatino-paclitaxel (p < 0,001). Por el contrario, en los pacientes sin mutación de EGFR los datos fueron positivos para la combinación de carboplatino-paclitaxel (HR para progresión o muerte con gefitinib: 2,85; IC 95 %: 2,05-3,98; p < 0,001; mediana de supervivencia libre de progresión: 5,5 meses frente a 1,5 meses). En cuanto a la supervivencia global, los datos preliminares eran similares en ambas ramas de tratamiento, pero posteriormente se publicó un estudio de supervivencia global sólo en pacientes con mutación de EGFR, sin diferencias entre gefitinib y quimioterapia (HR: 1,0; IC 95 %: 0,76-1,33; p = 0,99).[29] Este último dato puede explicarse por la alta tasa de pacientes que en el momento de presentar progresión de la enfermedad cambiaban de rama de tratamiento.

En el estudio NEJ002 se seleccionaron 230 pacientes con mutación de EGFR y se les administró gefitinib o carboplatino-paclitaxel.[30] La supervivencia libre de progresión fue mayor con el inhibidor de la tirosina cinasa que con la quimioterapia (HR: 0,30; IC 95 %: 0,22-0,41; p < 0,001), con medianas de 10,8 y 5,4 meses, y tasas de respuestas del 73,7 % y el 30,7 %, respectivamente. Con datos posteriores, la mediana de superviencia y la tasa de supervivencia a dos años fueron de 27,7 meses y del 57,9 % en el grupo de gefitinib, y de 26,6 meses y el 53,7 % en el grupo de carboplatino-paclitaxel (HR: 0,887; IC 95 %: 0,634-1,241; p = 0,483). La toxicidad más importante en el grupo del gefitinib fue el desarrollo, en tres pacientes, de enfermedad pulmonar intersticial, que llevó a la muerte a uno de ellos. En cuanto a la supervivencia global, el grupo de gefitinib tuvo una supervivencia de siete meses más que el grupo que recibía quimioterapia (30,5 meses frente a 23,6 meses), sin alcanzar significación estadística.

De manera similar, el estudio WJTOG3405 reclutó a 177 pacientes en 36 centros de Japón, todos ellos con mutación de EGFR, y comparó el gefitinib frente a quimioterapia con cisplatino ($80\,mg/m^2$) y docetaxel ($60\,mg/m^2$) cada 21 días. La supervivencia libre de progresión fue de 9,2 meses (IC 95 %: 8-13,9) en el grupo de gefitinib y de 6,3 meses (IC 95 %: 5,8-7,8) en el de quimioterapia (HR: 0,489; IC 95 %: 0,336-0,71; p < 0,001). La toxicidad más grave asociada con el inhibidor de la tirosina cinasa fue la enfermedad intersticial pulmonar (incidencia del 2,3 %).[31] Recientemente se ha evaluado de nuevo la supervivencia global con valores hasta el 31 de julio de 2011, con un seguimiento de 34 meses, y se ha hallado una supervivencia en el grupo de gefitinib de 36 meses, que no ha sido estadísticamente diferente de los 39 meses del grupo de quimioterapia (HR: 1,185; IC 95 %: 0,767-1,829).

Basándose en los resultados de los tres estudios anteriores, en el año 2009 se aprobó gefitinib en la Unión Europea como tratamiento de primera línea para el carcinoma de pulmón no microcítico con mutación de EGFR.

Con respecto al erlotinib, el estudio OPTIMAL analizó su eficacia y tolerabilidad en comparación con la quimioterapia estándar en primera línea en pacientes con carcinoma de pulmón avanzado y mutación de EGFR.[32,33] Se llevó a cabo en 22 centros de China e incluyó 165 pacientes que fueron aleatorizados para recibir erlotinib (83 pacientes) o cisplatino con gemcitabina (82 pacientes). El objetivo primario fue la supervivencia libre de progresión, con una mediana de 13,1 meses con erlotinib (IC 95 %: 10,6-16,5) y de 4,6 meses con quimioterapia (HR: 0,16; IC 95 %: 0,1-0,26; p < 0,0001) (véase la figura 1). En cuanto a la toxicidad, la quimioterapia se asoció a un aumento de efectos secundarios de grado 3-4, sobre todo neutropenia (42 %) y trombocitopenia (40 %). El erlotinib produjo elevación de las transaminasas (4 %) y exantema (2 %). Según datos presentados en la reunión anual de la American Society of Clinical Oncology (ASCO) de 2012, siete pacientes todavía siguen respondiendo en el grupo de erlotinib. En cuanto a la supervivencia global, no difiere significativamente entre ambos grupos (HR: 1,065; p = 0,6849) y ello puede deberse al gran cruzamiento que hubo desde el grupo de quimioterapia al del inhibidor de la tirosina cinasa.

Por último, el Grupo Español de Cáncer de Pulmón desarrolló un estudio con erlotinib en primera línea de tratamiento en pacientes con carcinoma de pulmón con mutación de EGFR (estudio EURTAC).[34] De forma distinta a todos los estudios anteriormente descritos, se incluyó población caucásica de centros de España, Francia e Italia. Los pacientes elegidos habían sido diagnosticados de carcinoma de pulmón en estadio IIIB (con derrame pleural positivo) o IV, con mutación de EGFR y no habían recibido quimioterapia previa para la enfermedad metastásica. Los pacientes se trataban con erlotinib (150 mg/día) o quimioterapia intravenosa (cisplatino 75 mg/m^2 y docetaxel 75 mg/m^2 el día 1 o cisplatino 75 mg/m^2 el día 1 y gemcitabina 1250 mg/m^2 los días 1 y 8). Desde febrero de 2007 hasta enero de 2011 se reclutaron 173 pacientes, con una mediana de seguimiento final de 18,9 meses en el grupo del erlotinib y de 14,4 meses en el de quimioterapia. En el análisis final se observó una mediana de supervivencia libre de progresión de 9,7 meses (IC 95 %: 78,4-12,3) con erlotinib y

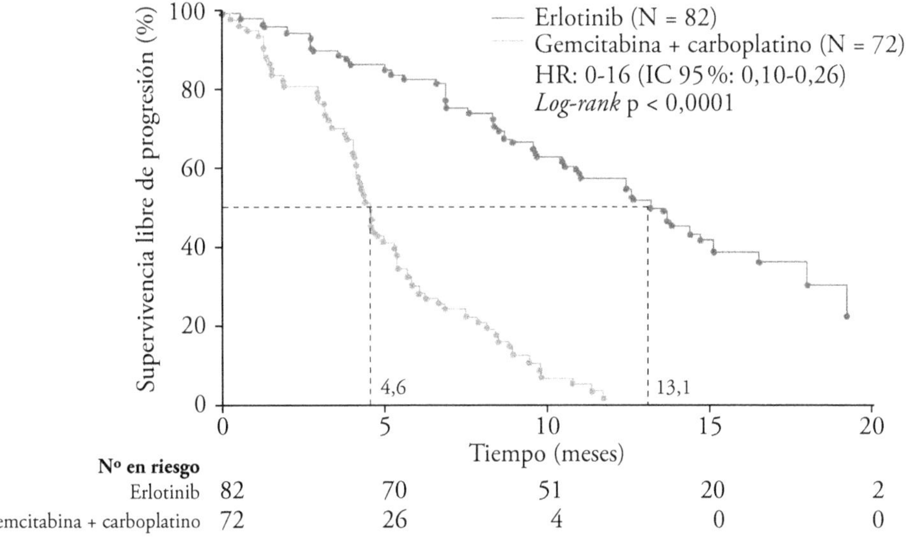

Figura 1. Supervivencia libre de progresión en pacientes tratados con erlotinib en comparación con carboplatino-gemcitabina.[32]

de 5,2 meses (IC 95 %: 4,5-5,8) con la quimioterapia (HR: 0,37; IC 95 %: 0,25-0,54; p < 0,0001) (véase la figura 2). En el análisis según el estado general del paciente, aquellos con ECOG 0-1 presentaban un aumento de la supervivencia libre de progresión estadísticamente significativo con erlotinib frente a la quimioterapia estándar (ECOG 0: 23,9 meses frente a 6 meses; ECOG 1: 8,8 meses frente a 5 meses). En cuanto a la mediana de la supervivencia global, fue de 19,3 meses (IC 95 %: 14,7-26,8) con erlotinib y de 19,5 meses con la quimioterapia (HR: 1,04; IC 95 %: 0,65-1,68; p = 0,87). Como en estudios previos, no hubo diferencias en la supervivencia global de ambos grupos, y esto puede deberse a que en la progresión a quimioterapia muchos pacientes recibieron erlotinib en segunda línea. En cuanto a la toxicidad, no se observó un aumento de la neumonitis en el grupo de erlotinib. Los datos de este estudio hicieron que en el año 2011 las autoridades sanitarias europeas aprobasen el uso de erlotinib como tratamiento de primera línea para el carcinoma de pulmón no microcítico con mutación de EGFR, y la FDA en mayo de 2013. Recientemente se han añadido los datos del análisis de la población con mutación de T790M. La supervivencia libre de progresión fue de 12,1 meses para los pacientes con mutación de T790M en el grupo de erlotinib, de 8,8 meses para los pacientes con *wild type* T790M en el grupo de erlotinib, de 6,3 meses para aquellos con mutación de T790M en el grupo de quimioterapia, y de 4,5 meses para los *wild type* T790M en el grupo de quimioterapia (p < 0,0001). En cuanto a la supervivencia global, no se ha alcanzado en los pacientes con mutación T790M en el brazo de erlotinib, y fue de 16,1 meses para los *wild type* T790M con erlotinib, de 22,6 meses para aquellos con mutación de T790M con quimioterapia, y de 18,4 meses para los *wild type* T790M con quimioterapia (p = 0,04).

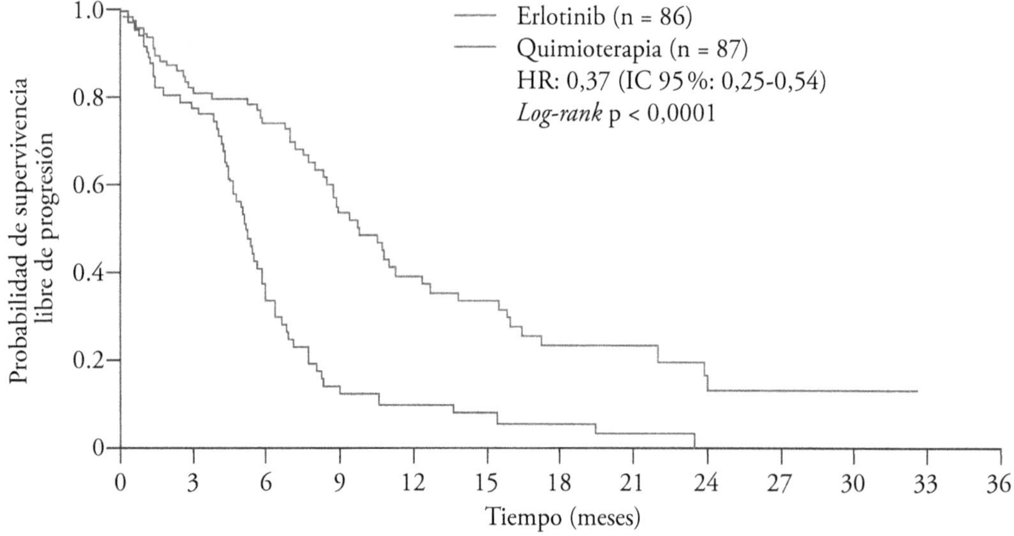

Figura 2. Supervivencia libre de progresión en pacientes tratados con erlotinib en comparación con cisplatino-docetaxel.[34]

3.3 Papel de los inhibidores de la tirosina cinasa en los estadios iniciales de la enfermedad

En cuanto a los estadios precoces, el papel pronóstico o predictivo de la mutación de EGFR está menos definido. En algunos estudios se ha visto que los pacientes con cáncer de pulmón resecable y con mutación de EGFR tienen mejores tasas de supervivencia que los pacientes sin mutación. En un estudio retrospectivo que incluyó 397 pacientes con adenocarcinoma resecado, 197 (49 %) presentaban mutación de EGFR y tuvieron una mejor supervivencia global que los que no tenían mutación (p = 0,0046).[35]

El valor predictivo del EGFR es controvertido. El estudio BR-19 comparó la adyuvancia con gefitinib frente a placebo en una población no seleccionada con carcinoma de pulmón resecado.[36] La supervivencia fue similar en ambos grupos (HR: 1,23), y analizando posteriormente a los pacientes con mutación de EGFR presentaban una peor supervivencia con gefitinib que con placebo (HR: 1,58). Estos datos pueden explicarse por lo pequeño de la muestra y la corta duración del tratamiento (4 meses), aunque otra hipótesis es que la biología tumoral de los pacientes con mutación de EGFR en estadios precoces puede ser diferente que en los estadios avanzados.

3.4 Papel de los inhibidores de la tirosina cinasa en el tratamiento de mantenimiento

Otra de las fases en que se ha estudiado el papel de los inhibidores de la tirosina cinasa ha sido en el mantenimiento, y se ha hecho desde dos perspectivas: como tratamiento secuencial (tras un tratamiento de inducción que haya conseguido respuesta o estabilización de la enfermedad) o como tratamiento prolongado (se inicia el inhibidor de la tirosina cinasa con la quimioterapia, y tras la estabilización o respuesta se mantiene únicamente el inhibidor hasta la progresión) (véase la tabla 3). Aunque algunos estudios, como el INTACT1,[7] el INTACT2,[8] el TRIBUTE[12] y el TALENT,[13] no hallaron beneficio al añadir un inhibidor de la tirosina cinasa al doblete de platino, en un subanálisis del TRIBUTE los pacientes que recibieron erlotinib durante más de 150 días mostraban un incremento en la tasa de respuestas. De forma similar, en el INTACT2 los pacientes que recibieron gefitinib más de 90 días tenían una supervivencia más larga que los que sólo recibieron quimioterapia (16 frente a 13,9 meses).

Posteriormente, el estudio SATURN aleatorizó a los pacientes que habían respondido tras cuatro ciclos de doblete de platino para recibir mantenimiento con erlotinib o placebo.[37] De los 1.949 pacientes, el 45 % logró el control de la enfermedad, y de ellos 438 recibieron erlotinib y 451 placebo. La mediana de supervivencia libre de progresión fue de 12,3 semanas con erlotinib y de 11,1 semanas con placebo (HR: 0,71; p = 0,0001), y la supervivencia global fue de 12 meses y de 11 meses, respectivamente (HR: 0,81; p = 0,0088). Este estudio sirvió para que en el año 2010 se aprobara el erlotinib como tratamiento de mantenimiento tras controlar la enfermedad con un doblete de platino.

Estudios	Tratamientos	Mantenimiento	Respuestas	Tiempo hasta la progresión
INTACT 1[7]	Cisplatino-gemcitabina + placebo frente a cisplatino-gemcitabina + gefitinib	Placebo frente a gefitinib (250/500 mg)	47,2 y 51,2/50,3 %	6 y 5,8/5,5 meses
INTACT 2[8]	Carboplatino-paclitaxel + placebo frente a carboplatino-paclitaxel + gefitinib	Placebo frente a gefitinib (250/500 mg)	28,7 y 30,4/30 %	5 y 5,3/4,6 meses
TALENT[13]	Cisplatino-gemcitabina + placebo frente a cisplatino-gemcitabina + erlotinib	Placebo frente a erlotinib	29,9 y 31,5 %	24,6 semanas y 23,7 semanas
TRIBUTE[12]	Carboplatino-paclitaxel + placebo frente a carboplatino-paclitaxel + erlotinib	Placebo frente a erlotinib	19,3 y 21,5 %	4,9 y 5,5 meses
SATURN [36]	Régimen de platino	Observación frente a erlotinib	NC	12,3 semanas y 11,1 semanas
ATLAS[38]	Régimen de platino + bevacizumab	Bevacizumab + placebo frente a bevacizumab + erlotinib	NC	3,7 y 4,8 meses

NC: no comunicado.

Tabla 3. Estudios sobre tratamiento de mantenimiento con inhibidores de la tirosina cinasa.

También se ha estudiado el papel de la combinación de bevacizumab y erlotinib. El estudio ATLAS reclutó pacientes sin progresión tras un tratamiento basado en platino y bevacizumab para administrarles mantenimiento con bevacizumab y erlotinib o con bevacizumab y placebo. Se demostró un aumento de la supervivencia libre de progresión con la combinación en comparación con el bevacizumab más placebo (4,76 meses frente a 3,71 meses; HR: 0,71; p = 0,0006), aunque no se encontraron diferencias en la supervivencia global.[38]

También se ha estudiado el papel del gefitinib en el mantenimiento tras la inducción con quimioterapia. El estudio INFORM aleatorizó a 296 pacientes que no habían progresado tras cuatro ciclos con doblete de platino para recibir gefitinib (250 mg/día) o placebo. La supervivencia libre de progresión fue de 4,8 meses (IC 95 %: 3,2-8) con gefitinib y de 2,6 meses (IC 95 %: 1,6-2,8) con placebo (HR: 0,42; IC 95 %: 0,33-0,55; p < 0,0001).[39]

Hay estudios en marcha para intentar dilucidar el papel del erlotinib como tratamiento de mantenimiento. El estudio NCT01328951 está investigando el uso de erlotinib como mantenimiento en comparación con su uso en el momento de la progresión. El estudio NCT01186861 investiga la combinación de erlotinib con OSI-906 (un inhibidor de la tirosina cinasa del receptor del factor de crecimiento relacionado con la insulina [IGF-1R]) en comparación con erlotinib más placebo en pacientes que no hayan progresado tras cuatro ciclos de quimioterapia con platino.

En conclusión, el erlotinib desempeña un papel en el tratamiento de mantenimiento para el carcinoma de pulmón, pero nuestro conocimiento sobre cuándo y en qué circunstancias debe usarse todavía es limitado.

4 Nuevos inhibidores irreversibles

Tras el uso de inhibidores de la tirosina cinasa como el erlotinib y el gefitinib, los pacientes acaban desarrollando resistencias al tratamiento. Los inhibidores de la tirosina cinasa de segunda generación irreversibles, como el afatinib (BIBW 2992) y el dacomitinib (PF-00299804), pueden suprimir otras proteínas ErbB, como HER2, HER3 y HER4, además de tener actividad in vitro frente a las mutaciones T790M (exón 20 de EGFR). Estas características podrían revertir la resistencia al tratamiento, y en la actualidad hay diversos estudios en marcha, tanto en tratamiento de primera línea como de segunda (véase la tabla 4).

4.1 Afatinib

Los estudios preclínicos mostraron que el afatinib revertía la resistencia adquirida por la mutación T790M, y que podía inhibir al EGFR y la señalización HER2 de manera más potente que el erlotinib y el gefitinib. Se han desarrollado distintos estudios para analizar la eficacia de este fármaco:

- LUX-Lung 1: estudio de fase IIb/III que investiga el uso de afatinib y tratamiento de soporte en comparación con placebo y tratamiento de soporte en pacientes con carcinoma de pulmón que hayan sido tratados con quimioterapia e inhibidores de la tirosina cinasa reversibles (erlotinib o gefitinib).
- LUX-Lung 2: estudio de fase II que evaluó el uso de afatinib en pacientes con carcinoma de pulmón, con mutaciones EGFR, que hubiesen recibido como máximo una línea previa para enfermedad avanzada.
- LUX-Lung 3: estudio de fase III con afatinib como primera línea de tratamiento en pacientes con carcinoma de pulmón y mutación EGFR.
- LUX-Lung 4: estudio de fase I/II con afatinib en pacientes con carcinoma de pulmón que hubiesen progresado tras un tratamiento convencional con un inhibidor de la tirosina cinasa del EGFR.
- LUX-Lung 5: estudio de fase III con afatinib en pacientes con cáncer de pulmón no microcítico avanzado o metastásico que hayan sido tratados con erlotinib o gefitinib.

Estudio	Población estudiada	Tratamiento	Objetivo primario
Afatinib en primera línea			
LUX-Lung 3	345 pacientes, adenocarcinoma, mutación EGFR	Afatinib frente a cisplatino-pemetrexed	Supervivencia libre de progresión
LUX-Lung 6	364 pacientes, adenocarcinoma, mutación EGFR	Afatinib frente a cisplatino-gemcitabina	Supervivencia libre de progresión
LUX-Lung 7	264 pacientes, adenocarcinoma, mutación EGFR	Afatinib frente a gefitinib	Supervivencia libre de progresión
Afatinib en segunda línea			
LUX-Lung 5	1100 pacientes tras quimioterrapia e inhibidor de la tirosina cinasa con beneficio con afatinib	Afatinib seguido de afatinib + paclitaxel frente a quimioterapia	Supervivencia libre de progresión
LUX-Lung 8	800 pacientes con carcinoma de pulmón no microcítico escamoso tras quimioterapia con platino	Afatinib frente a erlotinib	Supervivencia libre de progresión
Dacomitinib en segunda línea			
JBR-26	720 pacientes tras quimioterapia e inhibidor de la tirosina cinasa	Dacomitinib frente a placebo	Supervivencia global
ARCHER 1009	800 pacientes tras una o dos líneas de tratamiento previas	Dacomitinib frente a erlotinib	Supervivencia libre de progresión

Tabla 4. Estudios de fase III con inhibidores de la tirosina cinasa irreversibles de segunda generación.

- LUX-Lung 6: estudio de fase III para investigar la eficacia y la seguridad del afatinib en comparación con la quimioterapia estándar de primera línea en pacientes con carcinoma de pulmón no microcítico y mutación de EGFR.
- LUX-Lung 7: estudio de fase IIb con afatinib frente a gefitinib como primera línea de tratamiento en pacientes con carcinoma de pulmón no microcítico avanzado y mutación de EGFR.
- LUX-Lung 8: estudio de fase III con afatinib frente a erlotinib en segunda línea de tratamiento para el carcinoma escamoso de pulmón.

El estudio LUX-Lung 2 reclutó pacientes de Taiwan y EEUU con adenocarcinoma avanzado que no hubiesen sido tratados previamente con inhibidores de la tirosina cinasa.[40] Se analizaron dos dosis (50 y 40 mg diarios) y se trataron 129 pacientes (99 con dosis de 50 mg y 30 con dosis de 40 mg). Tuvieron respuestas objetivas 79 pacientes (61 %; dos respuestas completas y 77 parciales). Principalmente se observó actividad en los pacientes con las mutaciones más frecuentes: 70 (66 %) de los 106 pacientes con la deleción 19 o L858R tuvieron respuestas objetivas. La mediana de la supervivencia libre de progresión en los pacientes con deleción 19 fue de 13,7 meses (IC 95 %: 8,31-19,35), y en aquellos con L858R fue de 13,7 meses (IC 95 %: 6,37-15,57). No hubo diferencias entre las dos dosis en cuanto a eficacia, pero sí en la toxicidad (22 % diarrea y 28 % exantema con la dosis de 50 mg, frente a 7 % diarrea y exantema con la de 40 mg).

El estudio LUX-Lung 1 analizó la eficacia del afatinib en pacientes que ya habían recibido algún inhibidor de la tirosina cinasa del EGFR durante al menos 12 semanas y que habían progresado.[41] Se aleatorizaron 585 pacientes, 390 al grupo de afatinib y 195 al de placebo. La mediana de la supervivencia global fue de 10,8 meses (IC 95 %: 10-12) con afatinib y de 12 meses (IC 95 %: 10,2-14,3) con placebo (HR: 1,08; IC 95 %: 0,86-1,35; p = 0,74). La mediana de la supervivencia libre de progresión fue mayor en el grupo de afatinib (3,3 meses; IC 95 %: 2,79-4,40) que en el de placebo (1,1 meses; IC 95 %: 0,95-1,68) (HR: 0,38; IC 95 %: 0,31-0,48; p < 0,0001). Aunque no se observaron beneficios en términos de supervivencia global (pueden haber influido los tratamientos administrados tras la progresión en ambos grupos), sí se encontró un beneficio en la supervivencia libre de progresión.

En la reunión de la ASCO del año 2012 se presentaron los datos del estudio LUX-Lung 3, diseñado para decidir si el afatinib es mejor que la quimioterapia estándar de primera línea en los pacientes con mutación del EGFR.[42] La mutación se analizó en laboratorios centrales con un *kit* estándar que detectaba 29 tipos de mutación, y tras ello, 345 pacientes fueron aleatorizados (2:1) para recibir afatinib (40 mg/día) o cisplatino-pemetrexed (cada 21 días). El tratamiento con afatinib mejoró la supervivencia libre de progresión en comparación con cisplatino-premetexed (11,1 frente a 6,9 meses; HR: 0,58; IC 95 %: 0,43-0,78; p = 0,0004). En los 308 pacientes con mutaciones habituales (Del19/L858R), la mediana de la supervivencia libre de progresión fue de 13,6 meses frente a 6,9 meses (HR: 0,47; IC 95 %: 0,34-0,65; p < 0,0001). La tasa de respuestas objetivas también fue mayor con afatinib (56 % frente a 23 %; p < 0,0001). Los efectos secundarios más frecuentes en el grupo de afatinib fueron la diarrea (95 %) y el exantema (62 %), mientras que con cisplatino-premetexed lo fueron las náuseas (66 %), la anorexia (53 %) y los vómitos (42 %). Se suspendió el tratamiento por toxicidad en el 8 % de los pacientes con afatinib y en el 12 % de los que recibían quimioterapia. Los pacientes del grupo de afatinib tuvieron mejor calidad de vida y tardaron más tiempo en experimentar un empeoramiento de síntomas como la tos, la disnea o el dolor. Así, el afatinib no sólo prolongó la supervivencia libre de progresión comparado con la quimioterapia, sino que también mejoró la calidad de vida de los pacientes.

En cuanto a su papel en segunda línea, se han presentado los datos provisionales del estudio LUX-Lung 5.[43] Los pacientes de este estudio tenían carcinoma de pulmón no microcítico avanzado y habían progresado a una línea de quimioterapia que incluyese platino al menos tras 12 semanas con erlotinib o gefitinib. En la primera parte se administró afatinib a todos los pacientes, y en la segunda se aleatorizaron para recibir quimioterapia (a elección del investigador) o afatinib más quimioterapia (paclitaxel semanal) los pacientes que hubiesen alcanzado una respuesta completa, una respuesta parcial o la estabilización de la enfermedad. El estudio está en marcha, pero en la reunión de la ASCO de 2012 se presentaron los datos de la primera parte. La supervivencia libre de progresión fue de 3,3 meses (4,2 meses para los pacientes con mutación de EGFR y 2,6 meses para aquellos sin mutación), similar a lo hallado en otros estudios previos.[41] Además, el fármaco ha demostrado actividad en algunos pacientes (7,9%) con carcinoma escamoso.

4.2 Dacomitinib

El dacomitinib es un inhibidor irreversible altamente selectivo de HER. En un estudio de fase II, los pacientes que habían recibido una o dos líneas previas de tratamiento sistémico para un carcinoma de pulmón no microcítico avanzado obtuvieron beneficio con el uso de dacomitinib, en términos de supervivencia libre de progresión, en comparación con erlotinib. En todos los pacientes, la mediana de la supervivencia libre de progresión fue de 12,4 semanas con dacomitinib y de 8,3 semanas con erlotinib (HR: 0,66; p = 0,012), y en el subgrupo de pacientes con KRAS *wild-type* fue de 16,1 semanas frente a 8,3 semanas, respectivamente (HR: 0,55; p = 0,006). Basado en este estudio de fase II se ha diseñado el estudio ARCHER, de fase III, que pretende reclutar 800 pacientes con carcinoma de pulmón no microcítico avanzado que hayan progresado tras una o dos líneas de quimioterapia previas, y que comparará la eficacia de dacomitinib frente a erlotinib, analizando el estado de KRAS en todos los pacientes.[44]

Bibliografía

1. Gschwind A, Fischer OM, Ullrich A. The discovery of receptor tyrosine kinases: targets for cancer therapy. Nat Rev. 2004; 4: 361-70.
2. Mitsudomi T, Ytabe Y. Epidermal growth factor receptor in relation to tumor development: EGFR gene and cancer. FEBS Journal. 2010; 277: 301-8.
3. Herbst RS, Maddox AM, Rothenberg M, *et al.* Selective oral epidermal growth factor receptor tyrosine kinase inhibitor ZD1839 is generally well-tolerated and has activity in non-small-cell lung cancer and other solid tumors: results of a phase I trial. J Clin Oncol. 2002; 20: 3815-25.
4. Baselga J, Rischin D, Ranson M, *et al.* Phase I safety, pharmacokinetic, and pharmacodynamic trial of ZD1839, a selective oral epidermal growth factor receptor tyrosine kinase inhibitor in patients with five selected solid tumor types. J Clin Oncol. 2002; 20: 4292-4302.
5. Fukuoka M, Yano S, Giaccone G, *et al.* Multi institutional randomized phase II trial of gefitinib for previously treated patients with advanced non-small-cell lung cancer (The IDEAL 1 Trial). J Clin Oncol. 2003; 21: 2237-46.
6. Kris MG, Natale RB, Herbst RS, *et al.* Efficacy of gefitinib, an inhibitor of the epidermal growth factor receptor tyrosine kinase, in symptomatic patients with non-small cell lung cancer: a randomized trial. JAMA. 2003; 290: 2149-58.
7. Giaccone G, Herbst RS, Manegold C, *et al.* Gefitinib in combination with gemcitabine

and cisplatin in advanced non-small-cell lung cancer: a phase III trial – INTACT 1. J Clin Oncol. 2004; 22: 777-84.

8. Herbst RS, GIaccone G, Schiller JH, *et al.* Gefitinib in combination with paclitaxel and carboplatin in advanced non-small-cell lung cancer: a phase III trial – INTACT 2. J Clin Oncol. 2004; 22: 785-94.

9. Thatcher N, Chang A, Parikh P, *et al.* Gefitinib plus best supportive care in previously treated patient with refractory advanced non-small cell lung cancer: results from a randomized, placebo-controlled multicentre study (Iressa survival Evaluation in Lung Cancer). Lancet. 2005; 366: 1527-37.

10. Hidalgo M, Siu LL, Nemunaitis J, *et al.* Phase I and pharmacologic study of OSI-774, an epidermal growth factor receptor tyrosine kinase inhibitor, in patients with advanced solid malignancies. J Clin Oncol. 2001; 19: 3267-79.

11. Pérez-Soler R, Chachoua A, Hammond LA, *et al.* Determinants of tumor response and survival with erlotinib in patients with non-small-cell lung cancer. J Clin Oncol. 2004; 22: 3238-47.

12. Herbst RS, Prager D, Hemman R, *et al.* TRIBUTE: a phase III trial of erlotinib hydrochloride (OSI-774) combined with carboplatin and paclitaxel chemotherapy in advanced non-small-cell lung cancer. J Clin Oncol. 2005; 23: 5892-9.

13. Gatzemeier U, Pluzanska A, Szczesna A, *et al.* Results of a phase III trial of erlotinib (OSI-774) combined with cisplatin and gemcitabine (GC) chemotherapy in advanced non-small cell lung cancer (NSCLC). 40th Annual Meeting of the American Society of Clinical Oncology. New Orleans, LA; 2004.

14. Shepherd FA, Rodrigues Pereira J, Ciuleanu T, *et al.* Erlotinib in previously treated non-small cell lung cancer. N Engl J Med. 2005; 353: 123-32.

15. Mitsudomi R, Kosaka R, Yatabe Y, *et al.* Biological and clinical implications of EGFR mutations in lung cancer. Int J Clin Oncol. 2006; 11: 190-8.

16. Yatabe Y, Mitsudomi T. Mutations of the epidermal growth factor receptor gene and related genes as determinants of epidermal growth factor receptor tyrosine kinase inhibitors sensitivity in lung cancer. Cancer Sci. 2007; 98: 1817-24.

17. Bailey LR, Kris M, Wolf M, *et al.* Tumor EGFR membrane staining is not clinically relevant for predicting response in patients receiving gefitinib ("Iressa", ZD1839) monotherapy for pretreated advanced non-small-cell lung cancer: IDEAL 1 and 2. Proc Am Assoc Cancer Res. 2003; 44: 1362.

18. Lynch TJ, Bell Dw, Sordella R, *et al.* Activating mutations in the epidermal growth factor receptor underlying response of non-small-cell lung cancer to gefitinib. N Engl J Med. 2004; 350: 2129-39.

19. Paez JG, Janne PA, Lee JC, *et al.* EGFR mutations in lung cancer: correlation with clinical response to gefitinib therapy. Science. 2004; 304: 1497-500.

20. Pao W, Miller V, Zakowski M, *et al.* EGF receptor gene mutations are common in lung cancers from "never smokers" and are associated with sensitivity of tumors to gefitinib and erlotinib. Proc Natl Acad Sci U S A. 2004; 101: 13306-11.

21. Mok TS. Personalized medicine in lung cancer: what we need to know. Nature. 2011; 8: 661-8.

22. Sutani A, Nagai Y, Udagawa K, *et al.* Gefitinib for non-small-cell lung cancer patients with epidermal growth factor receptor gene mutations screened by peptide nucleic acid-locked nucleic acid PCR clamp. Br J Cancer. 2006; 95: 1483-9.

23. Asahina H, Yamazaki K, Kinoshita I, *et al.* A phase II trial of gefitinb as first-line therapy for advanced non-small-cell lung cancer with epidermal growth factor receptor mutations. Br J Cancer. 2006; 95: 99-1004.

24. Tamura K, Okamoto I, Kashii T, *et al.* Multicentre prospective phase II trial of gefitinib for advanced non-small cell lung cancer with epidermal growth factor receptor mutations results of the West Japan Thoracic Oncology Group trial (WJTOG0403). Br J Cancer. 2008; 98: 907-14.

25. Paz-Ares L, Sánchez JM, García-Velasco A, *et al.* A prospective phase II trial of erlotinib in advanced non-small-cell lung cancer (NSCLC) patients with mutations in the tyrosine kinase (TK) domain of the epidermal growth factor receptor (EGFR). J Clin Oncol. (ASCO Annual Meeting Abstracts). 2006; 20(Suppl): abstr. 7020.

26. Rosell R, Morán T, Queralt C, *et al.* Screening for epidermal growth factor receptor mutations in lung cancer. N Engl J Med. 2009; 361: 958-67.

27. Han JY, Park K, Kim SW, *et al.* First-SIGNAL: first-line single agent Iressa versus gemcitabine and cisplatin trial in never-smokers with adenocarcinoma of the lung. J Clin Oncol. 2012; 30: 1122-8.

28. Mok TS, Wu YL, Thongprasert S, *et al.* Gefitinib or carboplatin-paclitaxel in pulmonary adenocarcinoma. N Engl J Med. 2009; 361: 947-57.

29. Fukuoka M, Wu YL, Thongprasert S, *et al.* Biomarker analices and final overall survival results from a phase III, randomized, open-label, first-line study of gefitinib versus carboplatin/paclitaxel in clinically selected patients with advanced non-small-cell lung cancer in Asia (IPASS). J Clin Oncol. 2011; 29: 2866-74.

30. Maemondo M, Inoue A, Kobayashi K, *et al.* Gefitinib or chemotherapy for non-small-cell lung cancer with mutated EGFR. N Engl J Med. 2010; 362: 2380-8.

31. Mitsudomi T, Morita S, Yatabe Y, *et al.* Gefitinib versus cisplatin plus docetaxel in patients with non-small-cell lung cancer harbouring mutations of the epidermal growth factor receptor (WJTOG3405): an open label, randomised phase 3 trial. Lancet Oncol. 2010; 11: 121-8.

32. Zhou C, Wu Y-L, Chen G, *et al.* Erlotinib versus chemotherapy as first line treatment for patients with advanced EGFR mutation-positive non-small-cell lung cancer (OPTIMAL, CTONG-0802): a multicentre, open-label, randomised, phase 3 study. Lancet Oncol. 2011; 12: 735-42.

33. Chen G, Feng J, Zhou C, *et al.* Quality of Life (QoL) analyses from OPTIMAL (CTONG-0802), a phase III, randomised, open-label study of first-line erlotinib vs chemotherapy in patients with advanced EGFR mutation-positive non-small-cell lung cancer (NCLC). Ann Oncol. 2013; Mar 1. [Epub ahead of print]

34. Rosell R, Carcereny E, Gervais R, *et al.* Erlotinib versus standard chemotherapy as first-line treatment for European patients with advanced EGFR mutation-positive non-small-cell lung cancer (EURTAC): a multicentre, open-label, randomised phase 3 trial. Lancet Oncol. 2012; 3: 239-46.

35. Kosaka T, Yatabe Y, Onozato R, *et al.* Prognostic implication of EGFR, KRAS and TP53 gene mutations in a large cohort of Japanese patients with surgically treated lung adenocarcinoma. J Thorac Oncol. 2009; 4: 22-9.

36. Goss GD, Lorimer I, Tsao MS, *et al.* A phase III prospective, randomized, double-blind, placebo-controlled trial of the epidermal growth factor receptor inhibitor gefitinib in completely resected stage IB-IIIA non-small-cell lung caner (NSCLC): NCIC CTG BR-19. J Clin Oncol. 2010; 28 (Suppl): 18s, abstr. LBA7005.

37. Cappuzzo F, Ciuleanu T, Stelmakh L, *et al.* Erlotinib as maintenance treatment in advanced non-small-cell lung cancer: a multicentre, randomized, placebo-controlled phase 3 study. Lancet Oncol. 2010; 11: 521-9.

38. Kabbinavar FF, Miller VA, Johnson BE, *et al.* Overall survival (OS) in ATLAS, a phase IIIb trial comparing bevacizumab (B) therapy with or without erlotinib (E) after completion of chemotherapy (chemo) with B for first-line treatment of locally advanced, recurrent, or metastatic non-smallcell lung cancer (NSCLC). J Clin Oncol. 2010; 28 (Suppl): abstr. 7526.

39. Zhang L, Ma S, Song X, *et al.* Gefitinib versus placebo as maintenance therapy in patients with locally advanced or metastatic non-small-cell lung cancer (INFORM; C-TONG 0804): a multicentre, double-blind randomised phase 3 trial. Lancet Oncol. 2012; 13: 466-75.

40. Yang JC, Shih JY, Su WC, *et al.* Afatinib for patients with lung adenocarcinoma and epidermal growth factor receptor mutations (LUX-Lung 2): a phase 2 trial. Lancet Oncol. 2012; 13: 539-48.

41. Miller VA, Hirsh V, Cadranel J, *et al.* Afatinib versus placebo for patients with advanced, metastatic non-small-cell lung cancer after failure of erlotinib, gefitinib, or both, and one or two lines of chemotherapy (LUX-Lung 1): a phase 2b/3 randomised trial. Lancet Oncol. 2012; 13: 528-38.

42. Yang JC-H, Schuler MH, Yamamoto N, *et al.* LUX-Lung 3: a randomized, open-label, phase III study of afatinib versus cisplatin/pemetrexed as first line treatment for patients with advanced adenocarcinoma of the lung harboring EGFR-activating mutations. J Clin Oncol. (ASCO Annual Meeting Abstracts) 2012; (Suppl): LBA7500.

43. Schuler MH, Planchard D, Chih-Hsin J, *et al.* Interim analysis of afatinib monotherapy in patients with metastatic NSCLC progressing after chemotherapy and erlotinib/gefitinib (E/G) in a trial of afatinib plus paclitaxel versus investigator's choice chemotherapy following progression on afatinib monotherapy. J Clin Oncol. (ASCO Annual Meeting Abstracts) 2012; (Suppl): 7557.

44. Boyer MJ, Janne PA, Mok T, *et al.* ARCHER: dacomitinib (D; PF-00299804) versus erlotinib (E) for advanced (adv) non-small cell lung cancer (NSCLC) – a randomized double-blind phase III study. J Clin Oncol. (ASCO Annual Meeting) 2012; (Suppl): TPS7615.

Capítulo 5

Mecanismos de resistencia de los inhibidores de la tirosina cinasa en pacientes con mutación positiva de EGFR

N. Viñolas Segarra

Servicio de Oncología Médica
Hospital Clínic de Barcelona
Barcelona

Correspondencia:
Dra. Nuria Viñolas Segarra
nvinolas@clinic.ub.es

Sinopsis

Los inhibidores de los receptores del factor de crecimiento epidérmico han demostrado ser muy activos en los pacientes con cáncer de pulmón y mutaciones en el gen que los regula. Sin embargo, a pesar de las respuestas iniciales y algunas de larga duración, los pacientes presentan progresión de la enfermedad. En este capítulo se analizan los mecanismos por los cuales se desarrolla esta resistencia y las posibilidades de revertirla. En aproximadamente el 50 % de los pacientes se detecta la mutación T790M, que aumenta la afinidad por el trifosfato de adenosina. Otras mutaciones de resistencia son D761Y, L747S y T854A. La amplificación de MET se detecta en el 20 % de los casos. Se están ensayando fármacos que inhiben estos mecanismos de resistencia.

Introducción

Los receptores del factor de crecimiento epidérmico (EGFR, *epidermal growth factor receptor*) son una familia de cuatro receptores tirosina cinasa que están implicados en

1.	Tratamiento previo con inhibidores de la tirosina cinasa del EGFR (p. ej., erlotinib y gefitinib)
2.	Cualquiera de las siguientes: 2.1. Tumor con una mutación EGFR asociada a sensibilidad al fármaco (p. ej., deleción en el exón 19, L858R) 2.2. Beneficio clínico con inhibidores de la tirosina cinasa definido como: *a)* Respuesta parcial o completa (Recist o WHO) *b)* Enfermedad estable ≥ 6 meses tras gefitinib o erlotinib
3.	Progresión de la enfermedad mientras se recibe tratamiento con inhibidores de la tirosina cinasa
4.	Sin tratamiento sistémico desde la retirada de los inhibidores de la tirosina cinasa hasta el inicio del nuevo tratamiento.

Tabla 1. Criterios de resistencia adquirida a los inhibidores de la tirosina cinasa del EGFR en el tratamiento del cáncer de pulmón.

aproximadamente el 70 % de todos los cánceres.[1] El cáncer de pulmón no microcítico con mutaciones de EGFR es una enfermedad clínicamente diferente y con mejor pronóstico que en ausencia de mutaciones. De hecho, la mediana de la supervivencia de los pacientes con mutaciones varía entre 24 y 30 meses, mientras que la de aquellos que no las presentan es de 10 a 15 meses. La presencia de mutaciones de EGFR es predictiva de respuesta y supervivencia libre de progresión en los pacientes tratados con inhibidores de la tirosina cinasa, como el erlotinib y el gefitinib, en primera línea de tratamiento, en comparación con una combinación de quimioterapia basada en cisplatino.[2] La presencia de estas mutaciones confiere sensibilidad a los inhibidores de la tirosina cinasa de primera generación, y adicción oncogénica.[3] El bloqueo de esta vía de señalización con inhibidores en los pacientes con cáncer de pulmón no microcítico y mutaciones de EGFR consigue respuesta en un alto porcentaje de pacientes (70 %), con una duración de 10 a 14 meses.[4] Sin embargo, incluso los que han respondido progresan más tarde durante la administración de los inhibidores.

La resistencia secundaria se define según los criterios propuestos por Jackman *et al.*[5] (véase la tabla 1). Esta resistencia a los inhibidores de la tirosina cinasa se debe a cambios moleculares, algunos de ellos bien definidos (véase figura 1).

1   Mutaciones de resistencia en EGFR

Uno de los primeros mecanismos de resistencia adquirida a los inhibidores de la tirosina cinasa que se descubrieron fue la mutación T790M en el exón 20.[6] Esta mutación se halla en el dominio tirosina cinasa del gen *EGFR* y lleva a la inactividad de los inhibidores de la tirosina cinasa de primera generación. Se ha propuesto que sería el impedimento esté-

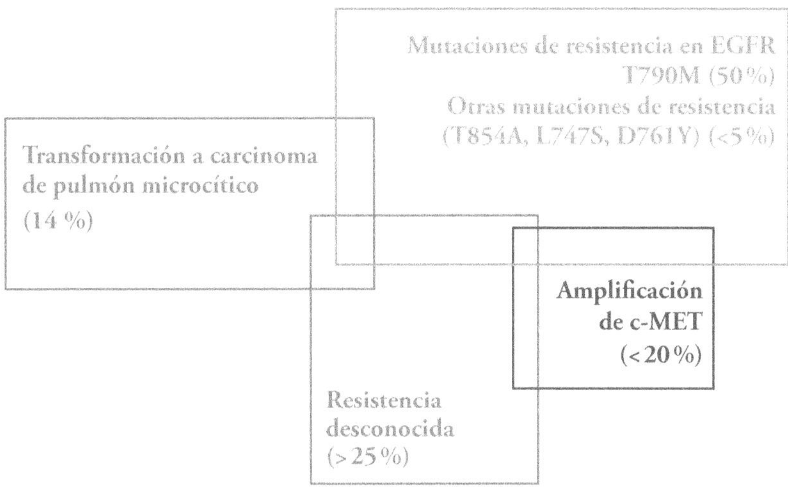

Figura 1. Mecanismos de resistencia adquirida a los inhibidores de la tirosina cinasa.

rico debido a la mutación T790 la causa de la resistencia a los inhibidores de la tirosina cinasa. Sin embargo, in vitro, las células con esta mutación permanecen sensibles a los inhibidores irreversibles, que son estructuralmente similares al erlotinib y al gefitinib. Hay nuevos datos que apuntan a que la presencia de la mutación T790M restauraría la afinidad por el trifosfato de adenosina (ATP).[7] La mutación T790M, cambio de treonina por metionina en el exón 20, se detecta en el 50 % de las muestras analizadas tras la aparición de resistencia secundaria al gefitinib y al erlotinib.

La mejoría en las técnicas de secuenciación ha demostrado que hay pacientes en quienes la mutación T790M puede detectarse en algunas células al inicio de la enfermedad.[8] Durante el tratamiento con inhibidores de la tirosina cinasa se produciría una selección clonal, con aumento de las células portadoras de la mutación de resistencia, que constituirían la mayor parte de las células tumorales. No se han observado diferencias en el porcentaje de respuestas entre los pacientes con o sin mutación inicial de T790M (63,6 % frente a 72,3 %), pero sí una supervivencia libre de progresión más corta en aquellos que la presentan.[9] Hay datos clínicos que sugieren que, en los pacientes con resistencia adquirida a los inhibidores de la tirosina cinasa, la presencia de la mutación T790M se asocia a un curso más indolente, en relación con otras resistencias, y a menos metástasis en localizaciones previamente no afectadas.[10]

Se han publicado otras mutaciones de resistencia con menor frecuencia (<5 %), entre ellas D761Y, L747S y T854A.[11-13] Estas mutaciones también se han identificado en tumores sin tratamiento previo y confieren resistencia a los inhibidores de la tirosina cinasa de primera generación. Los mecanismos de resistencia no están claros, pero parecen afectar a la conformación y, por tanto, a la unión de los inhibidores de la tirosina cinasa. Estudios in vitro[12] han demostrado que las células con L858R junto a estas mutaciones de resistencia pueden inhibirse incrementando las dosis de los inhibidores de la tirosina cinasa. Ello implica que quizás, en la práctica, estos pacientes con tales infrecuentes mutaciones podrían ser tratados con dosis más altas del fármaco.

Los inhibidores irreversibles tienen una mayor afinidad por la unión ATP del dominio cinasa del EGFR, con el que forman un enlace covalente. También inhiben HER2 y algunos HER4, y han demostrado actividad in vitro contra la mutación T790M y otras mutaciones de resistencia menos frecuentes.[14]

En el cáncer de pulmón no microcítico se han investigado tres fármacos. El neratinib (HKI-272) es un inhibidor irreversible con actividad contra EGFR y HER2. En un estudio se administró a 167 pacientes con cáncer de pulmón no microcítico tras progresión a inhibidores de la tirosina cinasa de primera generación; sólo se obtuvo respuesta en el 3 % de los casos, y ninguna en pacientes con mutación T790M.[15]

El afatinib es otro inhibidor irreversible de segunda generación con actividad EGFR, HER2 y HER4, y también frente a los receptores con mutación T790M. En el LUX-Lung 1,[16] un estudio aleatorizado con 585 pacientes con adenocarcinoma en progresión a una o dos líneas de quimioterapia y al menos 12 semanas de tratamiento con erlotinib o gefitinib, no se realizaron determinaciones de EGFR pero la respuesta o la estabilización con inhibidores de la tirosina cinasa durante tres meses se consideró como una alta probabilidad de presentar mutación de EGFR. El objetivo primario era la supervivencia global y la aleatorización fue 2:1 con afatinib frente al mejor tratamiento de soporte. Se obtuvo una respuesta parcial en el 14 % del grupo en tratamiento con afatinib y en el 0,5 % del grupo control, y un control de la enfermedad superior a 8 semanas en el 58 % y el 19 %, respectivamente. La supervivencia libre de progresión se triplicó en el grupo del inhibidor irreversible (3,3 frente a 1,1 meses; *hazard ratio:* 0,38). Sin embargo, no se observaron diferencias en cuanto a la supervivencia global entre ambos grupos (10,8 frente a 12 meses), debido al hecho, no previsto, de la administración de otras líneas de tratamiento después del estudio.

El dacomitinib (PF-00299804) también es un inhibidor irreversible que actúa sobre HER 1, 2 y 4, con actividad contra líneas tumorales celulares portadoras de la mutación T790M. Se ha comparado con erlotinib en un ensayo de fase II con 188 pacientes con cáncer de pulmón no microcítico en segunda o tercera línea de tratamiento, y se observó una mayor supervivencia libre de progresión (12,4 frente a 83 semanas) y un mayor número de respuestas objetivas (17 % frente a 4,3 %), aunque los pacientes no estaban bien balanceados en relación al porcentaje de mutaciones, que era superior entre los que recibieron dacomitinib (20,2 % frente a 11,7 %).[17]

El bloqueo del dominio intracelular y extracelular puede abrir un nuevo camino para revertir la resistencia a los inhibidores de la tirosina cinasa. En modelos en ratones con la mutación T790M, la administración de afatinib y cetuximab indujo respuestas parciales excelentes. Cuarenta y cinco pacientes con cáncer de pulmón y resistencia adquirida a los inhibidores de la tirosina cinasa recibieron afatinib, 40 mg/día, y cetuximab cada dos semanas a dosis de 500 mg/m^2, y se observaron respuestas parciales en el 40 % y control de la enfermedad en el 90 %.[18] Así pues, el bloqueo vertical concomitante con un inhibidor de la tirosina cinasa (afatinib) y un anticuerpo monoclonal (cetuximab) ha demostrado ser muy efectivo en los pacientes resistentes a los inhibidores de la tirosina cinasa y con mutaciones T790M.

En relación a la resistencia adquirida a los inhibidores de primera generación disponemos de alguna evidencia, no basada en hallazgos moleculares sino en experiencias clínicas que son de gran interés en la práctica clínica diaria. En algunos pacientes con progresión a los inhibidores de la tirosina cinasa, la retirada de éstos provoca una progresión rápida y sintomática de la enfermedad.[19] Tras su reintroducción, los síntomas mejoran y el tumor disminuye de tamaño, lo que sugiere que algunas células tumorales siguen siendo sensibles al bloqueo.[20,21] Se intentó el tratamiento con erlotinib tras progresión a gefitinib, y en algunos pacientes se obtuvo el control de la enfermedad.[22] En esta estrategia había una base farmacocinética, dado que el erlotinib se administra a dosis biológicamente más altas; sin embargo, en una gran parte de los pacientes con resistencia adquirida a los inhibidores de la tirosina cinasa ésta se debe a la mutación T790M, y en tal situación el receptor no se inhibe con las dosis habituales.

Se han observado respuestas en pacientes con mutaciones tras la reintroducción de los inhibidores de primera generación después de su retirada. Sequist *et al.*[23] demostraron que la mutación de resistencia T790M desaparecía en algunos pacientes meses después de la retirada de los inhibidores, y estos pacientes restablecían la sensibilidad a los inhibidores.

En varios estudios de fase III[24,25] con pacientes no seleccionados, la administración conjunta de quimioterapia e inhibidores no obtuvo beneficio frente a la quimioterapia sola. Por otra parte, hay algunos datos en cuanto a que en los pacientes con mutaciones de EGFR la combinación de ambos tratamientos podría conseguir mejores resultados.[26] Esta estrategia sería interesante en algunos pacientes más allá de la progresión a inhibidores. Actualmente hay estudios en marcha para investigar si tras la progresión a los inhibidores de la tirosina cinasa es mejor mantener este tratamiento junto a la quimioterapia o administrar sólo ésta.

2   Amplificación de MET

Hay otros mecanismos de resistencia, entre ellos la amplificación de MET (factor de transición epitelio-mesénquima). Cuando las células tumorales dependen de una vía de señalización aberrante como EGFR, la inhibición de esta vía puede conducir a un *switch* para asegurar su supervivencia. Una de estas vías de escape es a través de MET. Mientras la amplificación de MET es rara en las muestras previas al tratamiento, se halla en un 20 % después de recibir inhibidores de la tirosina cinasa.[27] La amplificación de MET se analiza mediante hibridación in situ con fluorescencia, y su sobrexpresión mediante inmunohistoquímica. En los tumores con amplificación de MET, éste se une al receptor HER-3 y así se mantiene activada la vía de la AKT en presencia de inhibidores de la tirosina cinasa. Esta resistencia adquirida puede contrarrestarse inhibiendo MET.

Aproximadamente el 50 % de los pacientes con amplificación de MET presentan también la mutación T790M.

Existen ya varios inhibidores de MET, pero los que están en fase más avanzada de investigación son MetMAB y ARQ197 (tivantinib). El primero es un anticuerpo monoclonal que se une al dominio extracelular del receptor de MET y así impide la unión del ligando HGF *(hepatocyte growth factor)*. Un estudio de fase II aleatorizado comparó MetMAB más erlotinib frente a erlotinib más placebo en 128 pacientes con una o dos líneas previas de tratamiento, pero sin inhibidores de la tirosina cinasa.[28] Los pacientes con sobrexpresión de MET presentaron un beneficio con el anticuerpo, mientras que este tratamiento fue deletéreo (en cuanto a supervivencia libre de progresión y supervivencia global) en los pacientes que no lo sobrexpresaban. Está pendiente de inicio un estudio de fase III en pacientes con inmunohistoquímica positiva.

El tivantinib es una molécula pequeña que inhibe c-MET. En un estudio de fase II (segunda o tercera línea) se aleatorizó a pacientes sin tratamiento previo con inhibidores de la tirosina cinasa para recibir erlotinib más placebo o erlotinib más tivantinib. El objetivo primario, la supervivencia libre de progresión, no se alcanzó, pero se observó beneficio en algunos subgrupos (pacientes con mutación K-ras y con histología no escamosa).[29] En la actualidad se está realizando un ensayo de fase III en pacientes con cánceres de células no escamosas.

El cabozantinib es un inhibidor de MET y de VGEFR2, y se está ensayando junto a inhibidores de la tirosina cinasa para revertir la resistencia.[30]

El crizotinib es un inhibidor de ALK y de c-MET que ha demostrado actividad en líneas celulares con amplificación de MET.[31]

2.1 Mutación PIK3CA

Se han observado mutaciones de PIK3CA como mecanismo de resistencia adquirida a los inhibidores de la tirosina cinasa. Sequist[23] detectó esta mutación en dos de 37 pacientes después de progresión a inhibidores de la tirosina cinasa. Sin embargo, estas alteraciones también se han hallado en pacientes sin exposición a los inhibidores. Un ensayo de fase I con MK-2206, un inhibidor de AKT, mostró un bloqueo mantenido de AKT. Estudios preclínicos han demostrado sinergia con la combinación de MK-2206 e inhibidores de la tirosina cinasa, y actualmente hay estudios de fase II en marcha.[32]

3 Aumento de la señalización por otras vías

En líneas celulares se ha demostrado que la exposición de células a inhibidores de la tirosina cinasa incrementa la expresión de VGEF y de IGF-1R, con el consiguiente crecimiento tumoral. Se realizó un estudio que comparaba un anticuerpo monoclonal anti-IGF-1R más erlotinib frente a erlotinib en monoterapia, pero se concluyó de forma prematura porque se consideró imposible alcanzar el objetivo principal del estudio, que era la supervivencia global.[33]

4 Transición epitelio-mesénquima

Las células pueden desarrollar un proceso conocido como transición epitelio-mesénquima (EMT, *epithelial-mesenchymal transition)*, que se caracteriza por la pérdida de proteínas de unión, como la E-cadherina, y el aumento de marcadores mesenquimales, como la vimentina. Estudios in vitro han demostrado que las células con EMT responden menos al tratamiento con inhibidores de la tirosina cinasa.

Sequist *et al.*[23] analizaron biopsias postratamiento de pacientes con resistencia a los inhibidores de la tirosina cinasa, y en algunos de ellos encontraron positividad para vimentina y negatividad para E-cadherina. En líneas celulares se ha demostrado un aumento de la sensibilidad al gefitinib al administrar conjuntamente inhibidores de la histona desacetilasa, debido al aumento de expresión de la E-cadherina.[34]

5 Transformación histológica

Sequist *et al.*[23] publicaron la transformación a carcinoma de pulmón microcítico en algunos pacientes (cinco de 37 con rebiopsia tras la progresión). Estos pacientes seguían presentando la mutación original de EGFR y en ninguno de ellos se detectó la mutación T790M ni amplificación de MET. El análisis inmunohistoquímico fue positivo para marcadores neuroendocrinos en el momento de la transformación y negativos en la muestra pretratamiento. Los pacientes respondieron al tratamiento estándar con cisplatino y etopósido. La transición de cáncer de pulmón no microcítico a cáncer de pulmón microcítico parece ser específica de la resistencia a los inhibidores de la tirosina cinasa del EGFR.

6 Conclusiones

En el cáncer de pulmón se detectan con frecuencia mutaciones de EGFR, y la administración de inhibidores de la tirosina cinasa de primera generación consigue respuestas en un porcentaje importante de pacientes y prolonga la supervivencia libre de progresión. Desafortunadamente, el beneficio se limita a 10-12 meses y de manera inevitable se desarrolla resistencia a estos fármacos. Hay varios mecanismos de resistencia conocidos, entre los cuales los más frecuentes son la aparición de la mutación T790M, la amplificación de MET y la transformación histológica. Las biopsias postratamiento proporcionan una información muy válida tanto para la clínica como para la investigación.

Bibliografía

1. Hynes NE, Lane HA. ERBB receptors and cancer: the complexity of targeted inhibitors. Nat Rev Cancer. 2005; 5: 341-5.
2. Mok TS, Wu YL, Thongprasert S, *et al.* Gefitinib or carboplatin-paclitaxel in pulmonary adenocarcinoma. N Engl J Med. 2009; 361: 947-57.
3. Wenstein IB. Addiction to oncogenes: the Achilles heal of cancer. Science. 2002; 297: 63-4.
4. Rosell R, Morán T, Queralt C, *et al.* Screening of epidermal growth factor receptor mutations in lung cancer. N Engl J Med. 2009; 361: 958-67.
5. Jackman D, Pao W, Riely GJ, *et al.* Clinical definition of adquired resistance to epidermal grow factor receptor tyrosine kinase inhibitors in non-small-cell lung cancer. J Clin Oncol. 2010; 28: 357-60.
6. Pao W, Miller VA, Politi KA, *et al.* Adquired resistance of lung adenocarcinomas to gefitinib or erlotinib is associated with a second mutation in the EGFR kinase domain. Plos Med. 2005; 2: e73.
7. Yun CH, Mengwassr KE, Toms AV, *et al.* The T790M in EGFR kinase causes drug resistance by increasing the affinity for ATP. Proc Natl Acad Sci U S A. 2008; 105: 2070-5.
8. Arcila ME, Oxnard GR, Nafa K, *et al.* Rebiopsy of lung cancer patients with adquired resistance to EGFR inhibitors and enhanced detection of the T790M mutation using a locked nucleic acid-based assay. Clin Cancer Res. 2011; 17: 1169-80.
9. Rosell R, Molina MA, Costa C, *et al.* Pretreatment EGFR T790M mutation and BRCA1 mRNA expression in erlotinib-treated advanced non-small cell lung cancer patients with EFGR mutations. Clin Cancer Res. 2011; 17: 1160-8.
10. Oxnard GR, Arcila ME, Sima CS, *et al.* Adquired resistance to EGFR tyrosine kinase inhibitors in EGFR mutant: distinct natural history of patients with tumors harbouring the T790M mutations. Clin Cancer Res. 2011; 17: 1616-22.
11. Maheswaran S, Sequist LV, Nagrath S, *et al.* Detection of mutation in EGFR in circulating lung cancer cells. N Engl J Med. 2008; 359: 366-77.
12. Bean J, Riely GJ, Balak M. Adquired resistance to epidermal growth factor receptor kinase inhibitor associated with a novel T854A mutation in a patient with EGFR-mutant adenocarcinoma. Clin Cancer Res. 2008; 14: 7519-25.
13. Balak MN, Gong Y Riely GJ, *et al.* Novel D761Y and common secundary T790M mutations in epidermal growth factor receptor-mutant lung adenocarcinoma with adquired resistance to kinase inhibitors. Clin Cancer Res. 2006; 12: 6494-501.
14. Spicer JF, Rudman SM. EGFR inhibitors in non-small cell lung cancer: the emerging role of the dual irreversible EGFR/HER2 inhibitor BIBW 2992. Target Oncol. 2010; 5: 245-55.
15. Sequist LV, Besse B, Lynch TJ, *et al.* Neratinib, an irreversible pan-ErbB receptor tyrosine kinase inhibitor: results of a phase II trial in patients with advanced non small cell lung cancer. J Clin Oncol. 2010; 28: 3076-83.
16. Miller VA, Hirsh V, Cadranel J, *et al.* Phase IIB/III double-blind randomized trial of afatinib (BIBW 2992, an irreversible inhibitor of EGFR/HER1 and HER2) + best supportive care (BSC vs placebo + BSC) in patients with NSCLC failind 1-2 lines of chemotherapy and erlotinib or gefitinib (LUX-Lung1). Ann Oncol. 2010; 21 (Suppl 8): abstr. LBA1.
17. Ramalimgan SS, Boyer MJ, Park K, *et al.* Randomized phase 2 study of PF 299804, an irreversible human epidermal growth factor receptor (EGFR) inhibitor, versus erlotinib in patients with advanced non small cell lung cancer after chemotherapy failure: quantitative and qualitative benefits. Ann Oncol. 2010; 21 (Suppl 8): abstr. 365PD.
18. Janjigian YY, Groen HJ, Horn L, *et al.* Activity and tolerability of afatinib and cetuximab in NSCLC patients with adquired resistance to erlotinib or gefitinib. J Clin Oncol. 2011; 29 (Suppl.): abstr. 7523.
19. Chaft JE, Oxnard GR, Sima CS, *et al.* Disease flare after tyrosine kinase inhibitor discontinuation in patients with EGFR mutant lung cancer and adquired resistance to erlotinib or gefitinib: implications for clinical trial design. Clin Cancer Res. 2011; 17: 6298-303.
20. Riely GJ, Kris MG, Zhao B, *et al.* Prospective assessment of discontinuation and reinitia-

tion of erlotinib or gefitinib in patients with adquired resistance to erlotiniob or gefitinib followed by the addition of everolimus. Clin Cancer Res. 2007; 13: 5150-5.

21. Yano S, Nakataki E, Ohtsuka S, *et al*. Retreatment of lung adenocarcinoma patients with gefitinib who had experienced favorable results from their initial treatment with selective epidermal growth factor receptor inhibitor: a report of three cases. Oncol Res. 2005; 15: 107-11.

22. Watanabe S, Tanaka J, Ota K, *et al*. Clinical responses to EGFR-tyrosine kinase inhibitor retreatment in non-small cell lung cancer patients who benefit from prior effecdtive therapy. A retrospective analysis. BMC Cancer. 2011; 11: 1-7.

23. Sequist LV, Waltman BA, Dias-Santagata D, *et al*. Genotyping and histological evolution of lung cancers adquiring resistance to EGFR inhibitors. Sci Transl Med 2011; 3: 75ra26.

24. Giaccone G, Herbst RS, Manegold C, *et al*. Gefitinib in combination with gemcitabine and cisplatin in advanced non-small-cell lung cancer: a phase III trial – INTACT 1. J Clin Oncol. 2004; 22: 777-84.

25. Herbst RS, Prager D, Hermann R, *et al*. TRIBUTE: a phase III trial of erlotinib hydrochloride (OSI-774) combined with carboplatin and paclitaxel chemotherapy in advanced non-small-cell lung cancer. J Clin Oncol. 2005; 23: 5892-9.

26. Janne PA, Wang XF, Socinski MA, *et al*. Randomized phase II trial of erlotinib alone or in combination with carboplatin/paclitaxel in never or light former smokers with advanced lung adenocarcinoma. J Clin Oncol. 2010; 28: abstr. 7503.

27. Bean J, Brennan C, Shih JY, *et al*. MET amplifation occurs with and without t790M muta-tion in EGFR mutant lung tumors with adquired resistance to gefitinib or erlotinib. Proc Natl Acad Sci U S A. 2007; 104: 20932-7.

28. Spigel D, ErvinT, Ramlau R, *et al*. Randomized multicenter double-blind placebo controlled phase II study evaluating MetMab, an antibody to MET receptor, in combination with erlotinib in patients with advanced non-small-cell lung cancer. Ann Oncol. 2010; 21 (Suppl 8): abstr. LBA 15.

29. Sequist LV, Von Pawel J, Garmey EG, *et al*. Randomized phase II study of erlotinib plus tivantinib versus erlotinib plus placebo in previously treated non-small-cell lung cancer. JCO. 2011; 29: 3307-15.

30. Yakes FM, Chen J, Tan J, *et al*. Cabozantinib (XL184), a novel MET and VEGFR2 inhibitor simultaneously suppresses metastasis, angiogenesis and tumor growth. Mol Cancer Ther. 2011; 10: 2298-308.

31. Forde PM, Rudin CM. Crizotinib in the treatment of non small lung cancer. Expert Opin Pharmacother. 2012; 13: 1195-201.

32. Tolcher AW, Yap TA, Fearen I, *et al*. A phase I study of MK-2206, an oral potent allosteric AKT inhibitor in patients with advanced solid tumor. En: 45th Annual meeting of the American Society of Clinical Oncology. J Clin Oncol 2009; 27 (15 suppl): abstr. 3503.

33. Gualberto A, Hixon ML, Karp DD, *et al*. Pretreatment levels of circulating free IGF-1 identify NSCLC patients who derive clinical benefit from figitumumab. Br J Cancer. 2010; 104: 68-74.

34. Witta SE, Gemmill RM, Hirsch FR, *et al*. Restoring E-cadherin expression increases sensitivity to epidermal growth factor receptor inhibitors in lung cancer cell lines. Cancer Res. 2006; 66: 944-50.

Capítulo 6

ALK: estructura, función y mecanismos de desregulación en el cáncer

O.J. Juan Vidal

Servicio de Oncología
Hospital Universitari i Politècnic La Fe
Valencia

Correspondencia:
Dr. Óscar José Juan Vidal
juan_osc@gva.es

Sinopsis

La fusión de los genes *EML4 (echinoderm microtubule-associated protein-like 4)* y *ALK (anaplastic lymphoma kinase)* da como resultado el gen de fusión *EML4-ALK,* cuyo producto es un receptor de tirosina cinasa que se ha identificado en un subgrupo de pacientes con cáncer de pulmón no microcítico. Esta translocación lleva a que el receptor de tirosina cinasa esté activado de forma constitutiva estimulando las vías intracelulares PI3K/AKT y RAS/MEK/ERB, cuyo resultado será la proliferación y la supervivencia celular.

Introducción

Los receptores de la tirosina cinasa desempeñan un papel importante en la división, la proliferación, la diferenciación y la supervivencia celular. La presencia de mutaciones puntuales, la amplificación o el reordenamiento de los genes correspondientes a estos receptores pueden aumentar de forma constitutiva la actividad cinasa, y conferir poder oncogénico. Los mayores conocimiento y comprensión de estos cambios moleculares en el cáncer de pulmón han llevado a un cambio en el tratamiento de esta enfermedad. El descubrimiento de mutaciones en el receptor de la tirosina cinasa del factor de crecimiento epidérmico (EGFR, *epidermal growth factor*) condujo a seleccionar un grupo de pacientes en quienes el tratamiento con inhibidores de la tirosina cinasa del EGFR, en presencia de estas mutaciones, se asocia a una mayor respuesta y una más larga supervivencia libre de progresión, en comparación con la quimioterapia. El descubrimiento de la fusión de los genes *ALK (anaplastic lymphoma kinase)* y *EML4 (echinoderm microtubule-associated protein-like 4)* ha permitido identificar otro subgrupo de pacientes que se benefician de un tratamiento dirigido.

## 1	Estructura de ALK

La proteína ALK se describió por primera vez en líneas celulares de linfoma no Hodgkin anaplásico de células grandes.[1] Se identificó una proteína que era producto de la translocación cromosómica (2;5), donde se producía la fusión del gen de la fosfoproteína nucleolar (NPM), situado en el cromosoma 5q35, con el gen de una proteína tirosina cinasa previamente no identificada, la ALK, en el cromosoma 2p23. Esta proteína híbrida NPM-ALK contiene la porción N-terminal de la NPM unida al dominio catalítico de la proteína ALK.[1] Desde el hallazgo de esta proteína de fusión NPM-ALK se han descubierto otras translocaciones en el linfoma anaplásico de células grandes, donde también está implicado el ALK (ALO17-ALK, TFG-ALK, MSN-ALK, TPM3-ALK, etc), así como en el tumor miofibroblástico inflamatorio (TPM4-ALK, TPM3-ALK, CLTC-ALK, etc.).[2]

La descripción de la estructura básica del receptor de ALK se produjo años más tarde, y es similar a la de otros receptores de tirosina cinasa, con un dominio extracelular en el extremo N-terminal en el cual se encuentra el dominio de reconocimiento del ligando, un dominio transmembrana y un dominio catalítico intracelular tirosina cinasa (véase la figura 1).[3]

En el año 2007 se descubrió un nuevo gen de fusión entre ALK y EML4 en un adenocarcinoma de pulmón resecado a un paciente varón fumador de 62 años de edad, en el que se indujo, mediante retrovirus, la expresión de DNA complementario (cDNA).[4] Uno de los amplificados del cDNA que se obtuvieron sugería ser el producto de fusión entre EML4 y ALK, debido a que la porción amino-terminal era similar a la del EML4, mientras que la porción carboxi-terminal era idéntica a la del ALK. El EML4 está compuesto por una región básica N-terminal, el dominio HELP *(hydrophobic echinoderm microtubule-associated protein-like)* y repeticiones WD. En la proteína de fusión, el extremo N-terminal que comprende la región básica, el dominio HELP y las repeticiones WD, se fusiona con el dominio tirosina cinasa intracelular de ALK (véase la figura 2). El gen de fusión *EML4-ALK* se produce como consecuencia de la inversión del fragmento

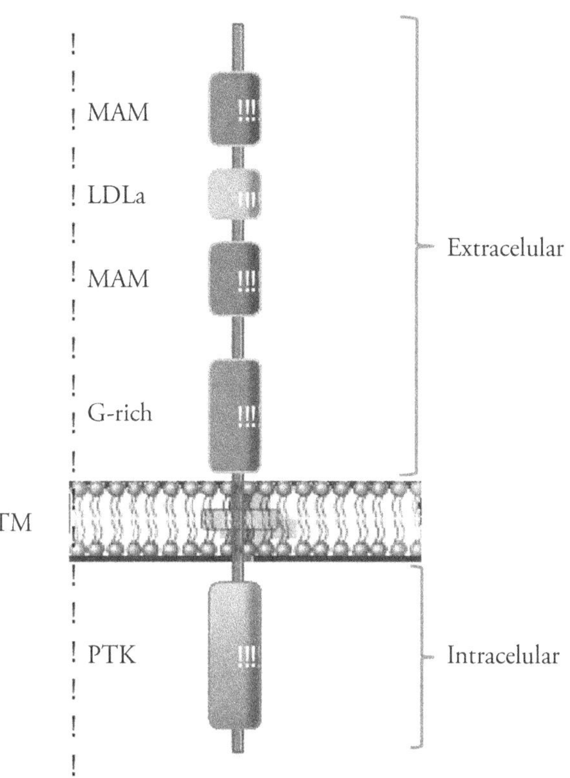

Figura 1. Estructura del receptor ALK. Intracelularmente, en la región C-terminal se encuentra el dominio tirosina cinasa (PTK). Posee un dominio transmembrana (TM) y en la región N-terminal (extracelular) tiene dos dominios MAM, uno LDLa y una región rica en glicina (G-rich).

del brazo corto del cromosoma 2 entre los *loci* 2p21 y 2p23, donde se encuentran los genes *EML4* y *ALK,* respectivamente (véase la figura 3). Aunque en este primer paciente la rotura en *EML4* se producía en el exón 13, se han encontrado otros puntos de rotura en *EML4,* como los exones 2, 6, 14, 15, 18 y 20.[5,6] Sin embargo, la rotura en *ALK* se produce siempre en el exón 20 del gen, y todas las proteínas de fusión EML4-ALK contienen el dominio intracitoplasmático completo del receptor (véase la figura 2).[4] La translocación más frecuente es E13;A20 (33 %), y le siguen en frecuencia E6a/b;A20 (29 %) y E20;A20 (9 %).[7]

Posteriormente se estudió la frecuencia del gen de fusión *EML4-ALK* por reacción en cadena de la polimerasa con transcriptasa inversa (RT-PCR) en 33 pacientes con carcinoma de pulmón no microcítico, y se detectó mRNA correspondiente al gen de fusión *EML4-ALK* en tres de ellos (9,1 %): el paciente inicial, un paciente con carcinoma escamoso y otro con adenocarcinoma. En este grupo de pacientes se encontraron mutaciones del *EGFR* en seis casos (18,2 %), ninguno de ellos con la translocación EML4-ALK, lo que sugería que podían ser mutuamente excluyentes, como se ha visto en estudios posteriores.[8-10] Del mismo modo, se detectaron muta-

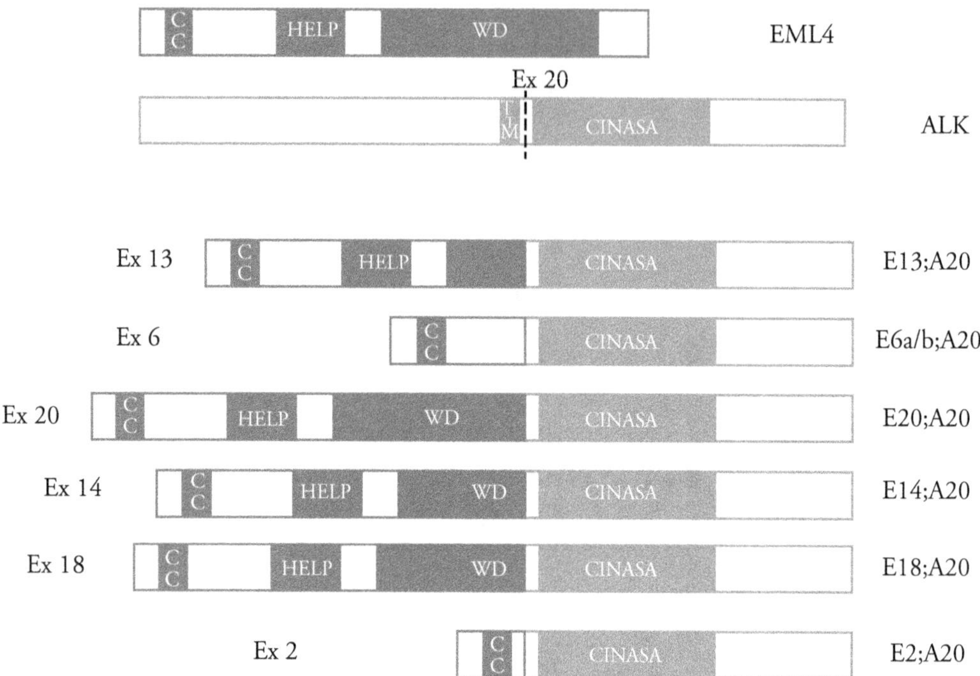

Figura 2. Variantes de la translocación EML4-ALK. La variante más frecuente es aquella en que se produce la rotura del gen EML4 por el exón 13 (E13). En todas, la rotura del gen ALK se produce por el exón 20 (A20).

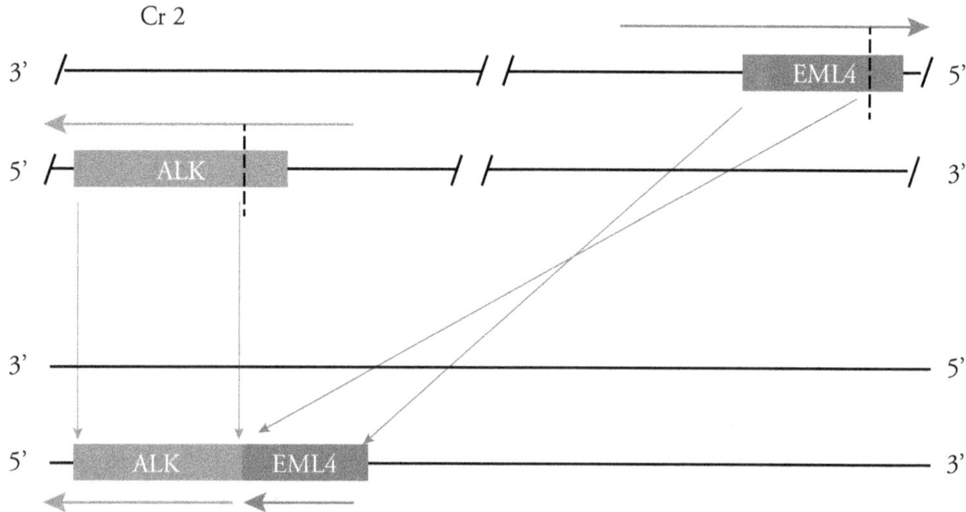

Figura 3. Formación del gen de fusión EML4-ALK. Ambos genes, EML4 y ALK, se encuentran en el brazo corto del cromosoma 2 (2p), pero en direcciones opuestas. Para que se realice la fusión debe producirse la inversión del EML4.

ciones de *KRAS* en dos pacientes, ninguno de los cuales presentaba mutaciones de *EGFR* ni la translocación EML4-ALK. En una segunda cohorte de 42 pacientes se halló la translocación EML4-ALK en dos, por lo que la frecuencia global de la translocación EML4-ALK en este primer estudio fue del 6,5 % (cinco de 75 pacientes). En diferentes series, la frecuencia está alrededor del 4 % y en general es más baja en la población occidental (3 %) que en la asiática (6 %).

Por otro lado, se estudió si la fusión EML4-ALK es específica del carcinoma de pulmón no microcítico. Para ello, se intentó detectar el mRNA de la fusión mediante RT-PCR en 39 pacientes con leucemia mieloide, 69 con linfoma no Hodgkin, 93 con carcinoma gástrico y 60 con carcinoma colorrectal. En ninguna de las 261 muestras se detectó la expresión del gen de fusión *EML4-ALK,* lo que indica una alta especificidad para el carcinoma de pulmón no microcítico.[4] Sin embargo, otros estudios han hallado la translocación EML4-ALK en pacientes con cáncer de mama y colorrectal, aunque el papel en la patogénesis de estos tumores no está claro.[11,12] De la misma forma, recientemente se han detectado por RT-PCR los productos de transcripción de la translocación EML4-ALK en células no neoplásicas de pulmón en pacientes con carcinoma de pulmón no microcítico y en tejidos linfoides, lo que hace cuestionable el papel oncogénico de EML4-ALK en los pacientes con carcinoma de pulmón no microcítico.[13,14] Cuando se utilizó hibridación in situ con fluorescencia (FISH) para detectar la translocación EML4-ALK, sólo se observó en un 1 % a un 3 % de las células de estos pacientes con positividad por RT-PCR, y por tanto el significado de estos hallazgos no está claro.

Aunque la translocación EML4-ALK es la más frecuente y la mejor estudiada en pacientes con carcinoma de pulmón no microcítico, se han encontrado otras translocaciones, como la que implica a KIF5B *(kinesin family member 5 B)* situado en 10p11.22[15] o al *TFG (TRK-fused gene)* en 3q12.2.[16] Asimismo, se han descubierto otras translocaciones de *ALK* con un compañero desconocido, que no corresponde a EML4, KIF5B ni TGF.[17]

2 Actividad oncogénica de EML4-ALK

Como ya se ha comentado, la estructura básica del receptor ALK es similar a la de otros receptores de la tirosina cinasa. En condiciones fisiológicas, la acción de la cascada de señalización se inicia cuando el ligando se une al receptor, el cual se dimeriza y se une a otra molécula de receptor de tirosina cinasa, lo que induce un cambio conformacional que activa la capacidad cinasa de la molécula, de modo que los dos receptores se fosforilan mutuamente en residuos tirosina exteriores al dominio catalítico (transfosforilación). Una vez autofosforiladas las dos moléculas se produce otro cambio conformacional, lo que permite al dominio catalítico del receptor fosforilar los sustratos citoplasmáticos y así continuar la cascada de señalización.

El papel del receptor ALK en los mamíferos en condiciones fisiológicas es desconocido,[2] aunque se cree que puede participar en el desarrollo y la diferenciación del sistema nervioso. La proteína ALK aparece durante las fases de desarrollo, mientras que en el adulto su expresión es escasa y restringida al sistema nervioso central. Se ha visto que ALK es inactivo en ausencia de la unión del ligando, y su expresión aumenta la apoptosis, mientras que su activación por vía de la unión del ligando o constitutivamente por una translocación, como NPM-ALK o EML4-ALK, disminuye la apoptosis.[18]

El receptor resultante de la fusión EML4-ALK tiene la propiedad de dimerizarse de manera independiente de la unión del ligando, y así está constitutivamente activada la tirosina cinasa. El potencial oncogénico de la proteína quimérica EML4-AKT se demostró al introducir el plásmido EML4-ALK en fibroblastos 3T3 de ratón y posteriormente por vía subcutánea en ratones desnudos, que desarrollaron tumores. Lo mismo sucedió con los ratones a los que se inyectó NPM-ALK y v-RAS, mientras que en aquellos que recibieron EML4 o AKT no alterado, o EML4-AKT (K589M) en el cual Lis589 en el lugar de unión del ATP del dominio cinasa se sustituía por Met, no se observó la aparición de tumores. Estos datos sugieren que EML4-AKT tiene capacidad transformadora oncogénica dependiente de su actividad catalítica.[4]

La activación constitutiva de ALK conduce a la transformación oncogénica mediante la fosforilización de los sustratos citoplasmáticos de forma aberrante y la desregulación de las vías de señalización intracelulares. Las vías implicadas en esta transformación mediada por ALK son similares a las activadas por otros receptores tirosina cinasa, y fundamentalmente son tres: *1)* RAS/MEK (proteína cinasa activada por mitógenos)/ERK (cinasa regulada extracelularmente), también denominada vía RAS/MAPK;[19] *2)* la vía de la fosfoinositol 3-cinasa (PI3k)/Akt[20] y *3)* la vía de la cinasa activada Jano 3 (JAK3)/STAT3.[21] También parece que la activación de la fosfolipasa C-γ contribuye a la transformación neoplásica[20,22] (véase la figura 4). En general, la vía RAS/MEK/ERK es importante para la proliferación celular, mientras que las vías PI3K/Akt y JAK3/STAT3 lo son para la supervivencia celular y los cambios en el citoesqueleto. Se sabe que distintas translocaciones producen diferente activación de señal en estas vías, las cuales han sido estudiadas sobre todo en el linfoma anaplásico de células grandes con la transformación mediada por NPM-ALK. Se ha visto que en el linfoma anaplásico de células grandes las tres vías están activadas de manera importante, pero parece ser que el potencial transformador está mediado principalmente por la activación de JAK3/STAT3.[23] Se ha demostrado que la activación JAK3/STAT3, como consecuencia de la dimerización de NPM-ALK, es suficiente para estimular la proliferación y la supervivencia, mientras que el uso de anticuerpos antisentido para reducir la expresión de STAT3 disminuye la tumorogénesis.[24] Por el contrario, parece que en modelos celulares de carcinoma de pulmón no microcítico con el reordenamiento EML4-ALK las vías principalmente activadas son PI3K/Akt y RAS/MAPK, mientras que, a diferencia de lo que ocurre en los linfomas, el papel de STAT3 es menor.[25,26] La importancia de estas dos vías para la transformación neoplásica en el carcinoma de pulmón no microcítico se pone de manifiesto cuando la inhibición de EML4-ALK mediante inhibidores de la tirosina cinasa produce una inhibición RAS/MEK/ERK y PI3K/Akt, y apoptosis.[25]

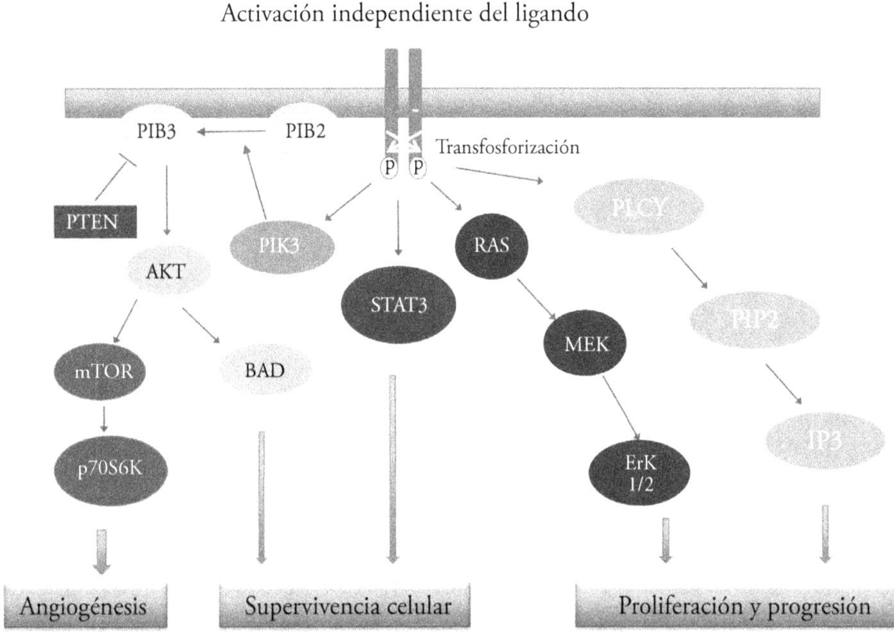

Figura 4. La translocación EML4-ALK da lugar a una dimerización del receptor y a que se active de manera constitutiva, produciendo la transmisión de señales en el interior de la célula. Las vías PI3K-AKT y RAS/MEK/ERB se activan preferentemente, mientras que la vía STAT3 parece tener menos importancia en los pacientes con cáncer de pulmón.

3 Otros mecanismos de desregulación de *ALK* en el cáncer

Aunque, como ya se ha comentado, el reordenamiento genético de *ALK* es la alteración más característica y mejor estudiada de *ALK,* se han encontrado otros mecanismos de desregulación, como son las mutaciones puntuales y la amplificación génica.

Las mutaciones de *ALK* se han hallado en un 6 % a un 8 % de los neuroblastomas primarios, localizadas principalmente en el dominio tirosina cinasa. Se asocian a un aumento de la expresión, la fosforilación y la actividad cinasa de la proteína ALK. Estas mutaciones son predictoras de la respuesta a los inhibidores de la tirosina cinasa de ALK por aumento de la apoptosis e inhibición del crecimiento.[27] Sin embargo, no se han encontrado en los pacientes con carcinoma de pulmón no microcítico.

La amplificación de *ALK* también se ha descrito en pacientes con neuroblastoma, y puede coexistir con las mutaciones.[28] También se ha observado la amplificación del gen *ALK* en el cáncer de pulmón no microcítico.[17,29] En general, sólo una pequeña porción de células del tumor tiene esta amplificación, aunque en algunos casos está presente en más del 40 % de las células.[17] Sin embargo, no se ha encontrado una asociación entre la amplificación de *ALK* y la expresión proteica por inmunohistoquímica.[17] Por el momento, el papel de estas alteraciones se desconoce.

4   Características clinicopatológicas de los pacientes con reordenamiento EML4-ALK

El reordenamiento EML4-ALK define un subgrupo de pacientes con carcinoma de pulmón no microcítico que presentan unas características demográficas, epidemiológicas y patológicas diferenciales. Los pacientes con la translocación EML4-ALK son generalmente más jóvenes en el momento del diagnóstico de carcinoma de pulmón no microcítico. La edad media de los pacientes con la translocación es de 51-52 años, frente a una media de 64 años en los que no la presentan.[6,10] En un estudio que evaluó las mutaciones en 675 pacientes (293 no fumadores y 382 fumadores o ex fumadores), aunque los pacientes no fumadores con reordenamiento de ALK presentaban una media de edad al diagnóstico de 57 años, en los fumadores la edad media fue de 71 años.[30]

Del mismo modo, se ha visto que otros tumores que también muestran reordenamiento de ALK, como el linfoma anaplásico de células grandes o el tumor miofibroblástico inflamatorio, son más frecuentes en los adultos jóvenes y en los niños.

Aunque la translocación EML4-ALK se describió por primera vez en un paciente fumador,[4] parece que es más frecuente en los no fumadores o poco fumadores.[6,10,25,31,32] En el estudio de Paik *et al.*[30] se observó que la distribución de las mutaciones era diferente en los pacientes no fumadores y en los fumadores o ex fumadores. Los pacientes no fumadores tenían una mayor incidencia de reordenamiento de ALK que los fumadores y los ex fumadores: 12 % y 2 % (p < 0,0001), respectivamente. Asimismo, los no fumadores presentaron con mayor frecuencia una mutación de *EGFR* (38 % frente a 14 %, p < 0,0001), mientras que las mutaciones de *KRAS* fueron más habituales en los pacientes fumadores y ex fumadores (41 % frente a 5 %, p < 0,0001).

La mayoría de los cánceres de pulmón que presentan la translocación EML4-ALK son adenocarcinomas. En los estudios realizados, más del 90 % de los pacientes con el reordenamiento de ALK tenían adenocarcinomas.[6,10,32,33] Aunque se ha visto en algún paciente con carcinoma escamoso, su frecuencia es muy baja (alrededor del 2 %).[33]

Los pacientes con adenocarcinoma de pulmón que tienen el reordenamiento ALK es más frecuente que presenten células en anillo de sello que aquellos con mutación de *EGFR* o sin mutaciones.[34,35] Se ha sugerido que la presencia de células en anillo de sello implica una conducta más agresiva y peor pronóstico, aunque no está claro si realmente la presencia de estas células en los pacientes con la translocación EML4-ALK confiere a estos tumores un comportamiento clínico o biológico diferente.[36]

Por último, se ha visto que el reordenamiento de ALK es mutuamente excluyente con las mutaciones de *EGFR* y *KRAS*.[8-10,33]

Aunque la incidencia global del reordenamiento de ALK está en torno al 5 %, el conocimiento de las características clínicas y patológicas de los pacientes que pueden presentar con mayor frecuencia esta translocación nos permite seleccionar el subgrupo con mayor posibilidad de tenerla. En el estudio de Shaw *et al.*,[10] en el grupo de adenocarcinomas en pacientes no fumadores o fumadores leves y que no presentaban mutación de *EGFR*, la frecuencia de la translocación EML4-ALK fue del 33 %.

5 Conclusiones

El receptor ALK tiene una estructura y un funcionamiento similares a los de otros receptores de la tirosina cinasa. La formación del gen de fusión *EML4-ALK* produce la activación constitutiva del receptor de la tirosina cinasa y la transformación oncogénica celular, principalmente a través de las vías RAS/MAPK y PI3K/Akt. El uso de inhibidores de la tirosina cinasa capaces de inhibir estas vías abre una nueva posibilidad terapéutica. Sin embargo, el número de pacientes con carcinoma de pulmón no microcítico que presentan el reordenamiento EML4-ALK es pequeño, alrededor del 5 %, aunque se ha observado una mayor frecuencia en los no fumadores o poco fumadores y en los tumores con histología de adenocarcinoma, mientras que parece ser mutuamente excluyente con las mutaciones de *EGFR* y *KRAS*.

Bibliografía

1. Morris SW, Kirstein MN, Valentine MB, Dittmer KG, Shapiro DN, Saltman DL, *et al.* Fusion of a kinase gene, ALK, to a nucleolar protein gene, NPM, in non-Hodgkin's lymphoma. Science. 1994; 263: 1281-4.
2. Palmer RH, Vernersson E, Grabbe C, Hallberg B. Anaplastic lymphoma kinase: signaling in development disease. Biochem J. 2009; 420; 345-61.
3. Iwahara T, Fujimoto J, Wen D, Cupples R, Bucay N, Arakawa T, *et al.* Molecular characterization of ALK, a receptor tyrosine kinase expressed specifically in the nervous system. Oncogene. 1997; 14: 439-49.
4. Soda M, Choi YL, Enomoto M, Takada S, Yamashita Y, Ishikawa S, *et al.* Identification of the transforming EML4-ALK fusion gene in non-small-cell lung cancer. Nature. 2007; 448: 561-6.
5. Choi YL, Takeuchi K, Soda M, Inamura K, Togashi Y, Hatano S, *et al.* Identification of novel isoforms of the EML4-ALK transforming gene in non-small cell lung cancer. Cancer Res. 2008; 68: 4971-6.
6. Kwak EL, Bang YJ, Camidge DR, Shaw AT, Solomon B, Maki RG, *et al.* Anaplastic lymphoma kinase inhibition in non-small-cell lung cancer. N Engl J Med. 2010; 363: 1693-703.
7. Sasaki T, Rodig SJ, Chirieac LR, Jänne PA. The biology and treatment of EML4-ALK non-small cell lung cancer. Eur J Cancer. 2010; 46: 1773-80.
8. Zhang X, Zhang S, Yang X, Yang J, Zhou Q, Yin L, *et al.* Fusion of EML4 and ALK is associated with development of lung adenocarcinomas lacking EGFR and KRAS mutations ans is correlated with ALK expression. Mol Cancer. 2010; 9: 188-99.
9. Inamura K, Takeuchi K, Togashi Y, Hatano S, Ninomiya H, Motoi N, *et al.* EML4-ALK lung cancers are characterized by rare other mutations, a TTF-1 cell lineage, an acinar histology, and young onset. Mod Pathol. 2009; 22: 508-15.
10. Shaw AT, Yeap BY, Mino-Kenudson M, Digumarthy SR, Costa DB, Heist RS, *et al.* Clinical features and outcome of patients with non-small-cell lung cancer who harbor EML4-ALK. J Clin Oncol. 2009; 27: 4247-53.
11. Lin E, Li L, Guan Y, Soriano R, Rivers CS, Mohan S, *et al.* Exon array profiling detects EML4-ALK fusion in breast, colorectal, and non-small cell lung cancers. Mol Cancer Res. 2009; 7: 1466-76.
12. Fukuyoshi Y, Inoue H, Kita Y, Utsunomiya T, Ishida T, Mori M. EML4-ALK fusion transcript is not found in gastrointestinal and breast cancers. J Cancer. 2008; 98: 1536-9.
13. Martelli MP, Sozzi G, Hernandez L, Pettirossi V, Navarro A, Conte D, *et al.* EML4-ALK rearrangement in non-small cell lung cancer and non-tumor lung tissues. Am J Pathol. 2009; 174: 661-70.
14. Sozzi G, Martelli MP, Conte D, Modena P, Pettirossi V, Pileri SA, *et al.* The EML4-ALK transcript but not the fusion protein can be expressed in reactive and neoplastic lymphoid tissues. Haematologica. 2009; 94: 1307-11.

15. Takeuchi K, Choi YL, Togashi Y, Soda M, Hatano S, Inamura K, *et al.* KIF5B-ALK, a novel fusion oncokinase identified by an immunohistochemistry-based diagnostic system for ALK-positive lung cancer. Clin Cancer Res. 2009; 15: 3143-9.

16. Rikova K, Guo A, Zeng Q, Possemato A, Yu J, Haack H, *et al.* Global survey of phosphotyrosine signaling identifies oncogenic kinases in lung cancer. Cell. 2007; 131: 1190-203.

17. Salido M, Pijuan L, Martínez-Avilés L, Galván AB, Cañadas I, Rovira A, *et al.* Increased ALK gene copy number and amplification are frequent in non-small cell lung cancer. J Thorac Oncol. 2011; 6: 21-7.

18. Allouche M. ALK is a novel dependence receptor: potential implications in development and cancer. Cell Cycle. 2007; 6: 1533-8.

19. Zou HY, Li Q, Lee JH, Arango ME, McDonnell SR, Yamazaki S, *et al.* An orally available small-molecule inhibitor of c-Met, PF-2341066, exhibits cytoreductive antitumor efficacy through antiproliferative and antiangiogenic mechanisms. Cancer Res. 2007; 67: 4408-17.

20. Bai RY, Ouyang T, Miething C, Morris SW, Peschel C, Duyster J. Nucleophosmin-anaplastic lymphoma kinase associated with anaplastic large-cell lymphoma activates the phosphatidylinositol 3-kinase/Akt antiapoptotic signaling pathway. Blood. 2000; 96: 4319-27.

21. Kasprzycka M, Marzec M, Liu X, Zhang Q, Wasik MA. Nucleophosmin/anaplastic lymphoma kinase (NPM/ALK) oncoprotein induces the T regulatory cell phenotype by activating STAT3. Proc Natl Acad Sci U S A. 2006; 103: 9964-9.

22. Bai RY, Dieter P, Peschel C, Morris SW, Duyster J. Nucleophosmin-anaplastic lymphoma kinase of large-cell anaplastic lymphoma is a constitutively active tyrosine kinase that utilizes phospholipase C-gamma to mediate its mitogenicity. Mol Cell Biol. 1998; 18: 6951-61.

23. Chiarle R, Simmons WJ, Cai H, Dhall G, Zamo A, Raz R, *et al.* Stat3 is required for ALK-mediated lymphoma genesis and provides a possible therapeutic target. Nat Med. 2005; 11: 623-9.

24. Ardini E, Magnaghi P, Orsini P, Galvani A, Menichincheri M. Anaplastic lymphoma kinase: role in specific tumours, and development of small molecule inhibitors for cancer therapy. Cancer Lett. 2010; 299: 81-94.

25. Koivunen JP, Mermel C, Zejnullahu K, Murphy C, Lifshits E, Holmes AJ, *et al.* EML4-ALK fusion gene and efficacy of an ALK kinase inhibitor in lung cancer. Clin Cancer Res. 2008; 14: 4275-83.

26. Mano H. Non-solid oncogenes in solid tumors: EML4-ALK fusion genes in lung cancer. Cancer Sci. 2008; 99: 2349-55.

27. George RE, Sanda T, Hanna M, Fröhling S, Luther W 2nd, Zhang J, *et al.* Activating mutations in ALK provide a therapeutic target in neuroblastoma. Nature. 2008; 455: 975-8.

28. Carén H, Abel F, Kogner P, Martinsson T. High incidence of DNA mutations and gene amplifications of the ALK gene in advanced sporadic neuroblastoma tumours. Biochem J. 2008; 416: 153-9.

29. Perner S, Wagner PL, Demichelis F, Mehra R, Lafargue CJ, Moss BJ, *et al.* EML4-ALK fusion lung cancer: a rare acquired event. Neoplasia. 2008; 10: 298-302.

30. Paik PK, Johnson ML, D'Angelo SP, Sima CS, Ang D, Dogan S, *et al.* Driver mutations determine survival in smokers and never-smokers with stage IIIB/IV lung adenocarcinomas. Cancer. 2012; 118: 5840-7.

31. Wong DW, Leung EL, So KK, Tam IY, Sihoe AD, Cheng LC, *et al.* The EML4-ALK fusion gene is involved in various histologic types of lung cancers from nonsmokers with wild-type EGFR and KRAS. Cancer. 2009; 115: 1723-33.

32. Takahashi T, Sonobe M, Kobayashi M, Yoshizawa A, Menju T, Nakayama E, *et al.* Clinicopathologic features of non-small-cell lung cancer with EML4-ALK fusion gene. Ann Surg Oncol. 2010; 17: 889-97.

33. Shaw AT, Yeap BY, Solomon BJ, Riely GJ, Gainor J, Engelman JA, *et al.* Effect of crizotinib on overall survival in patients with advanced non-small-cell lung cancer harbouring ALK gene rearrangement: a retrospective analysis. Lancet Oncol. 2011; 12: 1004-12.

34. Rodig SJ, Mino-Kenudson M, Dacic S, Yeap BY, Shaw A, Barletta JA, *et al.* Unique clinicopathologic features characterize ALK-rearranged lung adenocarcinoma in the western population. Clin Cancer Res. 2009; 15: 5216-23.

35. Yoshida A, Tsuta K, Watanabe S, Sekine I, Fukayama M, Tsuda H, *et al.* Frequent ALK rearrangement and TTF-1/p63 co-expression in lung adenocarcinoma with signet-ring cell component. Lung Cancer. 2011; 72: 309-15.

36. Shaw AT, Solomon B. Targeting anaplastic lymphoma kinase in lung cancer. Clin Cancer Res. 2011; 17: 2081-6.

Capítulo 7

Métodos de detección de la translocación de ALK y significado de las alteraciones

T. Morán,[1] C. Bugés,[1] L. Capdevila,[1] S. Cros[2]

[1] Departamento de Oncología Médica
Hospital Universitari Germans Trias i Pujol
ICO-Badalona
Universitat Autònoma de Barcelona
Badalona (Barcelona)

[2] Servicio de Oncología Médica
Hospital General de Granollers
Granollers (Barcelona)

Correspondencia:
Dra. Teresa Morán Bueno
mmoran@iconcologia.net

Sinopsis

El descubrimiento de las translocaciones de ALK *(anaplastic lymphoma kinase)* ha abierto un nuevo horizonte en el paradigma del tratamiento de los pacientes con cáncer de pulmón. Los inhibidores específicos frente a estas alteraciones pueden interrumpir la cascada de señalización implicada en la supervivencia celular y producir una respuesta apoptótica. El crizotinib ha demostrado un beneficio clínico que supera las expectativas habituales en esta enfermedad. Por ello, es fundamental incluir el cribado de ALK en la estrategia diagnóstica de estos pacientes, considerando que la proporción de portadores de reordenamientos en ALK oscila entre un 2 % y un 25 %, según las series. Los principales puntos de debate son qué técnica es la más idónea para el cribado de ALK y qué pacientes deben incluirse en este cribado.

1   Introducción e implicaciones en el diagnóstico de ALK

La proteína ALK *(anaplastic lymphoma kinase)* es un receptor de membrana con actividad tirosina cinasa, relacionado con el receptor tirosina cinasa leucocitario (LTK, *leukocyte receptor tyrosine kinase)* e integrado dentro de la familia del receptor del factor de crecimiento de la insulina (IGF1R, *insulin-like growth factor 1 receptor).*[1,2] ALK está formado por tres regiones: la región extracelular o de unión de ligando, la región transmembrana y la región intracelular, donde reside la actividad tirosina cinasa. La unión del ligando induce la homodimerización de ALK y la consiguiente actividad cinasa.

La función de ALK no está bien definida.[3] En condiciones fisiológicas aparece relacionada con el correcto desarrollo del sistema nervioso central y periférico, y del intestino delgado.[4] La supresión de ALK induce modelos animales con un fenotipo normal, pero con alteraciones de conducta y enfermedades neurodegenerativas. Así mismo, la pérdida de ALK se asocia a defectos del desarrollo del intestino delgado y a alteraciones de la plasticidad.[5] En modelos animales, ALK es activado por ligandos conocidos *(jelly belly),* mientras que en humanos no se han identificado los ligandos.[6,7] Por analogía funcional, se cree que la pleotropina y la midkina pueden ser los ligandos de ALK, dada su implicación en trastornos del desarrollo neuronal y en enfermedades neurodegenerativas.[8]

La presencia de reordenamientos cromosómicos en ALK se ha identificado en diferentes neoplasias, tales como el linfoma anaplásico de célula grande, el tumor inflamatorio mielofibroblástico y el neuroblastoma, entre otros.[9-13] En el carcinoma de pulmón no microcítico se describieron por primera vez en 2007.[14] Los reordenamientos inducen un oncogén de fusión que da lugar a una proteína quimérica con una actividad tirosina cinasa constitutiva e independiente del ligando. El gen de fusión alternativo a ALK es el que induce la actividad cinasa.[15]

La estimulación de ALK activa la cascada de diferentes vías de señalización, tales como RAS/MEK/ERK, relacionada con un efecto proliferativo, y PI3K/AKT y JAK3/STAT3, implicadas en la supervivencia celular y en los cambios en el citoesqueleto celular[16,17] (véase la figura 1 A).

Se han descrito diferentes variantes de los reordenamientos cromosómicos de ALK. En el carcinoma de pulmón no microcítico, el gen que se asocia con mayor frecuencia es *EML4 (echinoderm microtubule associated protein like-4).* Se han descrito once variedades de reordenamientos de EML4-ALK. La mayoría de ellas contiene porciones variables del gen truncado de *EML4* (que ocurren en los exones 2, 6, 13, 14, 15, 18 y 20) que se fusiona con *ALK* en la porción codificada por el exón 20 de la cinasa. El reordenamiento más frecuente se produce entre el intrón 13 de *EML4* y el intrón 20 de *ALK,* ambos localizados en el brazo corto del cromosoma 2, en las posiciones 21p y 23p (variante 1). La proximidad de ambas localizaciones tiene implicaciones diagnósticas, especialmente en la lectura de las señales al utilizar las técnicas de hibridación in situ con fluorescencia (FISH, *fluorescence in situ hybridization)* para el diagnóstico de

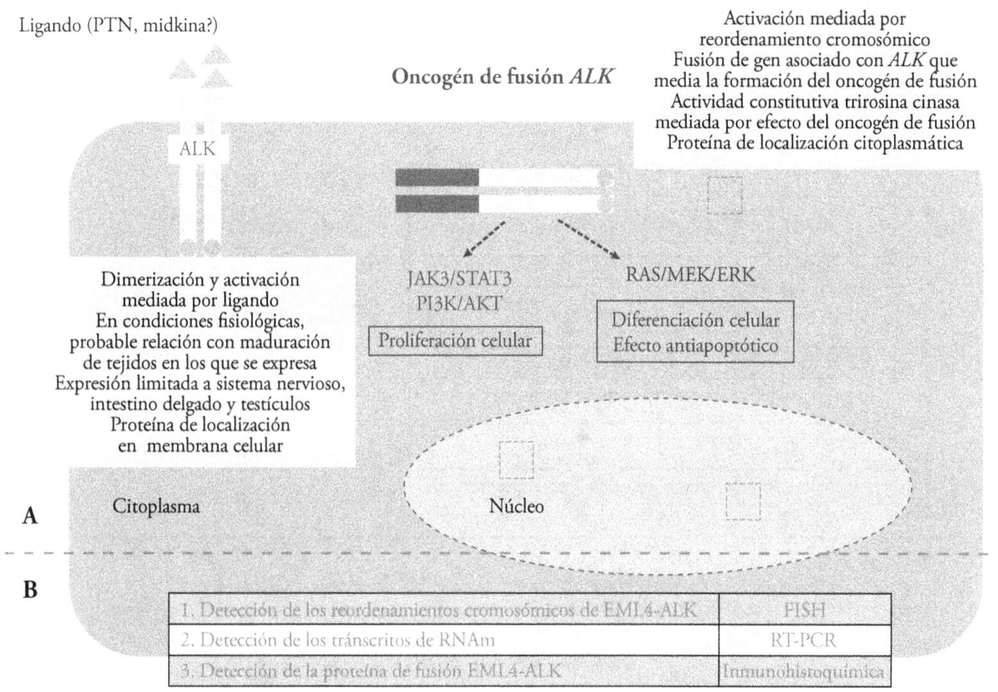

Figura 1. A) Representación de la activación de ALK en condiciones fisiológicas y en presencia de reordenamientos cromosómicos. B) Diferentes técnicas para el diagnóstico de las reordenaciones cromosómicas entre ALK y otros genes asociados de fusión, y localización de los diferentes productos. ALK: anaplastic lymphoma kinase; AKT: protein kinase B (PKB); ERK: extracellular signal-regulated kinases; FISH: fluorescence in situ hybridization; JAK: Janus kinase; MEK: mitogen-activated protein kinase; PI3K: phosphatidylinositol 3-kinases; PTN: pleotropina; RAS: rat sarcoma; RNAm: messenger ribonucleic acid; RT-PCR: reverse transcription polymerase chain reaction; STAT: signal transducers and activators of transcription.

estas alteraciones. Otros genes asociados a *ALK* son *TFG (transforming growth factor)* y *KIF5B (kinesin family member 5B)*.[3,15,18] La figura 2 muestra los reordenamientos más frecuentes entre *EML4* y *ALK*.

2   Técnicas diagnósticas para la determinación de ALK

Los estudios publicados hasta la fecha han utilizado diferentes técnicas para la detección de alteraciones en *ALK*. Las más empleadas han sido la reacción en cadena de la polimerasa con transcripción inversa (RT-PCR, *reverse transcription polymerase chain reaction)*, la inmunohistoquímica y la FISH. Estas técnicas permiten reconocer diferentes productos de *ALK* y los genes con que se asocian (véase la figura 1 B). Así, la RT-PCR reconoce fragmentos de RNA mensajero, las técnicas de inmunohistoquímica identifican la presencia del producto proteico, y la FISH identifica las alteraciones cromosómicas. Dada

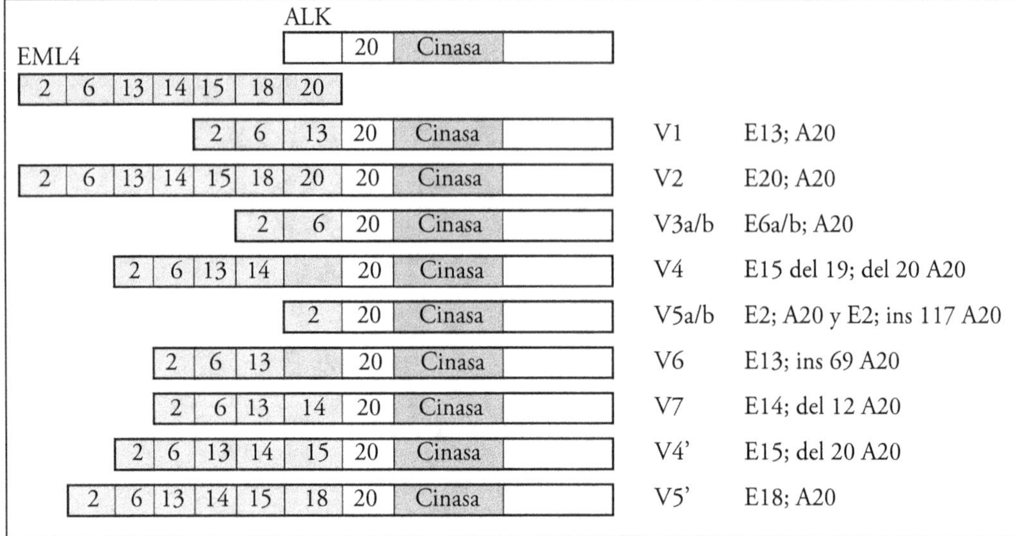

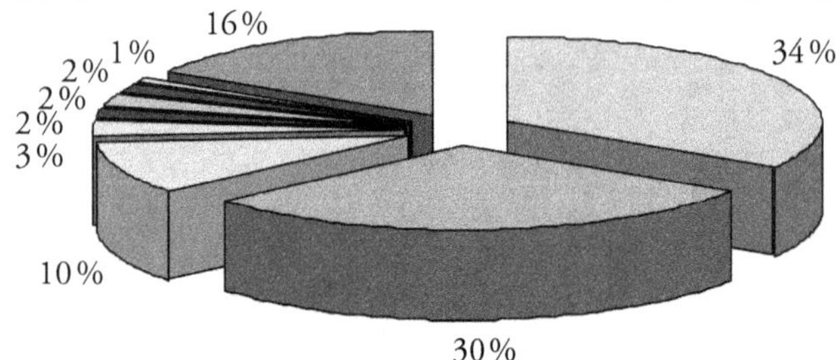

Figura 2. A) Representación de las diferentes variantes de fusión EML4-ALK descritas. La fusión a ALK se produce en el exón 20 de la cinasa. La variante depende de los diferentes puntos de corte en EML4. B) Frecuencia de las variantes de EML4-ALK.[14,18-25] ALK: anaplastic lymphoma kinase; del: deleción; EML4: echinoderm microtubule-associated protein-like 4; Ins: inserción; V: variante.

la implicación predictiva de EML4-ALK en su respuesta a los inhibidores de ALK en una subpoblación de pacientes con carcinoma de pulmón no microcítico, hay un gran interés en determinar la técnica que ofrezca las mejores ventajas en la detección de dicha alteración (véase la tabla 1). La principal dificultad en la interpretación de los resultados de los diferentes trabajos es la falta de uniformidad en la sistemática empleada. Se han utilizado distintos anticuerpos en la inmunohistoquímica y las plataformas empleadas en la RT-PCR son diferentes, así como la lectura de la FISH. La consideración de las ventajas y las limitaciones que ofrece cada técnica determina no sólo su utilidad en el diagnóstico sino también en la puesta en marcha de un plan de cribado.

La RT-PCR identifica fragmentos de RNA mensajero. Es una técnica rápida y sencilla, pero requiere una infraestructura adecuada no disponible en todos los centros. La inversión cromosómica en ALK es única, y los cebadores específicos de PCR hibridan con el tránscrito quimérico de fusión. Esta técnica presenta una alta sensibilidad (detecta los

RT-PCR	FISH	IHQ
Ventajas		
Alta sensibilidad	Alta especificidad	Fácil intrepretación
Método rápido	Capacidad de utilizar tejido de archivo conservado en parafina	Rápido
	Utilidad para detectar cualquier promotor (incluye promotores nuevos)	Coste menor
	Es el método de elección empleado en los estudios con inhibidores de ALK	Utilidad para detectar cualquier promotor (incluye promotores nuevos)
		Detecta todos los reordenamientos, no requiere un promotor específico ya que reconoce ALK
		Extendido como técnica sistemática en la mayoría de los laboratorios
		Anticuerpos comercializados
Inconvenientes		
Requiere RNA en cantidad y calidad suficientes	Menor sensibilidad	Demostración indirecta del gen de fusión a través de la proteína
Difícil obtención de RNA en biopsias pequeñas	Requiere experiencia en la interpretación	Riesgo de falsos negativos (ocasional)
Posibilidad de degradación en muestras conservadas en parafina	Las señales del reordenamiento están cercanas y existe riesgo de lectura como falso negativo	Los resultados varían en función del tipo y la dilución del anticuerpo, y del método de lectura empleado
Requiere cebadores específicos (no detecta nuevos promotores)	Requiere infraestructura adecuada, no disponible en todos los centros	La expresión de proteína es débil en el carcinoma de pulmón no microcítico comparado con otros tipos de tumores, posibilidad de falso negativo
Requiere infraestructura adecuada, no disponible en todos los centros	Requiere mayor tiempo que otras técnicas	Interpretación adaptada de EGFR y HER2
	Coste mayor	

Tabla 1. Ventajas e inconvenientes de las diferentes técnicas diagnósticas de los reordenamientos de ALK. ALK: anaplastic lymphoma kinase; FISH: fluorescence in situ hybridization; IHQ: inmunohistoquímica; RT-PCR: reverse transcription polymerase chain reaction.

casos que son verdaderos positivos), pero presenta limitaciones en la especificidad (ante un caso negativo queda la duda de si es un verdadero negativo o si ha habido problemas de conservación del tejido, de integridad del RNA o de la propia técnica). Otra limitación es la imposibilidad de reconocer nuevas alteraciones, ya que la RT-PCR es útil para reconocer las copias de los reordenamientos cromosómicos descritos hasta el momento. Esta prueba se ha empleado en los primeros estudios y ha demostrado la existencia de diferentes variantes de EML4-ALK y su utilidad diagnóstica en muestras citológicas, así como la mutua exclusión de este suceso molecular con otras mutaciones tales como EGFR *(epidermal growth factor receptor)* y KRAS.[20-23] Dos estudios han demostrado la coexistencia con mutaciones de p53.[21,23] En otros trabajos posteriores, la RT-PCR se ha empleado como técnica de confirmación.[23-30]

Las técnicas de inmunohistoquímica reconocen la presencia de la proteína. ALK es una proteína de membrana, y los anticuerpos empleados la localizan en la membrana celular. En el caso de la proteína quimérica producto de la fusión, EML4 provoca un desplazamiento de la proteína y ésta se localiza en el citoplasma. Este hecho es crucial para la correcta lectura de los resultados de la inmunohistoquímica.

Las ventajas de este método es que está disponible en la mayoría de los servicios de anatomía patológica como técnica habitual, es económicamente menos costosa, los anticuerpos están comercializados y el tiempo necesario para la obtención de los resultados es menor que con otras técnicas.

Para la detección de la proteína ALK se han empleado diferentes anticuerpos. El más frecuente ha sido el anticuerpo monoclonal anti-CD246, proteína ALK, clona ALK1 (DAKO ALK1).[20,23,25,27-29,31-33] Una de las mayores dificultades de esta técnica es la expresión débil de la proteína de EML4-ALK en comparación con NPM-ALK en el linfoma anaplásico de célula grande. Por lo tanto, la inmunohistoquímica es específica, pero menos sensible; es decir, un resultado positivo puede considerarse como un verdadero positivo, mientras que ante un resultado negativo cabe la posibilidad de que la falta de detección se deba a una menor expresión de la proteína en el carcinoma de pulmón no microcítico comparado con otros tumores. En trabajos recientes, la tasa de falsos negativos y de falsos positivos de la inmunohistoquímica es del 10 % y el 1,5 %, respectivamente.[31,32] La mayoría de estos resultados falsos corresponden al grupo intermedio de la inmunohistoquímica, y son estos casos los que requieren confirmación mediante otra técnica.

Las muestras de tejido de archivo pueden presentar modificaciones de la arquitectura tumoral que alteren los resultados de la prueba. No hay una sistemática estándar para la puntuación final de la inmunohistoquímica. La mayoría de los trabajos han adaptado la escala empleada en el cáncer de mama para la interpretación de HER-2 *(human epidermal growth factor receptor 2),* o la escala de inmunohistoquímica para EGFR. Los autores que han utilizado la inmunohistoquímica como técnica diagnóstica de ALK han aplicado el siguiente sistema de puntuación: 0 = negativo, 1 = débil, citoplasmático, en al menos el 10 % de las células tumorales; 2 = moderado, citoplasmático; y 3 = intenso, citoplasmático, aspecto granular.[18,23,25,27,28,31,32]

En un intento de superar las dificultades de interpretación en la lectura de la inmuno-histoquímica, diferentes grupos han comparado la expresión de DAKO ALK1 con otros anticuerpos. Se ha confirmado que la expresión de la proteína es menor en los casos de adenocarcinoma de pulmón respecto a otros tumores, y que el uso de otros anticuerpos (como D5F3) a mayores concentraciones mejora la sensibilidad de la inmunohistoquí-mica en estos casos sin detrimento de la especificidad.[30] Sin embargo, estos anticuerpos no están comercializados. La utilización del anticuerpo 5A4 tiene una sensibilidad del 100 % y una especificad del 95,8 %, respectivamente, con una correlación del FISH en todos los casos con resultado 0, 1 y 3. La tasa de falsos positivos es del 1,5 %, y es ne-cesaria la confirmación mediante FISH de aquellos casos con un resultado de 2.[33] Otro grupo, de forma contraria, demuestra que la inmunohistoquímica con DAKO-ALK1, ALKc (SP8) y 5A4 presenta una sensibilidad y una especificidad del 0 %, ya que detecta la expresión de la proteína ALK en tejido pulmonar no tumoral en localizaciones distantes al sitio de la biopsia del tumor.[25] Estos hallazgos no han sido confirmados por otros grupos.

Adicionalmente, la inmunohistoquímica puede tener falsos resultados en dos situa-ciones concretas. Algunos casos de carcinoma microcítico de pulmón presentan resul-tados falsos positivos que podrían estar en relación con el origen neuroectodérmico de las células tumorales. En los tumores con alto contenido en mucina, la presencia de ésta puede desplazar la proteína de fusión de ALK hacia la membrana celular, y confundir la lectura con un resultado falso negativo.

La técnica de FISH es más sofisticada y no está disponible en todos los laborato-rios. Además, requiere más tiempo y experiencia en la interpretación de los resultados. Mediante técnicas de FISH puede reconocerse cualquier reordenamiento de ALK, los conocidos hasta el momento y otros nuevos. Es posible emplear tejido de archivo, a diferencia de otras técnicas en que la alteración de la arquitectura tumoral puede afectar a los resultados. La FISH emplea dos sondas marcadas que se unen a los dos fragmentos opuestos del punto de corte de ALK. Así, la sonda roja/naranja se une al extremo 3', y la sonda verde se une al fragmento 5'. En ausencia de translocación, el material gené-tico está cercano (la distancia entre la posición 21p y 23p en el cromosoma 2 es de 12 megabases) y la señal emitida es amarilla o roja/verde cercana, ya que corresponde a la posición adyacente de ambas señales. El patrón anómalo de la señal puede ser: *a)* señal separada verde y roja, *b)* señal roja única, o *c)* señal verde única. En presencia de reorde-namientos cromosómicos de ALK, se considera positivo el resultado de FISH cuando aparecen señales verdes y rojas separadas por una distancia superior a la de dos señales, o bien señales rojas aisladas, en ambos casos presentes en más del 15 % de las células. El resto de los resultados se consideran FISH negativos, incluida la presencia de múltiples señales amarillas que implican ganancia de copias o amplificación de ALK *(d),* pero no necesariamente translocación (véase la figura 3).

La técnica de FISH ha sido empleada por diferentes grupos.[24,26,30,34] Aunque no hay ningún estudio que compare de forma directa las tres técnicas, la FISH es la que muestra un mejor perfil de sensibilidad y especificidad para la detección de ALK. Es de destacar

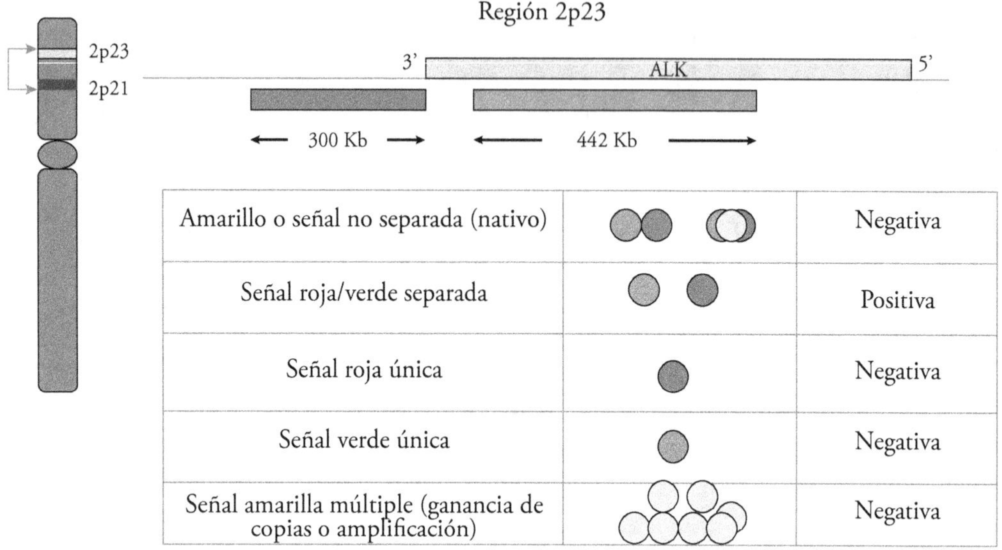

Figura 3. Base de la técnica FISH para el diagnóstico de los reordenamientos cromosómicos de ALK y posibles resultados de la prueba. ALK: anaplastic lymphoma kinase; Kb: kilobase; p: brazo corto.

un trabajo que comparó FISH y RT-PCR para la optimización de la detección de EML4-ALK.[33] Este estudio, dirigido a una población enriquecida (no fumadores y tumores negativos para EGFR y KRAS), obtuvo un resultado positivo en 13 de 73 pacientes. Los resultados positivos consisten en señales separadas en el 62 % de los casos y señales rojas únicas en el 31 %. Un 7 % de los casos presentan señales verdes únicas, de significado incierto, que deben interpretarse como negativas. Este estudio demuestra el fenómeno de heterogeneidad intratumoral en la distribución de las anormalidades cromosómicas. No todas las células presentan un patrón igual para los reordenamientos de ALK (positividad de un 22,5 % a un 86,62 %, con una mediana del 54 % en áreas tumorales). Además, la propia técnica presenta un ruido de fondo que puede producir resultados positivos hasta en un 11 % de las secciones sin componente tumoral. Por ello, en general se ha considerado que el resultado de la FISH es positivo cuando la señal es positiva en más del 15 % de las células. En este trabajo también se evaluó la mejora de la sensibilidad y de la especificidad de la técnica analizando los reordenamientos cromosómicos en diferente número de secciones de tumor. Al analizar un mínimo de cuatro o más secciones (aproximadamente 60 células), la sensibilidad y la especificidad aumentan al 100 %.

3   Cribado de ALK en el cáncer de pulmón no microcítico

La disponibilidad de tres técnicas diferentes para la detección de ALK abre el interrogante de cuál de ellas debería emplearse en el cribado para la selección de pacientes que podrían ser candidatos a un tratamiento dirigido con inhibidores específicos. Por una parte, debemos considerar las características que debe cumplir toda herramienta diagnóstica para establecerse como técnica de elección en un programa de cribado: tener una alta sensibilidad, pero especialmente una alta especificidad, que permita detectar los casos verdaderos negativos que evitarían pruebas adicionales. Además, la prueba debe ser coste-efectiva, estar disponible de forma universal (no sólo en centros académicos o de investigación) y que conlleve el acceso al tratamiento específico. Sin embargo, dicho tratamiento específico, el crizotinib, nada más está aprobado en EEUU, y la técnica de FISH ha sido la prueba escogida para el diagnóstico, específicamente mediante el uso de la sonda *ALK Vysis LSI ALK Dual Color, Break Apart Rearrangement* (Abbott Molecular, Abbott Park, IL, USA). Tendremos que esperar la decisión de los organismos reguladores en otros países para determinar si es preciso seguir la misma estrategia diagnóstica o si se admiten otras técnicas, como es el caso de Japón.

La FISH es el método que proporciona una sensibilidad y una especificidad más altas respecto a la RT-PCR y a la inmunohistoquímica. Sin embargo, no está disponible en todos los centros y es menos coste-efectiva que las otras pruebas. Por tanto, para elaborar el algoritmo apropiado para el cribado a gran escala de ALK, la propuesta sería incluir un primer análisis con inmunohistoquímica. Los resultados 3 y 0 pueden considerarse como verdaderos positivos y negativos, respectivamente. Sin embargo, con los resultados 2 y 1 se ha demostrado una mayor tasa de resultados falsos negativos y falsos positivos. Por ello, el algoritmo contempla la confirmación de los resultados dentro de esta categoría, utilizando las técnicas de RT-PCR y FISH (véase la figura 4 B).

Otra cuestión que se plantea en relación al cribado de ALK es qué pacientes deberían incluirse de manera sistemática. La selección de pacientes en los diferentes trabajos ha sido variable. Siguiendo como modelo la población portadora de mutaciones de EGFR, inicialmente se incluyeron los que cumplían las siguientes características: predominio de mujeres, origen asiático, histología de adenocarcinoma y no fumadores o con antecedentes de tabaquismo leve. Sin embargo, las reordenaciones de ALK se agrupan con mayor frecuencia en una población algo diferente: predominio en hombres jóvenes, caucásicos, en no fumadores y con histología de adenocarcinoma. De forma global, la incidencia de ALK oscila entre un 2 % y un 10 % de la población general, y el porcentaje es mayor cuando se seleccionan los pacientes según criterios clinicopatológicos y especialmente moleculares (véase la tabla 2). Así, la presencia de ALK es superior en los subgrupos de pacientes no fumadores, con adenocarcinoma, en particular con patrón de crecimiento acinar, cribiforme y sólido, y con presencia de células en anillo de sello, así como en aquellos con un cribado previo negativo para mutaciones de EGFR y K-RAS. En los pacientes no fumadores con cribado negativo para EGFR y KRAS, la proporción de ALK asciende a un porcentaje entre el 24 % y el 40 % (véase la tabla 3). Por tanto, el criterio que debería seguirse para la selección de los pacientes candidatos al cribado de ALK se basa en la inclusión de los que tienen un resultado negativo para las mutaciones de EGFR y KRAS, evitando limitar el análisis sistemático de ALK en determinados grupos

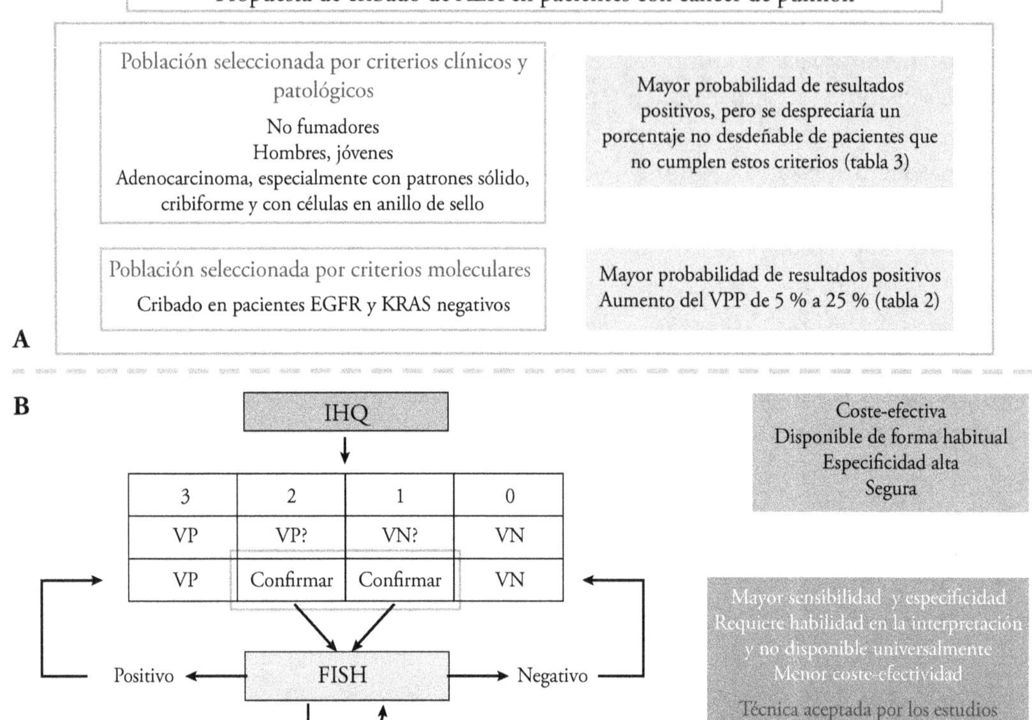

Figura 4. Propuesta de cribado de reordenamientos de ALK en pacientes con cáncer de pulmón. ALK: anaplastic lymphoma kinase; EGFR: epidermal growth factor receptor; FISH: fluorescence in situ hybridization; IHQ: inmunohistoquímica; KRAS: Kristen rat sarcoma; RT-PCR: reverse transcription polymerase chain reaction; VN: verdadero negativo; VP: verdadero positivo; VPP: valor predictivo positivo.

de pacientes basándose en otras características clínicas y patológicas. No obstante, debemos considerar que la probabilidad de un resultado positivo es menor, aunque no nula, en determinados subgrupos de pacientes, tales como los fumadores o los que presentan una histología diferente al adenocarcinoma.

4   Conclusiones

La presencia de reordenamientos de ALK, aunque infrecuentes en la población general del carcinoma de pulmón no microcítico, ha supuesto un cambio en el paradigma de tratamiento de estos pacientes. No obstante, seleccionando aquellos con mayor probabilidad de ser portadores de dicha alteración, aumentamos la posibilidad de éxito en las estrategias de cribado y el posible beneficio de los tratamientos dirigidos en estos pacientes.

Autores	Nº muestras analizadas	Población	Técnica	Resultados positivos ALK	Confirmación	Otros resultados de interés
Soda, 2007[14]	33	Japonesa, no otros criterios	RT-PCR	9,10 %	No	Detección de otras variantes, utilidad de citologías
	42	Japonesa, no otros criterios	RT-PCR	4,80 %	No	Detección de otras variantes, utilidad de citologías
Inamura, 2008[20]	149 adenocarcinomas (221 carcinomas de pulmón no microcíticos)	Japonesa, no otros criterios	RT-PCR	3,4 % en adenocarcinoma; 2,3 % en carcinoma de pulmón no microcítico	IHQ, DAKO ALK1 1:20	100 % concordancia con IHQ, 2 variante 1 y 3 variante 2
						Variante 1 en adenocarcinoma mixto (papilar y carcinoma bronquioloalveolar)
						Variante 2 en adenocarcinoma acinar
						Exclusión de EGFR y KRAS
Shinmura, 2008[21]	77	Japonesa, no otros criterios	RT-PCR	2,60 %	No	No otras variantes diferentes a EML4-ALK
						Variante 1 y variante 2 (dos casos)
						Ambos casos en adenocarcinomas y fumadores
						Exclusión de EGFR y RAS, en un caso asociado a mutación de p53
Inamura, 2009[23]	253 adenocarcinomas (363 carcinomas de pulmón no microcíticos)	Japonesa, no otros criterios	IHQ, DAKO ALK1 1:20	4,3 % en adenocarcinoma: 3,1 % en carcinoma de pulmón no microcítico	RT-PCR	Cinco casos en adenocarcinomas y ninguno en otras histologías
						Predominio en adenocarcinoma acinar (54,5 %)
						Predominio en no fumadores (63,6 %)
						Exclusión de EGFR y RAS, en un caso asociado a mutación de p53
						IHQ S 100 %, E NR

Continúa

Continuación

Autores	N° muestras analizadas	Población	Técnica	Resultados positivos ALK	Confirmación	Otros resultados de interés
Wong, 2009[22]	266	China, no otros criterios	RT-PCR	6,2 % adeno, 4,9 % en carcinoma de pulmón no microcítico	IHQ, DAKO ALK1 1:1000	En todos los casos adenocarcinomas, 90,9 % no fumadores
						Exclusión de EGFR y RAS, en un caso asociado a mutación de p53
						EGFR y KRAS negativo, incrementa la proporción de EML4-ALK hasta 1,8 % en hombres no fumadores y 6,5 % en mujeres no fumadoras
Shaw, 2009[24]	141	Selección clínica	FISH, LSI ALK a *	11,1 %	IHQ, DAKO ALK1, RT-PCR	Población seleccionada según criterios clínicos (al menos dos): población asiática, adenocarcinoma, no hábito tabáquico, sexo femenino
						Más frecuente en hombres, adenocarcinoma (predominio de células en anillo de sello), menor edad, no hábito tabáquico
						Similar respuesta a quimioterapia y menor respuesta a ITQ respecto a grupos con mutaciones en EGFR y KRAS
						89 % de ALK en estadio IV
						Exclusión de EGFR y KRAS en todos los casos

Rodig, 2009[30]	358	Selección clínica (adenocarcinomas)	DAKO ALK1 ALK1 1:2	5,6%	FISH	Asociacion de ALK con edad menor, adenocarcinoma sólido, células en anillo de sello y estadios avanzados
						IHQ S 80 y 40% sin y con amplificación con tiramina frente a FISH S 95%
						Excluyente de mutaciones de EGFR
Martelli, 2009[25]	120	Italia, España	DAKO ALK1 ALK1, ALKc (SP8) y 5A4	7,5%	FISH, RT-PCR	IHQ S 0% y E 0% (detección en áreas no tumorales distantes al tumor)
Boland, 2009[27]	35	Selección clínica (adenocarcinomas)	DAKO ALK1, ALK1 1:100	2%	FISH, RT-PCR	S 100% y E 100% (en cohorte independiente de 335 casos de carcinoma de pulmón no microcítico)
Takeuchi, 2009[18]	130	Japonesa, seleccion clínica	ALK1, 5A4	6,15%	RT-PCR	IHQ S 100% y E 100% para ambos Ac
						Metodo iAEP empleado en la interpretacion del resultado de IHQ
						La utilización conjunta de iAEP y PCR facilita la identificación de nuevas variantes de ALK
Mino-Kenudson, 2010[28]	153	EEUU Selección clínica (adenocarcinomas)	DAKO ALK1 ALK1 1:50, 1:2	14,4%	FISH, RT-PCR	La expresión de la proteína ALK es menor en el adenocarcinoma de pulmón que en otros tumores, lo que dificulta la interpretación de falsos negativos
			D5F3			La utilización de nuevos Ac a mayores concentraciones mejora la S de la IHQ sin detrimento de la E
						ALK1 S 67% y E 97% frente a D5F3 S 100% y E 99%

Continúa

Continuación

Autores	Nº muestras analizadas	Población	Técnica	Resultados positivos ALK	Confirmación	Otros resultados de interés
Ross-Camidge, 2010[33]	61 adenocarcinomas (66 carcinomas de pulmón no microcíticos)	Caucásica, hispana	FISH, LSI ALK a,b *	21,3 % (19,7 %)	No	En todos los casos adenocarcinomas, 60 % no fumadores Un caso con mutación de EGFR concomitante (exón 20) Ningún caso en la serie con mutación de KRAS No amplificación de MET concomitante Incremento de S y E de FISH al 100 % cuando se analizan al menos cuatro áreas tumorales Positividad de ALK en 54 % de tumor frente a 6,8 % de áreas adyacentes al tumor en tumores ALK positivos Positividad de ALK en 6 % de tumor frente a 6 % de áreas adyacentes al tumor en tumores ALK negativos
Kwak, 2010[26]	82 de 1.500	Selección molecular	FISH, LSI ALK a,b *	5,4 %	RT-PCR, IHQ (retrospectiva)	Beneficio del tratamiento con crizotinib: TR 57 %, EE 33 %, tasa de SLP a 6 meses 72 %
Salido, 2011[34]	107	España, EEUU, no otros criterios	FISH, LSI ALK a,b,c (d)	3 %	IHQ, DAKO ALK1	Dos casos EML4-ALK, un caso ?-ALK IHQ positiva en los dos casos EML4-ALK y negativa en el caso ?-ALK FISH: 63 % ganancia de copias y 17 % amplificación de ALK. Significado predictivo desconocido

Paik, 2011[32]	465	Coreana, no otros criterios	IHQ, 5A4 1:30	8,6%	FISH, LSI ALK	FISH positiva en 19/453 (4,2%) FISH correlación con IHQ con puntuación de 3, 1 y 0. Con puntuación de 2, FISH variable S y E de IHQ 100% y 95,8%, respectivamente. FP IHQ 1,5% Exclusión de EGFR y KRAS en todos los casos
Yi, 2011[31]	101	Japonesa, selección clínica	DAKO ALK11 1:100	9,9%	FISH, LSI ALK A *	IHQ S 90% y E 97,8% Tasa de falsos negativos 10% y tasa de falsos positivos 2,2% mediante IHQ IHQ buena técnica inicial de cribado, necesidad de confirmar el resultado en casos con puntuaciones intermedias
Shaw, 2011[29]	92 ALK+ frente a 320 ALK-	Selección molecular	FISH, LSI ALK a,b	22,3%	RT-PCR, IHQ (retrospectiva)	Valor predictivo de ALK, no valor pronóstico Más frecuente en hombres, adenocarcinoma, edad menor, no hábito tabáquico, población caucásica

*Tabla 2. Resumen de los principales estudios según las técnicas diagnósticas empleadas. ALK: anaplastic lymphoma kinase; ALK+: presencia de reordenamiento en ALK; E: especificidad; EE: enfermedad estable; EGFR: epidermal growth factor receptor; EML4: echinoderm microtubule-associated protein-like; FISH: fluorescence in situ hybridization; FISH interpretación de resultados: a) señales separadas verde y roja, b) señal roja única, c) señal verde única, d) ganancia de copias/amplificación, *: > 15% de células con presencia de reordenamientos; IHQ: inmunohistoquímica; ITQ: inhibidores de la tirosina cinasa; KRAS: Kristen rat sarcoma; m: meses; NR: no reportado; RT-PCR: reverse transcription polymerase chain reaction; S: sensibilidad; SLP: supervivencia libre de progresión; TR: tasa de respuesta. Nombres comerciales de los productos empleados en cada técnica: DAKO Mouse Monoclonal Anti-Human CD246, ALK Protein Clone ALK1 (Dako, Dermank and CA); D5F3 Rabbit monoclonal anti-human CD246, clones D5F3 y D9E4 (Cell Signaling Technology, Danvers, MA); 5A4 Mouse monoclonal anti CD246, clone 5A4 (Novocastra, Newcastle, UK); LSI ALK (Abbott), Sonda ALK Vysis LSI ALK Dual Color, Break Apart Rearrangement Probe (Abbott Molecular, Abbott Park, IL).*

Autores y población de estudio	Características clínicas y patológicas	Proporción general en el estudio	Resultado ALK+ por subgrupos
Soda, 2007[14] N = 33 Japonesa	No fumadores frente a fumadores	27,3% y 72,7%	11,1% y 8,3%
	Adenocarcinoma frente a otros	54,5% y 45,4%	5,5% y 13,3%
	H frente a M	66% y 33%	9,15% ambos grupos
	Edad	NR	NR
Inamura, 2008[20] N = 149 Japonesa	No fumadores frente a fumadores	43,6% y 56,4%	4,6% y 2,4%
	Adenocarcinoma frente a otros	67,4% y 32,6%	3,4% y 0%
	H frente a M	54% y 46%	2,5% y 4,3%
	Edad	63,4 años	59,4 años
Shinmura, 2008[21] N = 77 Japonesa	No fumadores frente a fumadores	35% y 65%	0% y 4,8%
	Adenocarcinoma frente a otros	65% y 35%	2% y 0%
	H frente a M	50,6% y 49,4%	2,9% y 2,6%
	Edad	64,3 años	54 años
Inamura, 2009[23] N = 363 Japonesa	No fumadores frente a fumadores	41,5% y 58,1%	5,7% y 3,4%
	Adenocarcinoma frente a otros	69,7% y 30,3%	4,3% y 0%
	V frente a M	53% y 47%	3,7% y 5,1%
	Edad	64 años	56 años
Shaw, 2009[24] N = 141 Selección clínica	No fumadores frente a fumadores	60% y 40%	23,7% y 6,1%
	Adenocarcinoma frente a otros	63% y 37%	17,9% y 5,8%
	H frente a M	66% y 34%	22,9% y 8,6%
	Edad	63 años	52 años
Wong, 2009[22] N = 266 China	No fumadores frente a fumadores	53% y 47%	8,5% y 0,8%
	Adenocarcinoma frente a otros	78,6% y 21,4%	6,2% y 0%
	H frente a M	50,4% y 49,6%	1,9% y 3%
	Edad	64 años	59 años
Rodig, 2009[30] N = 358 EEUU	No fumadores frente a fumadores	25,4% y 74,6%	15,4% y 6%
	Adenocarcinoma frente a otros	100% y 0%	5,6% y 0%
	H frente a M	25,9% y 74,1%	11,8% y 8,4%
	Edad	66 años	51 años

Autores y población de estudio	Características clínicas y patológicas	Proporción general en el estudio	Resultado ALK+ por subgrupos
Martelli, 2009[25] N = 120 Italia, España	No fumadores frente a fumadores	13,3% y 86,7%	6,25% y 7,9%
	Adenocarcinoma frente a otros	52,5% y 47,5%	4,76% y 10,5%
	H frente a M	80% y 20%	8,3% y 4,1%
	Edad	67 años	64 años
Camidge, 2010[33] N = 66 Caucásica, hispana	No fumadores frente a fumadores (N = 55)	60% y 40%	39,4% y 0%
	Adenocarcinoma frente a otros	92,4% y 7,5%	21,3% y 0%
	H frente a M	NR	5 H, 9 M
	Edad	NR	53 años
Salido, 2011[34] N = 107 Caucásica	No fumadores frente a fumadores	15% y 85%	0% y 3,2%
	Adenocarcinoma frente a otros	65% y 35%	2,8% y 2,6%
	H frente a M	77% y 23%	2,43% y 4%
	Edad	66 años	73 años
Paik, 2011[32] N = 465 China	No fumadores frente a fumadores	37,7% y 62,3%	5,8% y 3,2%
	Adenocarcinoma frente a otros	58,1% y 41,9%	6,8% y 0,8%
	H frente a M	68,2% y 31,8%	3,6% y 5,5%
	Edad	NR	48,7 años
Yi, 2011[31] N = 101 Japonesa, seleccionada	No fumadores frente a fumadores	NR	NR
	Adenocarcinoma frente a otros	NR	100%
	H frente a M	NR	5 H, 5 M
	Edad	NR	56 años
Kwak, 2010[26] N = 82 Selección molecular	No fumadores frente a fumadores	NR	76% y 24%
	Adenocarcinoma frente a otros	NR	96% y 4%
	H frente a M	NR	52% y 48%
	Edad	NR	43
Shaw, 2011[29] N = 412 Selección molecular	No fumadores frente a fumadores	42,5% y 54,5%	40% y 9,2%
	Adenocarcinoma frente a otros	91,5% y 8,5%	23,3% y 11,42%
	H frente a M	41,5% y 58,5%	27% y 19,6%
	Edad	59,3 años	51 años

Tabla 3. Resumen de los principales estudios sobre ALK y resultados según subgrupos de pacientes. ALK: anaplastic lymphoma kinase; H: hombres; M: mujeres; NR: no reportado.

Bibliografía

1. Iwahara T, Fujimoto J, Wen D, Cupples R, Bucay N, Arakawa T, *et al.* Molecular characterization of ALK, a receptor tyrosine kinase expressed specifically in the nervous system. Oncogene. 1997; 14: 439-49.
2. Morris SW, Naeve C, Mathew P, James PL, Kirstein MN, Cui X, *et al.* ALK, the chromosome 2 gene locus altered by the t(2;5) in non-Hodgkin's lymphoma, encodes a novel neural receptor tyrosine kinase that is highly related to leukocyte tyrosine kinase (LTK). Oncogene. 1997; 14: 2175-88.
3. Webb TR, Slavish J, George RE, Look AT, Xue L, Jiang Q, *et al.* Anaplastic lymphoma kinase: role in cancer pathogenesis and small-molecule inhibitor development for therapy. Expert Rev Anticancer Ther. 2009; 9: 331-56.
4. Morris SW, Kirstein MN, Valentine MB, Dittmer KG, Shapiro DN, Saltman DL, *et al.* Fusion of a kinase gene, ALK, to a nucleolar protein gene, NPM, in non-Hodgkin's lymphoma. Science. 1994; 263: 1281-4.
5. Vernersson E, Khoo NK, Henriksson ML, Roos G, Palmer RH, Hallberg B. Characterization of the expression of the ALK receptor tyrosine kinase in mice. Gene Expr Patterns. 2006; 6: 448-61.
6. Lee HH, Norris A, Weiss JB, Frasch M. Jelly belly protein activates the receptor tyrosine kinase Alk to specify visceral muscle pioneers. Nature. 2003; 425: 507-12.
7. Bazigou E, Apitz H, Johansson J, Lorén CE, Hirst EM, Chen PL, *et al.* Anterograde Jelly belly and Alk receptor tyrosine kinase signaling mediates retinal axon targeting in Drosophila. Cell. 2007; 128: 961-75.
8. Stoica GE, Kuo A, Aigner A, Sunitha I, Souttou B, Malerczyk C, *et al.* Identification of anaplastic lymphoma kinase as a receptor for the growth factor pleiotrophin. J Biol Chem. 2001; 276: 16772-9.
9. Le Beau MM, Bitter MA, Larson RA, Doane LA, Ellis ED, Franklin WA, *et al.* The t(2;5) (p23;q35): a recurring chromosomal abnormality in Ki-1-positive anaplastic large cell lymphoma. Leukemia. 1989; 3: 866-70.
10. Debelenko LV, Arthur DC, Pack SD, Helman LJ, Schrump DS, Tsokos M. Identification of CARS-ALK fusion in primary and metastatic lesions of an inflammatory myofibroblastic tumor. Lab Invest. 2003; 83: 1255-65.
11. Chen Y, Takita J, Choi YL, Kato M, Ohira M, Sanada M, *et al.* Oncogenic mutations of ALK kinase in neuroblastoma. Nature. 2008; 455: 971-4.
12. Murugan AK, Xing M. Anaplastic thyroid cancers harbor novel oncogenic mutations of the ALK gene. Cancer Res. 2011; 71: 4403-11.
13. van Gaal JC, Flucke UE, Roeffen MH, de Bont ES, Sleijfer S, Mavinkurve-Groothuis AM, *et al.* Anaplastic lymphoma kinase aberrations in rhabdomyosarcoma: clinical and prognostic implications. J Clin Oncol. 2012; 30: 308-15.
14. Soda M, Lim Choi Y, Enomoto M, Takada S, Shihiro Yamashita Y, Ishikawa S, *et al.* Identification of the transforming EML4-ALK fusion gene in non-small-cell lung cancer. Nature. 2007; 448: 561-6.
15. Rikova K, Guo A, Zeng Q, Possemato A, Yu J, Haack H, *et al.* Global survey of phosphotyrosine signaling identifies oncogenic kinases in lung cancer. Cell. 2007; 131: 1190-203.
16. McDermott U, Iafrate AJ, Gray NS, Shioda T, Classon M, Maheswaran S, *et al.* Genomic alterations of anaplastic lymphoma kinase may sensitize tumors to anaplastic lymphoma kinase inhibitors. Cancer Res. 2008; 68: 3389-95.
17. Souttou B, Carvalho NB, Raulais D, Vigny M. Activation of anaplastic lymphoma kinase receptor tyrosine kinase induces neuronal differentiation through the mitogen-activated protein kinase pathway. J Biol Chem. 2001; 276: 9526-31.
18. Takeuchi K, Choi YL, Togashi Y, Soda M, Hatano S, Inamura K, *et al.* KIF5B-ALK, a novel fusion oncokinase identified by an immunohistochemistry-based diagnostic system for ALK-positive lung cancer. Clin Cancer Res. 2009; 15: 3143-9.
19. Koivunen JP, Mermel C, Zejnullahu K, Murphy C, Lifshits E, Holmes AJ, *et al.* EML4-ALK fusion gene and efficacy of an ALK kinase inhibitor in lung cancer. Clin Cancer Res. 2008; 14: 4275-83.
20. Inamura K, Takeuchi K, Togashi Y, Nomura K, Ninomiya H, Okui M, *et al.* EML4-ALK fusion is linked to histological characteristics in a subset of lung cancers. J Thorac Oncol. 2008; 3: 13-7.

21. Shinmura K, Kageyama S, Tao H, Bunai T, Suzuki M, Kamo T, *et al.* EML4-ALK fusion transcripts, but no NPM-, TPM3-, CLTC-, ATIC-, or TFG-ALK fusion transcripts, in non-small cell lung carcinomas. Lung Cancer. 2008; 61: 163-9.

22. Wong DW, Leung EL, So KK, Tam IY, Sihoe AD, Cheng LC, *et al.* The EML4-ALK fusion gene is involved in various histologic types of lung cancers from nonsmokers with wild-type EGFR and KRAS. Cancer. 2009; 115: 1723-33.

23. Inamura K, Takeuchi K, Togashi Y, Hatano S, Ninomiya H, Motoi N, *et al.* EML4-ALK lung cancers are characterized by rare other mutations, a TTF-1 cell lineage, an acinar histology, and young onset. Mod Pathol. 2009; 22: 508-15.

24. Shaw AT, Yeap BY, Mino-Kenudson M, Digumarthy SR, Costa DB, Heist RS, *et al.* Clinical features and outcomes of patients with non-small cell lung cancer who harbor EML4-ALK. J Clin Oncol. 2009; 27: 4247-53.

25. Martelli MP, Sozzi G, Hernández L, Pettirossi V, Navarro A, Conte D, *et al.* EML4-ALK rearrangement in non-small cell lung cancer and non-tumor lung tissues. Am J Pathol. 2009; 174: 661-70.

26. Kwak EL, Bang YJ, Camidge DR, Shaw AT, Solomon B, Maki RG, *et al.* Anaplastic lymphoma kinase inhibition in non-small-cell lung cancer. N Engl J Med. 2010; 363: 1693-703.

27. Boland JM, Erdogan S, Vasmatzis G, Yang P, Tillmans LS, Johnson MR, *et al.* Anaplastic lymphoma kinase immunoreactivity correlates with ALK gene rearrangement and transcriptional up-regulation in non-small cell lung carcinomas. Hum Pathol. 2009; 40: 1152-8.

28. Mino-Kenudson M, Chirieac LR, Law K, Hornick JL, Lindeman N, Mark EJ, *et al.* A novel, highly sensitive antibody allows for the routine detection of ALK-rearranged lung adenocarcinomas by standard immunohistochemistry. Clin Cancer Res. 2010; 16: 1561-71.

29. Shaw AT, Yeap BY, Solomon BJ, Riely GJ, Gainor J, Engelman JA, *et al.* Effect of crizotinib on overall survival in patients with advanced non-small-cell lung cancer harbouring ALK gene rearrangement: a retrospective analysis. Lancet Oncol. 2011; 12: 1004-12.

30. Rodig SJ, Mino-Kenudson M, Dacic S, Yeap BY, Shaw A, Barletta JA, *et al.* Unique clinicopathologic features characterize ALK-rearranged lung adenocarcinoma in the western population. Clin Cancer Res. 2009; 15: 5216-23.

31. Yi ES, Boland JM, Maleszewski JJ, Roden AC, Oliveira AM, Aubry MC, *et al.* Correlation of IHC and FISH for ALK gene rearrangement in non-small cell lung carcinoma: IHC score algorithm for FISH. J Thorac Oncol. 2011; 6: 459-65.

32. Paik JH, Choe G, Kim H, Choe JY, Lee HJ, Lee CT, *et al.* Screening of anaplastic lymphoma kinase rearrangement by immunohistochemistry in non-small cell lung cancer: correlation with fluorescence in situ hybridization. J Thorac Oncol. 2011; 6: 466-72.

33. Camidge DR, Kono SA, Flacco A, Tan AC, Doebele RC, Zhou Q, *et al.* Optimizing the detection of lung cancer patients harboring anaplastic lymphoma kinase (ALK) gene rearrangements potentially suitable for ALK inhibitor treatment. Clin Cancer Res. 2010; 16: 5581-90.

34. Salido M, Pijuan L, Martínez-Avilés L, Galván AB, Cañadas I, Rovira A, *et al.* Increased ALK gene copy number and amplification are frequent in non-small cell lung cancer. J Thorac Oncol. 2011; 6: 21-7.

Capítulo 8

Tratamiento de los pacientes con translocación de ALK y mecanismos de resistencia

Y. García

Servicio de Oncología Médica
Consorci Sanitari Universitari Parc Taulí
Sabadell (Barcelona)

Correspondencia:
Dra. Yolanda García García
ygarcia@tauli.cat

Sinopsis

Desde que en 2004 se comunicara la existencia de la translocación de *ALK (anaplastic lymphoma kinase)* con *EML4 (echinoderm microtubule-associated protein-like 4)* en el cáncer de pulmón no microcítico como diana terapéutica, el desarrollo y la comercialización del crizotinib, un inhibidor de ALK, ha sido vertiginoso y ejemplar: desde el inicio de un ensayo de fase I en que se detectó actividad en pacientes con cáncer de pulmón no microcítico con ALK translocado (ALK+), con la posterior extensión a la fase II con población enriquecida de cáncer de pulmón no microcítico ALK+, la iniciación de estudios de fase II en cáncer de pulmón no microcítico ALK+ y la prácticamente simultánea puesta en marcha de estudios de fase III, todavía pendientes de resultados, hasta la aprobación acelerada del crizotinib en agosto de 2011 por la Food and Drugs Administration (FDA) de EEUU para pacientes con cáncer de pulmón no microcítico ALK+ en cualquier línea de tratamiento. Sabemos muy poco de la evolución natural de los pacientes con cáncer de pulmón no microcítico ALK+, si excluimos que es un excelente biomarcador predictivo de respuesta al tratamiento con inhibidores de ALK. Pese a la alta eficacia del crizotinib, el tumor progresa en un intervalo medio de 10 meses, por lo que la investigación sobre los mecanismos de resistencia primaria o secundaria a los inhibidores de ALK ha tomado marcada importancia. En este capítulo se revisan la evolución natural de los pacientes con cáncer de pulmón no microcítico antes de disponer de los inhibidores de ALK, el desarrollo clínico del tratamiento con estos nuevos fármacos (principalmente con crizotinib), los mecanismos de resistencia que se han propuesto hasta el momento y sus posibles implicaciones en el tratamiento posterior a los inhibidores de ALK en estos pacientes, así como la investigación actualmente en curso para este subtipo molecular de cáncer de pulmón no microcítico.

1 Tratamiento de los pacientes con translocación de ALK

Los reordenamientos cromosómicos que afectan al gen *ALK (anaplastic lymphoma kinase)* que condicionan una activación oncogénica ocurren en una variedad de enfermedades, como el linfoma anaplásico de células grandes y el tumor mioinflamatorio fibroblástico, y en 2007 se comunicó la existencia del oncogén de fusión de *ALK* con la pareja más habitual *EML4 (echinoderm microtubule-associated protein-like 4)* en pacientes con cáncer de pulmón no microcítico, aunque también se han descrito fusiones con otros genes, como *TFG* y *KIF5B*.[1,2] En condiciones normales, la activación de la señal de ALK nativa es rara en los adultos, pero en el desarrollo embrionario está activada, vía unión con ligando, en el intestino y el sistema nervioso.[3-5] En el cáncer de pulmón no microcítico con translocación de ALK, la proteína de fusión resultante que se dimeriza simulando la unión al ligando produce la activación de la señalización intracelular de las vías JAK/STAT, PI3K/AKT y MEK/ERK, que promueven la proliferación y diferenciación celular, y producen señales antiapoptóticas.[6] Rápidamente despertó interés como diana terapéutica este oncogén que afecta al 2 % a 7 % de la población general con cáncer de pulmón no microcítico.[7] El hallazgo de ALK+ se ha relacionado con ciertas características clínicas, de manera que en presencia de alguna de las siguientes aumenta al 13 % la probabilidad de presentar una translocación de ALK: etnia asiática y nunca o poco fumador. Además, se ha descrito que los pacientes ALK+ son más jóvenes, con una edad media de 52 años, y que de forma frecuente presentan histología con células en anillo de sello.[7] Sin embargo, la ausencia de dichas características clínicas no excluye la posibilidad de presentar una translocación de ALK.

1.1 *Evolución natural de los pacientes con translocación de ALK*

Los pacientes ALK+ son un subgrupo diferente de cáncer de pulmón no microcítico, similar a los pacientes con mutación de EGFR *(epidermal growth factor receptor)* o de

K-RAS *(Kirsten rat sarcoma viral oncogene homolog),* cuando hablamos de la génesis tumoral y de la terapéutica. La dependencia de estos tumores de este conductor oncogénico *(oncodriver)* para el que se han diseñado tratamientos específicos tiene una especial relevancia clínica.

Sin embargo, en cuanto a la evolución natural y el pronóstico de los pacientes ALK+, poco se conoce. Hay estudios de diferente diseño (de casos y controles apareados, grandes ensayos clínicos o retrospectivos con bases de datos) que ofrecen datos contradictorios sobre el pronóstico respecto a los pacientes ALK salvaje.[7-10] En cuanto a la respuesta a la quimioterapia, se ha observado una similar respuesta en pacientes ALK + y ALK-, pero también hay datos sobre un mayor beneficio del tratamiento con agentes de quimioterapia como el pemetrexed para el subgrupo de pacientes ALK+,[10-12] aunque hay que considerarlos con cautela porque provienen de estudios pequeños y retrospectivos. Lo que sí que es muy importante es de qué forma el tratamiento específico de estos pacientes puede mejorar el pronóstico. No se dispone de resultados de estudios prospectivos que evalúen la respuesta al tratamiento estándar en comparación con inhibidores de ALK, ya que actualmente están en curso, pero sí de datos retrospectivos obtenidos al comparar la evolución y la supervivencia de dos cohortes de pacientes ALK+, una que recibió crizotinib dentro de un ensayo clínico de fase I con 86 pacientes analizados y otra de 32 pacientes que no lo recibió. Los resultados de este estudio ponen de manifiesto una diferencia en la supervivencia a dos años desde el diagnóstico a favor de crizotinib (54 % frente a 36 %).[13]

Los pacientes con cáncer de pulmón no microcítico ALK+ disponen en la actualidad del crizotinib, el único tratamiento aprobado por la FDA y la Agencia Europea de Medicamentos dirigido a la inhibición de la proteína de fusión oncogénica, una proteína receptora con actividad tirosina cinasa, consecuencia de la translocación de *ALK* con *EML4.*

1.2   Desarrollo clínico del crizotinib

Los datos preclínicos sugerían la posible actividad del crizotinib frente a MET y ALK, pero fueron los datos observados en pacientes ALK+ los que aceleraron su aprobación por la FDA.[14]

En el estudio de fase I de escalada de dosis se observaron respuestas espectaculares en dos pacientes con cáncer de pulmón que presentaban la translocación EML4-ALK, lo que llevó a realizar una enmienda que permitiera la inclusión de una cohorte más amplia de este tipo de pacientes. Tras el cribado de 1.500 pacientes, se incluyeron 82 (incidencia de ALK+: 5,5 %) con una edad media de 51 años, y el 52 % eran hombres. Un 35 % eran asiáticos, la mayoría (83 %) tenían un estado general ECOG 0-1 y un 59 % había recibido dos o más tratamientos. El 96 % tenían histología de adenocarcinoma, y se observó una alta frecuencia del subtipo de células en anillo de sello. El 94 % de los pacientes eran no fumadores o fumadores ocasionales (≤ 10 paquetes al año). La tasa de respuesta global fue del 57 %, con un beneficio clínico (respuestas parciales + completas + estabilizaciones) del 88 % y una tasa de supervivencia libre de progresión a los seis meses del 72 %. Si lo comparamos con lo esperable en este tipo de población en tercera línea o más, la tasa de respuestas esperada es de aproximadamente un 10 % y el tiempo hasta la progresión ronda los dos o tres meses.[15] Los datos se actualizaron en 2011 y se confirmó una mediana de supervivencia libre de progresión de 10 meses en un total de 119 pacientes.[16]

Tras la comunicación de estos datos se iniciaron, de forma prácticamente simultánea, un estudio de fase II (PROFILE 1005) en pacientes con cáncer de pulmón y una translocación de ALK demostrada por hibridación in situ con fluorescencia (FISH, *fluorescent in situ hybridization*) en cualquier línea de tratamiento, y dos estudios de fase III de comparación con quimioterapia convencional en primera línea (PROFILE 1014 – NCT01154140) y en segunda línea (PROFILE 1007 – NCT00932893).[17] En estos dos últimos, por cuestiones éticas, se permite el cruce a tratamiento con crizotinib en el momento de la progresión en la rama de quimioterapia convencional, por lo que los resultados de supervivencia global de los estudios no serán valorables y el objetivo primario de ambos estudios es la supervivencia libre de progresión. Los resultados comunicados del estudio PROFILE 1005, que incluyó 76 pacientes, muestran un 54 % de respuestas globales y un control de la enfermedad del 91 %. Los estudios PROFILE 1014 y PROFILE 1007 aún están en marcha y no se dispone de datos. Serán de particular interés los resultados de la comparación en primera línea de un esquema de quimioterapia considerado óptimo para adenocarcinomas de pulmón, como cisplatino-pemetrexed, en el grupo control del estudio PROFILE 1014, y comprobar si en primera línea los resultados de eficacia en términos de supervivencia libre de progresión son mejores.

1.3 *Seguridad y toxicidad del crizotinib*

Aunque el 96 % de los pacientes de los estudios iniciales con crizotinib refiriesen efectos relacionados con el tratamiento, la mayoría fueron leves (grados 1-2 CTC-AE 3.0). Dada la supuesta implicación de ALK en el desarrollo del sistema nervioso y del tubo digestivo, no sorprende la aparición de efectos secundarios de tipo digestivo (diarreas) y neurológico (alteraciones visuales),[3,5,18] aunque datos recientes ponen en duda la relación de la toxicidad ocular con la inhibición de ALK, ya que los pacientes tratados con LDK378, un inhibidor selectivo de ALK, no presentaron alteraciones visuales.[19] Los efectos visuales más frecuentes son en forma de breves haces de luz, destellos o persistencia de la imagen, que suelen producirse en momentos de cambio en la intensidad de la luz ambiental. El descanso del tratamiento y la reducción de la dosis permiten, en general, reintroducir el crizotinib.

Se ha observado una toxicidad de especial mención en los pacientes tratados con crizotinib: los quistes renales y la bradicardia; suelen cursar sin síntomas y se recomienda vigilancia y tratamiento según los protocolos estándar. En los hombres se ha comunicado

Efectos secundarios frecuentes (%)		Efectos secundarios graves (3-4), todos < 1-5 %
Alteraciones visuales	62	Estomatitis
Náuseas	53	Estreñimiento
Diarrea	43	Fatiga
Vómitos	40	Disnea
Estreñimiento	27	Neuropatía
Anorexia	19	Neumonitis
Alteraciones esofágicas	11	Aumento ASAT y ALAT
Edema	28	Neutropenia
Fatiga	20	Linfocitopenia
Inestabilidad	16	Hipofosfatemia
Neuropatía	13	**Efectos secundarios característicos de crizotinib**
Disgeusia	12	Quistes renales (raros)
Exantema	10	Bradicardia asintomática (frecuencia desconocida)
Aumento ALAT	13	Descenso rápido de testosterona en hombres (frecuente)

Tabla 1. Resumen de las toxicidades frecuentes del crizotinib según los resultados de los estudios comunicados hasta la fecha. ALAT: Alanina aminotransferasa; ASAT: aspartato aminotransferasa.

un descenso rápido de la testosterona, por lo que se aconseja monitorizar y suplementar apropiadamente. Otro efecto asociado con el tratamiento son los edemas periféricos, que se relacionan con un efecto de clase de la inhibición de MET.

En general, el crizotinib es un tratamiento con un excelente perfil de toxicidad (véase la tabla 1), lo que sumado a una alta tasa de control de la enfermedad de inicio rápido se traduce en una mejoría clínica de los pacientes, y por ello constituye el tratamiento de elección actual para los pacientes con cáncer de pulmón no microcítico ALK+.

2   Resistencia a los inhibidores de ALK

La aparición de resistencias a los tratamientos dirigidos, sea primaria o secundaria, es un problema importante, y superarlo es un reto para la comunidad científica. A continuación se comentan los datos disponibles, según los han catalogado Katayama *et al.*[20] y Doebele *et al.*[21], sobre los mecanismos de resistencia a los inhibidores de ALK.

2.1 Mecanismos de resistencia

2.1.1 Resistencia primaria

En los pacientes con translocación de ALK se observan pocos casos de resistencia primaria y no conocemos casi nada sobre los mecanismos implicados. Se ha propuesto como causa una inhibición insuficiente de la diana por el crizotinib, que podría revertirse con inhibidores de ALK de segunda generación (véase la figura 1).[22,23]

2.1.2 Resistencia secundaria

La mayoría de los pacientes en tratamiento con inhibidores de ALK desarrollan, en un plazo de tiempo medio de unos 10 meses, una resistencia secundaria.[16,17] Los estudios realizados en líneas celulares, modelos en ratones y biopsias de pacientes tratados con inhibidores de ALK nos han permitido ahondar en los mecanismos de resistencia.[24] Hasta ahora clasificamos la resistencia secundaria a los inhibidores de ALK en dos grandes grupos (véase la figura 1):

- Resistencia relacionada con ALK: en estos casos, la señal de ALK como mecanismo predominante de crecimiento celular está preservada.

    a) Mutación de tipo portero *(gatekeeper)* del bolsillo de unión del crizotinib (similar a T790M en la mutación de EGFR).
    b) Ganancia en número de copias de ALK.
    c) Penetrancia inadecuada del crizotinib en el sistema nervioso central.

- Resistencia secundaria no relacionada con ALK.

    a) Activación de vías alternativas a ALK.
    b) Desconocida.

2.2 Resistencia secundaria relacionada con ALK

2.2.1 Mutaciones de tipo portero (gatekeeper)

Con el conocimiento previo de las mutaciones tipo *gatekeeper* en los tumores con mutación de EGFR resistentes a los inhibidores de la tirosina cinasa del EGFR, se suponía que éste era un mecanismo de resistencia importante a los inhibidores de la tirosina cinasa de ALK. En los tumores con una mutación tipo *gatekeeper* se genera un cambio conforma-

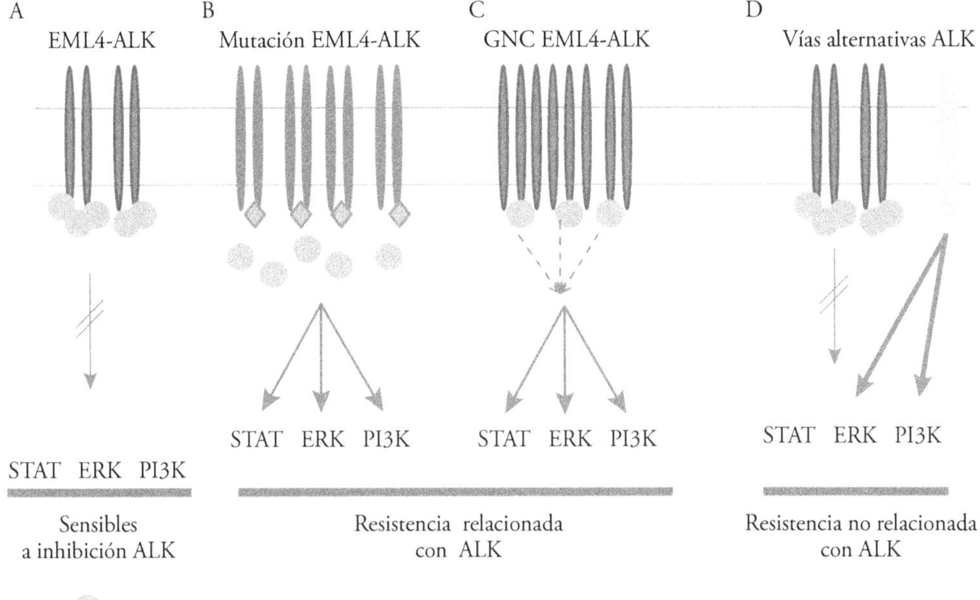

Figura 1. Clasificación general de los mecanismos de resistencia al crizotinib. A) La proteína de fusión dimerizada presenta inhibición por crizotinib de la cascada de señalización intracelular de las vías proliferativas. B) La translocación de ALK presenta una segunda mutación de resistencia que impide la acción del crizotinib en la diana, permitiendo la activación de las cascadas de señalización intracelular dependientes de ALK. C) Se produce una ganancia del número de copias del gen de fusión, que se traduce en un incremento de la señalización intracelular que es inhibido parcialmente por el crizotinib. D) Pese a la correcta inhibición por crizotinib de la diana, aparecen vías alternativas de señalización intracelular que producen un escape al efecto inhibidor del crizotinib.

cional en el bolsillo de unión del inhibidor de la tirosina cinasa, que disminuye de forma marcada la potencia del inhibidor sobre la cinasa.[25] Si bien es un mecanismo presente en los pacientes con resistencia a los inhibidores de ALK, sólo el 22 % al 36 % de ellos presentan este tipo de mutación tras la secuenciación de los exones del dominio tirosina cinasa de ALK como mecanismo de resistencia predominante (véase la tabla 2).[20,26] Se han comunicado varias mutaciones en el dominio tirosina cinasa de ALK en tumores resistentes al crizotinib (véase la figura 2).

2.2.2   Ganancia en número de copias de ALK

La ganancia en número de copias de un oncogén se ha descrito como un posible mecanismo de resistencia adquirida en estudios in vitro.[25] De un 6 % a un 9 % de los pacientes con cáncer de pulmón y translocación de ALK, después de recibir tratamiento con crizotinib presentan un aumento del número de copias detectadas por FISH en comparación con la muestra inicial.[20,21,26] En algún caso se ha detectado de manera concurrente un

Alteración	Doebele *et al.*[21] n = 16	Katayama *et al.*[20] n = 18	Otras comunicaciones
Mutación ALK			
1151T inserción		6%	
L1152R			
C1156Y			
F1174C/L	6%		Un paciente[4]
L1196M (portero)	13%	6%	Un paciente (+L1196M)[5] Un paciente[6]
G1202R		6%	Un paciente[5]
D1203N	6%		
S1206Y		6%	
G1269A	13%		
Ganancia número copias ALK	19%	6%	
Activación vías alternativas	13%	No observada	
Mutación EGFR (L858R)	19%	No observada	
Mutación KRAS	No realizada	No observada	
Amplificación KIT			
Desconocida	19%	66%	Un paciente[7]

Tabla 2. Resumen de las dos principales series de casos que han estudiado la resistencia adquirida a los inhibidores de ALK en los pacientes con translocación de ALK.

aumento del número de copias y la presencia de mutaciones de resistencia, por lo que se ha propuesto que podría ser la fase previa al desarrollo de mutaciones de resistencia del dominio tirosina cinasa de ALK.[21]

2.2.3 *Mala penetración del crizotinib en el sistema nervioso*

En los pacientes en tratamiento con inhibidores de ALK es frecuente la aparición de metástasis en el sistema nervioso, parenquimatosas o leptomeníngeas, durante la evolución de la enfermedad o como fallo del tratamiento con el inhibidor de ALK crizotinib.[13] Cuando se han estudiado las concentraciones de crizotinib en el líquido cefalorraquídeo de estos pacientes han sido prácticamente indetectables.[27] Sin embargo, el tratamiento en caso de carcinomatosis meníngea con radioterapia o con metotrexato intratecal y la posterior continuación con crizotinib ha controlado la enfermedad de forma eficaz según

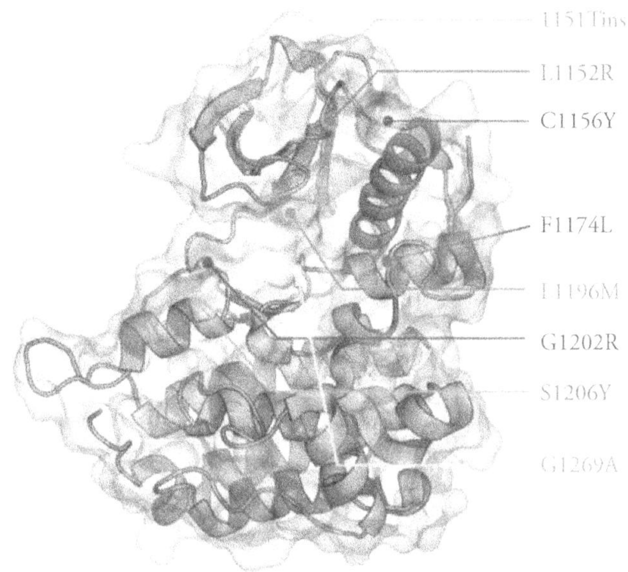

Figura 2. Modelo tridimensional de las alteraciones en el dominio cinasa de ALK
que conducen a resistencia al crizotinib.

algunos autores, si bien no sería un mecanismo de resistencia dependiente del tumor sino del tratamiento, por su incapacidad de atravesar la barrera hematoencefálica.[28,29] Están en fase de desarrollo inhibidores de ALK de segunda generación que en las experiencias iniciales atraviesan la barrera hematoencefálica y se observan respuestas en el sistema nervioso central, como con el inhibidor LDK378.[23]

2.3　Resistencia secundaria no relacionada con ALK

2.3.1　Activación de vías alternativas a ALK

Se ha detectado la activación de vías celulares que promueven el crecimiento y la supervivencia de tumores resistentes a los inhibidores de ALK. Las predominantes son la activación de la vía de señalización de EGFR, de KIT y de RAS.[20,21,26] Doebele *et al.*[21] detectaron una mutación en el exón 21 de EGFR (L858R), y el análisis de la huella genómica confirmó el mismo origen genético de las células inicialmente portadoras de la translocación de ALK y EGFR. Sin embargo, la inhibición de ALK y EGFR no demostró un efecto clínico beneficioso, ya que no se detuvo el crecimiento celular. La amplificación de KIT en tumores ALK+ sometidos a tratamiento con inhibidores de ALK semeja la resistencia adquirida por amplificación de MET en tumores con mutación de EGFR y resistencia adquirida a los inhibidores de la tirosina cinasa de EGFR. La presencia del ligando de ALK y la activación de KIT por el factor estimulador de colonias del estroma es necesaria para la activación de la señal intracelular mediada por KIT.[21,26] Los datos preclínicos sugieren que la combinación de inhibidores de KIT (como imatinib) y de ALK podría revertir la resistencia adquirida mediada por KIT.[20] La mutación de KRAS también se ha detectado en pacientes con translocación de ALK, en algún caso antes del tratamiento con crizotinib,[20,21,26] pero no se dispone de ningún inhibidor de KRAS con actividad clínica.

Según lo hasta aquí expuesto, hay dos teorías sobre la resistencia secundaria mediada por activación de las vías alternativas a ALK (véase la figura 3):

- La adquisición de un segundo conductor oncogénico, como sucede en pacientes EGFR M+ y amplificación de MET, que acontecería en una misma clona celular, y que en los pacientes con translocación de ALK sometidos a tratamiento con un inhibidor de ALK se correspondería con la amplificación de KIT. Datos preclínicos demuestran que la introducción de la mutación de EGFR en la línea celular ALK+ sensible al crizotinib H3122 es suficiente para inducir resistencia al crizotinib.[20]

- La aparición de un segundo conductor oncogénico separado, que significaría la existencia de varias clonas celulares con diferentes alteraciones genéticas, que al inhibir una de ellas, en nuestro caso ALK, permitiría la proliferación de clonas ALK negativas portadoras de otras alteraciones génicas. Esta idea viene reforzada por los estudios en biopsias obtenidas antes y después del tratamiento con crizotinib, que

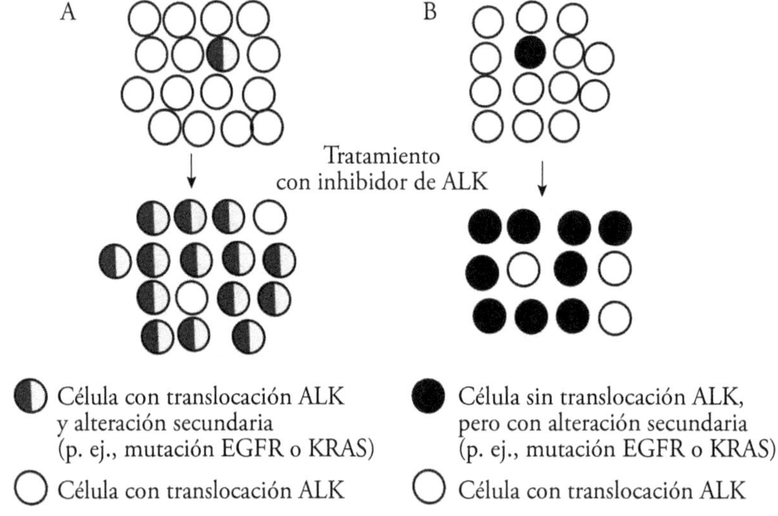

Figura 3. Hay dos hipótesis sobre la resistencia secundaria mediada por vías alternativas a ALK. A) Una segunda alteración estaría presente de forma sincrónica en alguna de las clonas celulares, y el tratamiento con inhibidores de ALK permitiría la supervivencia de estas clonas con mecanismos de supervivencia no dependientes de ALK. B) La existencia de diferentes clonas celulares con distintas alteraciones moleculares y la eliminación de las clonas dependientes de ALK permitiría la proliferación de las segundas.

demuestran la existencia de mutaciones o amplificaciones de EGFR/ALK o KRAS/ALK anteriores a la inhibición de ALK; y por los estudios in vitro, en los cuales la introducción de clonas KRAS mutadas no altera la sensibilidad al crizotinib de las clonas ALK+.[20]

2.3.2　Desconocida

En las dos series más amplias y en los casos publicados hay un porcentaje de pacientes en quienes no se identifica un posible mecanismo de resistencia a los inhibidores de ALK, y se observa la existencia de clonas de ALK salvaje que proliferan sin identificar ninguna alteración molecular subyacente.

3　Estrategias de tratamiento en pacientes resistentes ALK

El desarrollo preclínico y clínico de nuevos inhibidores de ALK se encuentra en plena expansión, y se están investigando varias moléculas con diferencias en la capacidad para inhibir la translocación ALK y distintas mutaciones en su dominio cinasa (véase la tabla 3). En la práctica clínica empezamos a tener datos sobre alguno de ellos. En la reunión anual de la American Society of Clinical Oncology de 2012 se comunicaron los primeros datos sobre la actividad clínica y la toxicidad de la molécula LDK378. A diferencia del crizotinib, LDK378 es un inhibidor selectivo de ALK. En un estudio de fase I,[23] en el cual se seleccionan los pacientes por la presencia de una translocación de ALK en tumores sólidos determinada por FISH, se incluyeron 53 pacientes y de ellos el 66 % habían sido previamente tratados con crizotinib. El objetivo primario fue establecer la dosis máxima tolerada, y los objetivos secundarios fueron la seguridad, la farmacociné-

Inhibidor	Fase de ensayo
Crizotinib	Fase I/II; III
LDK 378	Fase I/II
CH5424802	Fase I/II
ASP 3026	Fase I
AP-26113	Fase I/II
X-396	Fase I
IPI-504	Fase II (inhibidor de HSP90)

Tabla 3. Moléculas con capacidad inhibitoria de ALK y fase de desarrollo actual.

tica y la actividad antitumoral. El estudio se encuentra aún en marcha, pero de forma preliminar se comunicaron los resultados iniciales de seguridad y de respuestas. El perfil de toxicidad fue muy similar al de crizotinib, pero es interesante que no aparecieron alteraciones visuales, que inicialmente se habían atribuido a la inhibición de ALK y que es posible que tengan relación con la inhibición de MET. Lo más importante de este estudio es que hubo un 81 % de respuestas en los pacientes con exposición previa al crizotinib, y respuestas en el sistema nervioso central. Sin embargo, no se han comunicado aún datos sobre las alteraciones moleculares que conducen a la resistencia y que LDK378 es capaz de revertir.

Otros fármacos en estudio para el cáncer de pulmón no microcítico ALK+ resistente al crizotinib son el pemetrexed y los inhibidores de la proteína de choque térmico 90 (HSP90, *heat shock protein 90*).

El pemetrexed es un agente quimioterápico que ejerce su actividad alterando el metabolismo dependiente de folatos y es activo en el cáncer de pulmón no microcítico, con mayor eficacia en caso de histología no escamosa.[30] Inicialmente se comunicaron datos de series pequeñas en que el fármaco parecía tener una mayor actividad en pacientes con cáncer de pulmón no microcítico ALK+ que no habían recibido tratamiento previo con inhibidores de ALK.[11,12,31] Sin embargo, Scagliotti *et al.*[32] realizaron un estudio retrospectivo de los pacientes incluidos en el estudio PROFILE 1005, con crizotinib en pacientes con más de dos líneas de tratamiento, y los datos son contradictorios respecto a lo previamente publicado. Se observan unas tasas de respuesta y de tiempo hasta la progresión similares a las de estudios previos en población general, si bien hay una tendencia a que sean mayores en los pacientes en segunda línea de tratamiento, lo cual los autores creen que podría deberse al enriquecimiento de la muestra analizada con histología de adenocarcinoma y a los pacientes no fumadores, que presentan unos mejores índices de eficacia con pemetrexed.[32] Existen muy escasos datos de pacientes resistentes al crizotinib y de la eficacia del pemetrexed. Berge *et al.*[33] describen una pequeña serie de pacientes con tratamiento con pemetrexed y crizotinib: 19 pacientes que reciben pemetrexed en combinación o monoterapia y posteriormente crizotinib, y nueve pacientes con la secuencia inversa. Los resultados sugieren un mayor beneficio de iniciar el tratamiento con pemetrexed en comparación con la secuencia inversa en términos de tiempo hasta la progresión durante el tratamiento con crizotinib (14,7 frente a 4,4 meses). Todas estas observaciones son difíciles de interpretar, pues provienen de estudios retrospectivos, en general con un número muy limitado de pacientes, excepto el estudio de Scagliotti *et al.*,[32] en el cual las cohortes eran más grandes. No sabemos de qué manera se relaciona la translocación de ALK con la sensibilidad al pemetrexed, si es una simple asociación o si podría haber un aumento de la sensibilidad al pemetrexed relacionado con la señal activadora de ALK. Para clarificar todas estas dudas serán de especial interés los resultados del estudio PROFILE 1014, que compara crizotinib y cisplatino-pemetrexed en pacientes en primera línea.

Otra vía en desarrollo es la inhibición de HSP90 sola o en combinación con inhibidores de ALK. HSP90 es una chaperonina que estabiliza proteínas durante su maduración dentro de la célula, y que en el cáncer tiene un importante papel en la estabilización de los receptores de membrana, proteínas de señal intracelular y como modulador de la apoptosis y la angiogénesis.[34] Existen múltiples proteínas oncogénicas que son potencialmente subsidiarias de la actividad de HSP90 en diferente medida, pero las proteínas de fusión de ALK son en particular sensibles a su inhibición según modelos preclínicos, y se ha observado actividad en pacientes sin exposición previa al crizotinib.[35] Sequist *et al.*[36] comunicaron datos de especial sensibilidad con el inhibidor de HSP90 IPI-534 en pacientes con translocación de ALK, con beneficio clínico en los tres pacientes que recibieron tratamiento, por lo que se inició un estudio en población seleccionada, con cáncer de pulmón no microcítico ALK+, que se ha cerrado debido al bajo reclutamiento y no se dispone de datos en la actualidad.

4   Conclusiones

En pacientes con cáncer de pulmón no microcítico ALK+, el crizotinib, un inhibidor de ALK, constituye hoy día el tratamiento de elección, en especial en los pacientes que ya han recibido tratamiento previo con quimioterapia, ya que los datos disponibles provienen de esta población. Por desgracia, todos los pacientes acaban desarrollando resistencias, por lo que debemos realizar un especial esfuerzo para conocer los mecanismos moleculares relacionados con ellas. Se encuentran en desarrollo nuevos y prometedores inhibidores de ALK, así como otras nuevas clases farmacológicas capaces de modular la actividad de ALK, como los inhibidores de HSP90. La integración de estos nuevos tratamientos con las estrategias disponibles, como la quimioterapia y posiblemente de forma preferente el pemetrexed, es de suma importancia para diseñar la secuencia óptima de tratamiento en este subtipo de pacientes con cáncer de pulmón no microcítico. Para ello es crucial la concienciación de todos los investigadores y pacientes en cuanto a la necesidad de disponer de biopsias del tumor tras la exposición a nuevos fármacos.

Bibliografía

1. Soda M, Choi YL, Enomoto M, Takada S, Yamashita Y, Ishikawa S, *et al*. Identification of the transforming EML4-ALK fusion gene in non-small-cell lung cancer. Nature. 2007; 448: 561-6.

2. Choi YL, Soda M, Yamashita Y, Ueno T, Takashima J, Nakajima T, *et al*. EML4-ALK mutations in lung cancer that confer resistance to ALK inhibitors. N Engl J Med. 2010; 363: 1734-9.

3. Souttou B, Carvalho NB, Raulais D, Vigny M. Activation of anaplastic lymphoma kinase receptor tyrosine kinase induces neuronal differentiation through the mitogen-activated protein kinase pathway. J Biol Chem. 2001; 276: 9526-31.

4. Vernersson E, Khoo NK, Henriksson ML, Roos G, Palmer RH, Hallberg B. Characterization of the expression of the ALK receptor tyrosine kinase in mice. Gene Expr Patterns. 2006; 6: 448-61.

5. Iwahara T, Fujimoto J, Wen D, Cupples R, Bucay N, Arakawa T, et al. Molecular characterization of ALK, a receptor tyrosine kinase expressed specifically in the nervous system. Oncogene. 1997; 14: 439-49.

6. McDermott U, Iafrate AJ, Gray NS, Shioda T, Classon M, Maheswaran S, et al. Genomic alterations of anaplastic lymphoma kinase may sensitize tumors to anaplastic lymphoma kinase inhibitors. Cancer Res. 2008; 68: 3389-95.

7. Shaw AT, Yeap BY, Mino-Kenudson M, Digumarthy SR, Costa DB, Heist RS, et al. Clinical features and outcome of patients with non-small-cell lung cancer who harbor EML4-ALK. J Clin Oncol. 2009; 27: 4247-53.

8. Lee JK, Park HS, Kim DW, Kulig K, Kim TM, Lee SH, et al. Comparative analyses of overall survival in patients with anaplastic lymphoma kinase-positive and matched wild-type advanced nonsmall cell lung cancer. Cancer. 2012; 118: 3579-86

9. Wu SG, Kuo YW, Chang YL, Shih JY, Chen YH, Tsai MF, et al. EML4-ALK translocation predicts better outcome in lung adenocarcinoma patients with wild-type EGFR. J Thorac Oncol. 2012; 7: 98-104.

10. Takeda M, Okamoto I, Sakai K, Kawakami H, Nishio K, Nakagawa K. Clinical outcome for EML4-ALK-positive patients with advanced non-small-cell lung cancer treated with first-line platinum-based chemotherapy. Ann Oncol. 2012; 23: 2931-6.

11. Camidge DR, Kono SA, Lu X, Okuyama S, Baron AE, Oton AB, et al. Anaplastic lymphoma kinase gene rearrangements in non-small cell lung cancer are associated with prolonged progression-free survival on pemetrexed. J Thorac Oncol. 2011; 6: 774-80.

12. Lee JO, Kim TM, Lee SH, Kim DW, Kim S, Jeon YK, et al. Anaplastic lymphoma kinase translocation: a predictive biomarker of pemetrexed in patients with non-small cell lung cancer. J Thorac Oncol. 2011; 6: 1474-80.

13. Shaw AT, Yeap BY, Solomon BJ, Riely GJ, Gainor J, Engelman JA, et al. Effect of crizotinib on overall survival in patients with advanced non-small-cell lung cancer harbouring ALK gene rearrangement: a retrospective analysis. Lancet Oncol. 2011; 12: 1004-12.

14. Crizotinib F. [updated 19/07/2012]. Disponible en: http://www.accessdata.fda.gov/drugsatfda_docs/label/2011/202570s000lbl.pdf

15. Kwak EL, Bang YJ, Camidge DR, Shaw AT, Solomon B, Maki RG, et al. Anaplastic lymphoma kinase inhibition in non-small-cell lung cancer. N Engl J Med. 2010; 363: 1693-703.

16. Camidge DR, Bang Y, Kwak EL, Shaw AT, Iafrate AJ, Maki RG, et al. Progression-free survival (PFS) from a phase I study of crizotinib (PF-02341066) in patients with ALK-positive non-small cell lung cancer (NSCLC). ASCO Meeting Abstracts. J Clin Oncol. 2011; 29 (15 Suppl): 501.

17. Crino L, Kim D, Riely GJ, Janne PA, Blackhall FH, Camidge DR, et al. Initial phase II results with crizotinib in advanced ALK-positive non-small cell lung cancer (NSCLC): PROFILE 1005. ASCO Meeting Abstracts. J Clin Oncol. 2011; 29 (15 Suppl): 7514.

18. Shaw AT, Solomon B. Targeting anaplastic lymphoma kinase in lung cancer. Clin Cancer Res. 2011; 17: 2081-6.

19. Shaw AT, Yeap BY, Solomon BJ, Riely GJ, Iafrate AJ, Shapiro G, et al. Impact of crizotinib on survival in patients with advanced, ALK-positive NSCLC compared with historical controls. ASCO Meeting Abstracts. J Clin Oncol. 2011; 29 (15 Suppl): 7507.

20. Katayama R, Shaw AT, Khan TM, Mino-Kenudson M, Solomon BJ, Halmos B, et al. Mechanisms of acquired crizotinib resistance in ALK-rearranged lung cancers. Sci Transl Med. 2012; 4: 120ra17.

21. Doebele RC, Pilling AB, Aisner DL, Kutateladze TG, Le AT, Weickhardt AJ, et al. Mechanisms of resistance to crizotinib in patients with ALK gene rearranged non-small cell lung cancer. Clin Cancer Res. 2012; 18: 1472-82.

22. Hallberg B, Palmer RH. ALK and NSCLC: targeted therapy with ALK inhibitors. F1000 Med Rep. 2011; 3: 21.

23. Mehra R, Camidge DR, Sharma S, Felip E, Tan DS-W, Vansteenkiste JF, et al. First-in-human phase I study of the ALK inhibitor LDK378 in advanced solid tumors. ASCO Meeting Abstracts. J Clin Oncol. 2012; 30 (15 Suppl): 3007.

24. Camidge DR, Doebele RC. Treating ALK-positive lung cancer – early successes and future challenges. Nat Rev Clin Oncol. 2012; 9: 268-77.

25. Garraway LA, Janne PA. Circumventing cancer drug resistance in the era of personalized medicine. Cancer Discov. 2012; 2: 214-26.

26. Doebele RC, Aisner DL, Le AT, Berge EM, Pilling AB, Kutateladze TG, *et al*. Analysis of resistance mechanisms to ALK kinase inhibitors in ALK+ NSCLC patients. ASCO Meeting Abstracts. J Clin Oncol. 2012; 30 (15 Suppl): 7504.

27. Costa DB, Kobayashi S, Pandya SS, Yeo WL, Shen Z, Tan W, *et al*. CSF concentration of the anaplastic lymphoma kinase inhibitor crizotinib. J Clin Oncol. 2011; 29: e443-5.

28. Weickhardt AJ, Scheier B, Burke JM, Gan G, Doebele RC, Bunn PA, *et al*. Continuation of EGFR/ALK inhibition after local therapy of oligoprogressive disease in EGFR mutant (Mt) and ALK+ non-small cell lung cancer (NSCLC). ASCO Meeting Abstracts. J Clin Oncol. 2012; 30 (15 Suppl): 7526.

29. Ahn HK, Han B, Lee SJ, Lim T, Sun JM, Ahn JS, *et al*. ALK inhibitor crizotinib combined with intrathecal methotrexate treatment for non-small cell lung cancer with leptomeningeal carcinomatosis. Lung Cancer. 2012; 76: 253-4.

30. Scagliotti G, Hanna N, Fossella F, Sugarman K, Blatter J, Peterson P, *et al*. The differential efficacy of pemetrexed according to NSCLC histology: a review of two phase III studies. Oncologist. 2009; 14: 253-63.

31. Altavilla G, Santarpia M, Arrigo C, Rizzo M, Galletti G, Marabello G, *et al*. EML4-ALK fusion gene in lung adenocarcinoma: a retrospective analysis of the outcome of cisplatin plus pemetrexed treated patients. ASCO Meeting Abstracts. J Clin Oncol. 2010; 28 (15 Suppl): 7610.

32. Scagliotti G, Kim D-W, Shaw AT, Ou S-HI, Riely GJ, Gettinger SN, *et al*. A large retrospective analysis of the activity of pemetrexed (PEM) in patients (pts) with ALK-positive (ALK+) non-small cell lung cancer (NSCLC) prior to crizotinib (CRIZ). ASCO Meeting Abstracts. J Clin Oncol. 2012; 30 (15 Suppl): 7599.

33. Berge E, Delee M, Lu X, Baron AE, Solomon BJ, Doebele RC, *et al*. Clinical benefit from pemetrexed before and after crizotinib exposure in patients with ALK positive non-small cell lung cancer (ALK+ NSCLC). ASCO Meeting Abstracts. J Clin Oncol. 2012; 30 (15 Suppl):7601.

34. Calderwood SK, Khaleque MA, Sawyer DB, Ciocca DR. Heat shock proteins in cancer: chaperones of tumorigenesis. Trends Biochem Sci. 2006; 31: 164-72.

35. Normant E, Paez G, West KA, Lim AR, Slocum KL, Tunkey C, *et al*. The Hsp90 inhibitor IPI-504 rapidly lowers EML4-ALK levels and induces tumor regression in ALK-driven NSCLC models. Oncogene. 2011; 30: 2581-6.

36. Sequist LV, Gettinger S, Senzer NN, Martins RG, Jänne PA, Lilenbaum R, *et al*. Activity of IPI-504, a novel heat-shock protein 90 inhibitor, in patients with molecularly defined non–small-cell lung cancer. J Clin Oncol. 2010; 28: 4953-60.

Capítulo 9

Influencia de la expresión de BRCA1 en la decisión del tratamiento con quimioterapia

M.J. Villanueva Silva, J. Casal Rubio

Sección de Oncología Médica
Hospital Meixoeiro
Complexo Hospitalario Universitario de Vigo
Vigo (Pontevedra)

Correspondencia:
Dr. Joaquín Casal Rubio
joaquin.casal.rubio@sergas.es

Sinopsis

Como hemos visto en los capítulos precedentes, en la última década se ha asistido al descubrimiento de dianas moleculares predictoras de respuesta a fármacos de nueva generación, con la consiguiente mejoría de la supervivencia global derivada de la aplicación de tratamientos dirigidos en función de la biología tumoral. Ello ha supuesto un cambio de paradigma en la estrategia investigadora, con la inclusión en ensayos clínicos de estudios genéticos y moleculares de las células tumorales (como sobrexpresión de genes antiapoptóticos, mutaciones de genes proapoptóticos, pérdida de transcripción por hipermetilación de gen promotor, etc.) para tratar de identificar factores predictores de respuesta o de resistencia a la quimioterapia y la radioterapia. Puesto que los platinos constituyen la piedra angular de la quimioterapia del cáncer de pulmón, y que su mecanismo de acción está íntimamente vinculado a la inhibición de la replicación del ADN, las vías de reparación de éste y sus genes relacionados constituyen un intenso y atractivo campo de investigación.

Introducción

BRCA1 *(breast cancer 1)* es un gen ubicado en el cromosoma 17q21que codifica una proteína de 1.863 aminoácidos. Clásicamente se ha implicado como modulador de respuesta al daño del ADN inducido por la quimioterapia y la radioterapia;[1] la ausencia de expresión de BRCA1 produce una mayor susceptibilidad al daño molecular, lo que sugiere su participación en múltiples vías de reparación de ADN.

Desde el punto de vista estructural y funcional, la proteína posee un extremo N terminal, una región en dedo de zinc que interacciona con el ADN y participa en interacciones proteína-proteína; dimeriza con la BARD1 *(BRCA1-associated ring domain protein 1)* con actividad ubiquitina ligasa.[2] El extremo C terminal contiene un dominio de activación transcripcional y posee dos copias de BRCT que puede interaccionar con diversas proteínas.[3] La región central, codificada fundamentalmente por el exón 11, contiene dos señales de localización nuclear que interaccionan con un gran complejo de reparación del ADN denominado BASC *(BRCA1-associated genome surveillance complex),*[4] RAD50/MRE11/NSB1[2] y el represor de la transcripción, ZBRK1.[5]

El complejo de reparación BASC consta de tres grupos principales: el primero está constituido por un fragmento que detecta el daño al ADN y que contiene moléculas como ATM; el segundo está constituido por una porción que codifica proteínas como RAD50, MRE11, NBS1 y BLM; el tercero es una zona de reparación de errores de emparejamiento con moléculas como MLH1, MSH2 y MSH6. Tras la rotura del ADN, la célula repara el daño o, en su defecto, sufre apoptosis para impedir que el ADN dañado prolifere.[4]

Así pues, desempeña de forma directa o indirecta un papel importante en el mantenimiento de la estabilidad celular, ejerciendo su acción mediante diversos procesos celulares regulados en distintas partes del gen, tales como la reparación y la recombinación del ADN (véase la tabla 1), la angiogénesis y cambios en la configuración de la cromatina (mediante la interacción de diversas proteínas con la porción central del gen), la regulación del ciclo celular y la ubiquitinación (vinculado con su extremo N terminal), así como la transcripción y la inducción de apoptosis (mediante su extremo C terminal).[2] Todos estos procesos son esenciales para la oncogénesis, el crecimiento tumoral y la metástasis. El BRCA1 también participa, junto con otros genes específicos de las vías de reparación como ERCC1 *(excision repair cross-complementing 1),* XPD *(excision repair cross-complementing 2),* RRM1 *(ribonucleotide reductase M1)* y PARP *(poly [ADP-ribose] polymerase),* en el proceso de reparación de daños del DNA inducidos por fármacos quimioterápicos.[11]

Los fármacos empleados en el cáncer de pulmón no microcítico producen daños en el ADN por distintos mecanismos. La falta de expresión de BRCA1 funcional produce hipersensibilidad celular a distintos tipos de daño molecular. Cuando el BRCA1 se expresa correctamente, es decir, cuando funciona de manera adecuada, en el sujeto normal presenta menos carcinogénesis, pero en el tumor hay más quimiorresistencia. Por ello, resulta muy atractivo estudiar el BRCA1 como marcador predictivo de respuesta a la quimioterapia en el cáncer de pulmón no microcítico.

• Reparación directa de la lesión
• Reparación de defectos de cadena única: 　– Reparación por escisión de base BER 　– Reparación por escisión de nucleótido NER; relacionada con respuesta a platino 　– Reparación por *mismatch* MMR; relacionada con respuesta a platino
• Reparación de defectos de doble cadena: 　– Recombinación homóloga HHR 　– Recombinación no homóloga NHEJ 　– Recombinación microhomóloga MMEJ
• Síntesis translesión

Tabla 1. Sistemas de reparación del ADN.[6-10]

La expresión de BRCA1 está controlada por varios mecanismos y puede alterarse por mutaciones del gen o modificaciones epigenéticas de su expresión. Se han observado valores disminuidos de ARNm de BCRA1 en el cáncer de mama tanto esporádico como hereditario. En el cáncer de pulmón las mutaciones son muy infrecuentes, pero sí hay alteraciones epigenéticas, tanto por metilación como por modificaciones de histonas.[11]

1　Evidencia preclínica

Los estudios iniciales investigaron el papel del BCRA1 en células madre embrionarias. En estos modelos preclínicos se observó que las células con baja expresión de BCRA1 presentaban una mayor sensibilidad a los fármacos que dañan el ADN, como el etopósido y la mitomicina C.[1] Como era previsible, en presencia de gran cantidad de BRCA1 las células fueron más resistentes al cisplatino, lo que puede atribuirse a la capacidad reparadora de este gen del daño inducido por dicho grupo de fármacos, revirtiendo su efecto. Curiosamente, las altas concentraciones de BRCA1 se asociaron, por el contrario, a una mayor sensibilidad a los fármacos que actúan sobre el huso mitótico, como los taxanos y la vinorelbina.[12,13] Las observaciones anteriores dieron paso a una intensa investigación en el cáncer de pulmón no microcítico con el propósito de diseñar estrategias terapéuticas individualizadas en función del grado de expresión de BRCA1.

2　Evidencia clínica

En la práctica clínica, este efecto modulador diferencial de la expresión de ARNm de BRCA1 se observó en células tumorales aisladas de derrames pleurales malignos de pacientes con cáncer de pulmón no microcítico y gástrico,[14] en quienes la expresión de BRCA1 se correlacionó de manera negativa con sensibilidad al platino y positivamente con sensibilidad al docetaxel. Se observó asimismo una interacción significativa entre los grados de expresión de RNAm de ERCC1 y BRCA1 y la sensibilidad al platino.

El Grupo Español de Cáncer de Pulmón publicó el primer estudio[15,16] sobre sensibilidad y supervivencia en cáncer de pulmón no microcítico en función de las concentraciones de RNAm de BCRA1, realizado de forma retrospectiva en pacientes con cáncer de pulmón no microcítico en estadios II-IIIA tratados con quimioterapia neoadyuvante con cisplatino-gemcitabina previa a la cirugía. Los pacientes con tumores con grados bajos o intermedios de RNAm de BRCA1 presentaron una mayor supervivencia con quimioterapia con platino. Se constató la misma interacción entre ERCC1, RRM1 y BRCA1.

Estos resultados llevaron al grupo a diseñar un estudio prospectivo aleatorizado de fase III (SCAT Trial, *Study Customized Adjuvant Trial*) en el cual los pacientes con cáncer no microcítico de pulmón completamente resecado y con afectación ganglionar N1 o N2 se asignan a tres grupos terapéuticos distintos según la expresión tumoral de RNAm de BRCA1: cuatro ciclos de cisplatino-gemcitabina para aquellos con bajo grado de BRCA1, cisplatino-docetaxel para los que tenían grados intermedios, y docetaxel en monoterapia para aquellos con concentraciones altas. Aunque el estudio está en fase de reclutamiento, en la reunión anual de la American Society of Clinical Oncology de 2012 se comunicaron los resultados del estudio piloto, sin que se hayan observado diferencias en la supervivencia global hasta la actualidad, si bien no se ha alcanzado la mediana en los grupos de expresión intermedia y alta.[17] Hay otros estudios en curso sobre el papel predictivo de BRCA1 y de otras enzimas reparadoras del ADN.[18] En la tabla 2 se muestran

Fármacos	Mecanismos de acción	Marcadores predictivos
Cisplatino	Formación aductos ADN Inhibe daño letal y subletal Radiosensibiliza a las células hipóxicas	ERCC1, expresión baja: sensible a platino BRCA1, expresión baja: sensible a platino, resistente a taxanos MSH2, expresión baja: sensibilidad a platino PARP: su inhibición sensibiliza a platino en presencia de baja expresión de BRCA1
Gemcitabina	Falso nucleótido que provoca la terminación de la cadena de ADN al ser incorporado a su estructura	BRCA1, expresión baja: sensible a gemcitabina RRM1, expresión baja: sensible a gemcitabina
Taxanos	Inhibición de microtúbulos	ERCC1, expresión alta: sensible a taxanos (supera resistencia a platino) BRCA1, expresión alta: sensible a taxanos

Tabla 2. Marcadores moleculares predictivos agrupados por fármacos empleados en el carcinoma de pulmón.[18-20] ERCC1: excision repair cross-complementing 1; BRCA1: breast cancer 1; MSH2: mutS homologue 2; PARP: poly (ADP-ribose) polymerase; RRM1: ribonucleotide reductase.

los marcadores moleculares predictivos en estudio agrupados por fármacos empleados en el carcinoma no microcítico de pulmón.

En la enfermedad avanzada y metastásica (estadios IIIB y IV) también se ha constatado la correlación entre la expresión de RNA de BRCA1, TXR1 y TSP1 y la respuesta al tratamiento con docetaxel en primera línea. Las concentraciones bajas de TXR1 se han asociado a mayor respuesta y mayor supervivencia libre de progresión y global, mientras que la expresión elevada de TSP1, al igual que la de BCRA1, presenta más respuestas y mejor supervivencia libre de progresión, sin significación en la supervivencia global. Por tanto, la expresión de TXR1/TSP1 y BRCA1 puede emplearse como predictor de resistencia a los taxanos en el cáncer de pulmón no microcítico.[21]

Sin embargo, no todas las comunicaciones coinciden en la capacidad predictiva del grado de expresión de BRCA1. En un estudio,[19] los pacientes con carcinoma epidermoide presentaron un periodo más largo sin enfermedad por la mayor eficacia de la quimioterapia en presencia de concentraciones bajas de los genes ATM, p53, PARP1, ERCC1 y MSH2. Esta capacidad de predicción no se observó en adenocarcinomas, y los genes BRCA1 y XPF tampoco fueron predictivos. Tales resultados contradictorios pueden deberse a varios factores, como la ausencia de estratificación por fumadores y no fumadores (en los grandes fumadores hay una sobrerregulación de la expresión de genes reparadores), la diversidad en la metodología de detección e interpretación de las pruebas, y la falta de estratificación por subtipos histológicos. Asimismo, es preciso tener en cuenta la heterogeneidad tumoral, presente no sólo en las metástasis sino también en distintas secciones de un mismo tumor, con las consiguientes respuestas diferenciales, así como la importancia creciente del microambiente tumoral en el comportamiento biológico del tumor y en la respuesta terapéutica.[22]

De confirmarse la capacidad predictiva del grado de expresión de BRCA1 observada en algunos estudios, el siguiente paso sería lograr modular dicha expresión con el objetivo de mejorar la respuesta a la quimioterapia. Esta modulación se ha conseguido en el laboratorio empleando un ARN interferente pequeño o de silenciamiento (ARNip), fragmentos de 20 a 25 nucleótidos altamente específicos de la secuencia de ARNm que se unen a este último e impiden su traducción a proteína, con la consiguiente pérdida de función y el aumento de la quimiosensibilidad a los fármacos alquiladores de DNA. Por otra parte, la enzima PARP, que participa en la vía de reparación del ADN por la vía HHR, está siendo objeto de estudio para revertir la resistencia a los platinos en presencia de concentraciones bajas de BRCA1. En células con BRCA1 mutado (con bajo grado de expresión), la inhibición de la enzima PARP mediante fármacos específicos (olaparib, iniparib, etc.) potencia el efecto citotóxico de los fármacos que actúan sobre el DNA, aumentado así la sensibilidad a estos últimos, lo que se conoce como letalidad sintética, es decir, inducida artificialmente. En un estudio con líneas celulares de cáncer de pulmón se comprobó que el silenciamiento de la expresión de BRCA1 mediante ARNip indujo sensibilidad al platino. En las líneas no sensibles al platino, la resistencia se revirtió inhibiendo la PARP previa silenciación de BRCA1.[20]

Otras líneas de investigación evalúan también la influencia de la expresión diferencial de BRCA1 en la respuesta a los inhibidores de la tirosina cinasa en los pacientes con mutaciones de EGFR *(epidermal growth factor receptor)*. Aquellos con mutaciones de EGFR de peor pronóstico, como T790M, han presentado una mejor supervivencia en presencia de concentraciones bajas de BRCA1, con una supervivencia libre de progresión de 27 meses en comparación con 10 meses en los pacientes con concentraciones altas de BRCA1.[23] Se ha observado asimismo que la expresión de LMO4 predijo la supervivencia libre de progresión con erlotinib en caso de mutaciones de EGFR.[24]

3   Conclusiones y dirección futura

El pronóstico del cáncer de pulmón no microcítico en estadio IV es malo, a pesar de la introducción de nuevos tratamientos. La pérdida de peso, la mala situación funcional y el número de localizaciones metastásicas influyen negativamente en el pronóstico. Con todo, hay pacientes con respuestas muy llamativas que sugieren una predisposición individual para la respuesta a los fármacos. La clasificación molecular y funcional del cáncer de pulmón no microcítico constituye una importante herramienta para la toma de decisiones terapéuticas y la mejoría de los resultados en pacientes con mutaciones EGFR o ALK *(anaplastic lymphoma receptor tyrosine kinase)*. En los grupos restantes, la predicción de la sensibilidad terapéutica basándose en un único marcador se ve dificultada por el hecho de que el cáncer es un proceso multigenético en el cual ocurre una interacción de varias vías y marcadores que dificulta la selección de grupos terapéuticos. Es preciso esperar a los resultados de los estudios en curso para validar el papel de BRCA1 como biomarcador seleccionador de quimioterapia, y no está indicado su uso fuera de un ensayo clínico, de acuerdo con el consenso de Lugano.[25] De confirmarse los resultados positivos, habría una amplia diversidad de posibilidades no sólo de selección terapéutica en función de su expresión diferencial, sino también de regular ésta mediante ARN de silenciamiento y potenciación mediante inhibición de PARP, entre otras.

Bibliografía

1. Quinn JE, Kennedy RD, Mullan PB, Gilmore PM, Carty M, Johnston PG, *et al*. BRCA1 functions as a differential modulator of chemotherapy-induced apoptosis. Cancer Res. 2003; 63: 6221-8.
2. Rosen EM, Fan S, Pestell RG, Goldberg ID. BRCA1 in hormone-responsive cancers. Trends Endocrinol Metab. 2003; 14: 378-85.
3. Hashizume R, Fukuda M, Maeda I, Nishikawa H, Oyake D, Yabuki Y, *et al*. The RING heterodimer BRCA1-BARD1 is a ubiquitin ligase inactivated by a breast cancer-derived mutation. J Biol Chem. 2001; 276: 14537-40.
4. Wang Y, Cortez D, Yazdi P, Neff N, Elledge SJ, Qin J. BASC, a super complex of BRCA1-associated proteins involved in the recognition and repair of aberrant DNA structures. Genes Dev. 2000; 14: 927-39.
5. Reguart N, Cardona A, Carrasco E, Gómez P, Tarón M, Rosell R. BRCA1: a new genetic

marker for non-small-cell lung cancer. Clin Lung Cancer. 2008; 9: 331-9.

6. Martin LP, Hamilton TC, Schilder RJ. Platinum resistance: the role of DNA repair pathways. Clin Cancer Res. 2008; 14: 1291-5.

7. Sancar A. Structure and function of DNA photolyase and cryptochrome blue-light photoreceptors. Chem Rev. 2003; 103: 2203-37.

8. Shrivastav M, De Haro LP, Nickoloff JA. Regulation of DNA double-strand break repair pathway choice. Cell Res. 2008; 18: 134-47.

9. McVey M, Lee SE. MMEJ repair of double-strand breaks: deleted sequences and alternative endings. Trends Gen. 2008; 24: 529-38.

10. Waters LS, Minesinger BK, Wiltrout ME, D'Souza S, Woodruff RV, Walker GC. Eukaryotic translesion polymerases and their roles and regulation in DNA damage tolerance. Microbiol Mol Biol Rev. 2009; 73: 134-54.

11. Lee MN, Tseng RC, Hsu HS, Chen JY, Tzao C, Ho WL, *et al.* Epigenetic inactivation of the chromosomal stability control genes BRCA1, BRCA2, and XRCC5 in non-small cell lung cancer. Clin Cancer Res. 2007; 13: 832-8.

12. Fedier A, Steiner RA, Schwarz VA, Lenherr L, Haller U, Fink D. The effect of loss of BRCA1 on the sensitivity of anticancer agents in p53-deficients cells. Int J Oncol. 2003; 22: 1169-73.

13. Mullan PB, Quinn JE, Gilmore PR, McWilliams S, Andrews H, Gervin C, *et al.* BRCA1 and GADD45 mediated G2/M cell cycle arrest in response to antimicrotubule agents. Oncogene. 2001; 20: 6123-131.

14. Wang J, Wei J, Qian X, Yin H, Zhao Y, Wang T, *et al.* ERCC1 and BRCA1 mRNA expression levels in metastatic malignant effusions is associated with chemosensitivity to cisplatin and/or docetaxel. BMC Cancer. 2008; 8: 97.

15. Tarón M, Rosell R, Felip E, Méndez P, Souglakos J, Sánchez M, *et al.* BRCA1 mRNA expression levels as an indicator of chemoresistance in lung cancer. Hum Mol Genet. 2004; 13: 2443-9.

16. Reguart N, Cardona AF, Carrasco E, Gómez P, Tarón M, Rosell R. BRCA1: a new genomic marker for non-small-cell lung cancer. Clin Lung Cancer. 2008; 9: 331-9.

17. Sánchez JM, Cobo M, Arrabal R, Massuti B, Rodríguez-Paniagua JM, Morán T, *et al.* Pilot SCAT trial: Spanish customized chemotherapy (CT) based on BRCA1 mRNA expression levels (l) in resected stage II-IIIA non-small cell lung cancer (NSCLC) patients. J Clin Oncol. 2012; 30 (Suppl): abstr. 7011.

18. Postel-Vinay S, Vanhecke E, Olaussen KA, Lord CJ, Ashworth A, Soria JC. The potential of exploiting DNA-repair defects for optimizing lung cancer treatment. Nat Rev Clin Oncol. 2012; 9: 144-55.

19. Pierceall WE, Olaussen KA, Rousseau V, Brambilla E, Sprott KM, Andre F, *et al.* Cisplatin benefit is predicted by immunohistochemical analysis of DNA repair proteins in squamous cell carcinoma but not adenocarcinoma: theranostic modeling by NSCLC constituent histological subclasses. Ann Oncol. 2012; 23: 2245-52.

20. Paul I, Savage KI, Blayney JK, Lamers E, Gately K, Kerr K, *et al.* PARP inhibition induces BAX/BAK-independent synthetic lethality of BRCA1-deficient non–small cell lung cancer. J Pathol. 2011; 224: 564-74.

21. Papadaki C, Tsaroucha E, Kaklamanis L, Lagoudaki E, Trypaki M, Tryfonidis K, *et al.* Correlation of BRCA1, TXR1 and TSP1 mRNA expression with treatment outcome to docetaxel-based first-line chemotherapy in patients with advanced/metastatic non-small-cell lung cancer. BJC. 2011; 104: 316-23.

22. Hanahan D, Weinberg RA. Hallmarks of cancer: the next generation. Cell. 2011; 144: 646-74.

23. Rosell R, Molina MA, Costa C, Simonetti S, Giménez-Capitán A, Bertrán-Alamillo J, *et al.* Pretreatment EGFR T790M mutation and BRCA1 mRNA expression in erlotinib-treated advanced non–small-cell lung cancer patients with EGFR mutations. Clin Cancer Res. 2011; 17: 1160-8.

24. Viteri-Ramírez S, Costa C, Giménez-Capitán A, Benlloch S, Tarón M, Sánchez J, *et al.* High mRNA expression of LMO4, a BRCA1 downregulator, correlates with better prognosis in erlotinib-treated non-small cell lung cancer (NSCLC) patients (p) with EGFR mutations. J Clin Oncol. 2012; 30 (Suppl): abstr. e18137.

25. Felip E, Gridelli C, Baas P, Rosell R, Stahel R; Panel members. Metastatic non-small-cell lung cancer: consensus on pathology and molecular tests, first-line, second-line, and third-line therapy: 1st ESMO Consensus Conference in Lung Cancer; Lugano 2010. Ann Oncol. 2011; 22: 1507-519.

Capítulo 10

La angiogénesis y el estroma en el desarrollo tumoral

R.M. ÁLVAREZ

Servicio de Oncología Médica
Hospital General Universitario Gregorio Marañón
Madrid

Correspondencia:
Dra. Rosa María Álvarez Álvarez
rosa.alvarez.al@gmail.com

Sinopsis

El crecimiento agresivo y el desarrollo de metástasis requiere que el tumor desarrolle una red capilar independiente, mediante dos distintos procesos. La producción de vasos sanguíneos desde vasos sanguíneos preexistentes se denomina «angiogénesis», mientras que la producción *de novo* se denomina «vasculogénesis». Ambos procesos son controlados por el balance entre los factores proangiogénicos y antiangiogénicos. La inclinación de la balanza hacia un estado proangiogénico se denomina «interruptor angiogénico». En este capítulo se comentará la importancia de la activación del interruptor angiogénico en la progresión del tumor, así como el papel de la vasculogénesis y la angiogénesis. Además, se describirán las vías y los tipos celulares que intervienen en este mecanismo, y el papel crucial del estroma tumoral en la angiogénesis.

Introducción

La angiogénesis se produce durante el desarrollo y el remodelamiento vascular como una serie de sucesos controlados que conducen a la neovascularización, necesaria para cubrir las necesidades de los tejidos en cambio.[1] Los vasos sanguíneos y los componentes estromales son los encargados de la producción de los factores proangiogénicos y antiangiogénicos que permiten la remodelación vascular que se requiere durante el desarrollo, la cicatrización de las heridas y el embarazo. Sin embargo, en situaciones patológicas como el cáncer, las mismas vías de señalización de la angiogénesis son inducidas y explotadas.

Aunque un suceso oncogénico puede permitir a las células tumorales evadir el control y aumentar su supervivencia, el crecimiento a gran escala de un tumor requiere en última instancia de un aporte sanguíneo adecuado. Para obtenerlo, las células tumorales pueden inclinar la balanza hacia los factores angiogénicos estimulantes e impulsar el crecimiento vascular, mediante la atracción y la activación de las células desde dentro del microambiente tumoral. La magnitud y la calidad de la respuesta angiogénica están determinadas por la suma de las señales proangiogénicas y antiangiogénicas.

El estroma tumoral engloba un gran número de moléculas de señal y de vías celulares que influyen en la respuesta angiogénica. Conociendo cómo funcionan e interactúan los distintos componentes del estímulo o de la supresión angiogénica, y cómo aparecen los mecanismos de resistencia, podríamos identificar nuevas estrategias terapéuticas. Conseguir una eficiente y mantenida respuesta antiangiogénica requerirá abordajes simultáneos o secuenciales sobre distintas dianas en el microambiente tumoral.

1   Mecanismo activador de la angiogénesis

Los tumores precisan de un desarrollo vascular para poder progresar. En la mayoría de ellos, incluyendo el cáncer de pulmón, la activación de la angiogénesis ocurre antes de la fase invasiva y de la progresión del cáncer. Existen múltiples moléculas proangiogénicas que permanecen latentes y en equilibrio con las moléculas antiangiogénicas, hasta que aparece una señal que pone en marcha el proceso. La activación de oncogenes, la inactivación de genes supresores, la hipoxia, el pH bajo y ciertas citocinas activan el interruptor angiogénico, y así se inclina la balanza hacia los factores angiogénicos estimulantes.[2]

Cuando el tumor crece hasta tener un tamaño mayor de 2 mm, no le es posible obtener un adecuado aporte de oxígeno y nutrientes por difusión, y aparecen regiones hipóxicas. La hipoxia selecciona las células tumorales más agresivas y activa las vías de señalización que aumentan la invasión y el desarrollo de metástasis. Una consecuencia directa de la hipoxia y de la hipoglucemia es la expresión del factor de crecimiento del endotelio vascular (VEGF, *vascular endothelial growth factor*) en las células tumorales, dependiente del factor inducible por hipoxia (HIF, *hypoxia-inducible factor*). El VEGF activa la formación de vasos, mejorando así la perfusión y controlando de manera secundaria la hipoxia y la hipoglucemia en los tejidos no tumorales. Sin embargo, los vasos tumorales son disfuncionales: están cubiertos parcialmente por los pericitos, son tortuosos y muy permeables. Esto hace que las señales inducidas por hipoxia prevalezcan y contribuyan al crecimiento tumoral. Por tanto, mediante el interruptor angiogénico el tumor adquiere la capacidad de crecer exponencialmente y de diseminarse a distancia.

2 Vías de señalización y tipos celulares en la angiogénesis

Aunque la angiogénesis asociada al tumor se ha definido tradicionalmente como el crecimiento de nuevos vasos desde vasos preexistentes, está claro que los vasos sanguíneos que requiere el crecimiento del tumor también pueden originarse desde células reclutadas en la médula ósea, o incluso diferenciarse desde células madre *(stem cells)* tumorales. Este último mecanismo se denomina «mimetismo vascular».[2-5]

2.1 Remodelación del vaso sanguíneo en el cáncer

2.1.1 Vasculogénesis

La vasculogénesis es el proceso por el que se producen células endoteliales *de novo* desde células progenitoras (angioblastos) (véase la figura 1). Las células progenitoras circulantes

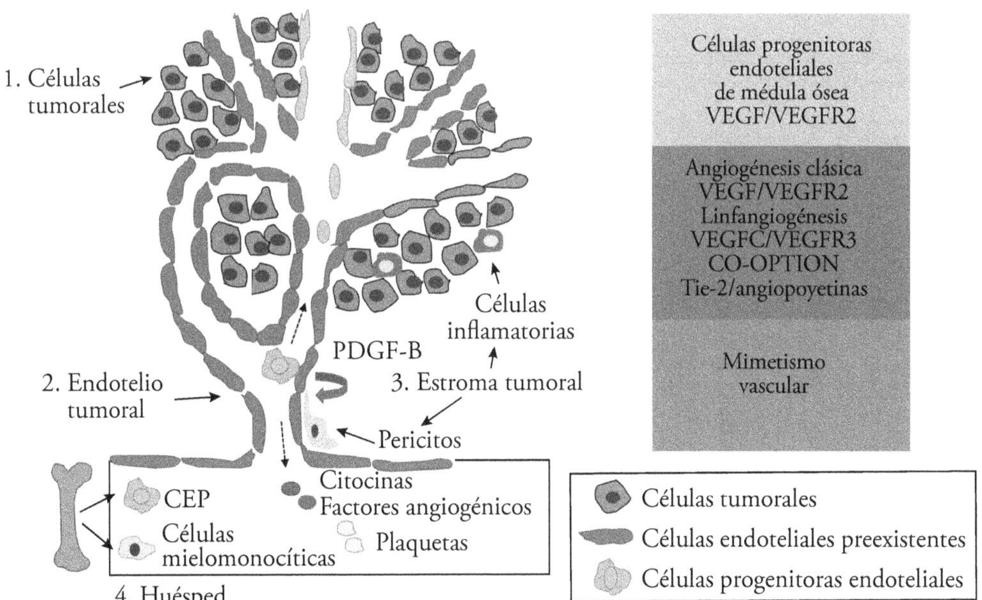

Figura 1. Remodelación del vaso sanguíneo en el cáncer.

originadas en la médula ósea viajan a focos específicos y sufren una diferenciación in situ para formar vasos sanguíneos maduros. Hay muchos tipos celulares que pueden ser movilizados desde la médula ósea hasta el vaso en desarrollo, incluyendo varios tipos de células hematopoyéticas (monocitos o células mieloides) que expresan marcadores de células endoteliales (CD45+), y una población de células no hematopoyéticas (CD45-) denominadas células progenitoras endoteliales circulantes.

Al contrario que las células perivasculares que actúan por mecanismos paracrinos, como la secreción local de VEGF, las células progenitoras circulantes se unen a la pared de un vaso en desarrollo y se diferencian en células endoteliales maduras in situ. La contabilización del número de células progenitoras circulantes podría ser un marcador de angiogénesis y vasculogénesis, y serviría para valorar la efectividad de un tratamiento antiangiogénico.

2.1.2   *Angiogénesis*

El vaso sanguíneo se desarrolla desde células endoteliales procedentes de vasos preexistentes (véase la figura 1). Este proceso requiere una actividad coordinada entre una importante variedad de componentes vasculares: la división de las células endoteliales, la degradación de la membrana basal vascular y de la matriz extracelular colindante (ECM, *extracellular matrix),* y la migración de las células endoteliales. Una gran variedad de señales angiogénicas inducen a las células endoteliales a adoptar un fenotipo activado: se separan de sus vecinas, brotan hacia gradientes de factores proangiogénicos, proliferan para formar vasos provisionales, reclutan células perivasculares para proporcionar estabilidad y maduración del vaso sanguíneo, y finalmente se remodelan para constituir una red de vasos funcionantes. La membrana basal de las venas poscapilares es degradada en la localización del futuro brote endotelial. A través de esta apertura en la membrana basal, las células endoteliales migran y forman un cordón de células, que continuará con la formación de la luz del vaso.

La migración de las células endoteliales está regulada por quimiotaxis mediante el VEGF, el factor de crecimiento de fibroblastos básico (bFGF, *basic fibroblast growth factor)* y otros factores angiogénicos. También es controlada por haptotaxis, o migración hacia un gradiente de ligandos inmóviles, los cuales dependen de interacciones de integrinas y de la ECM. Existe un tercer mecanismo, en el que se controla la migración endotelial por mecanotaxis, o la detección de la tensión pura del flujo de sangre por parte de elementos del citoesqueleto y la migración en su dirección.

La última fase del proceso de la angiogénesis es el reclutamiento de los pericitos y el depósito de nueva membrana basal. Los pericitos de los vasos preexistentes proliferan y migran hacia el nuevo vaso. Este proceso es regulado en mayor medida por el PDGF *(platelet-derived growth factor),* producido principalmente por las células endoteliales. Los pericitos contribuyen a la estabilidad y la funcionalidad de los vasos sanguíneos, en parte a través de la secreción de VEGF. Los vasos sanguíneos carentes de pericitos son los primeros que regresan al inhibir la vía VEGF.

2.1.3　*Mecanismos alternativos para aumentar la vascularización*

Los tumores pueden desarrollarse a lo largo de vasos sanguíneos existentes, y así consiguen aporte sanguíneo sin necesidad de formar nuevos vasos. Este proceso ocurre en la fase inicial de crecimiento de los tumores. Otros mecanismos son la separación longitudinal de vasos existentes en vasos hijos, y el mimetismo vasculogénico en el cual las células madre tumorales se transforman en células endoteliales formando vasos[6] (véase la figura 1). Éstas producen concentraciones de VEGF superiores en condiciones tanto de normoxia como de hipoxia.

2.2　*El estroma tumoral gobierna la angiogénesis*

El microambiente tumoral está compuesto por una variedad de tipos celulares que influyen en la respuesta angiogénica del tumor. Las células tumorales modifican y alteran su microambiente mediante la liberación de citocinas y factores de crecimiento que activan las células normales en reposo y, alrededor de ellas, inician una cascada de sucesos que rápidamente conducen a la desregulación (factor de crecimiento de los fibroblastos [FGF], VEGF, interleucinas [IL] 8 y 12, angiogenina, angiotropina, PDGF, factor de crecimiento transformante beta [TGFβ], factor de necrosis tumoral alfa (TNFα), sintasa del óxido nítrico y ciclooxigenasa 2 [COX-2]). Un ejemplo es el VEGF liberado por las células tumorales, que estimula la proliferación de las células endoteliales y la formación de vasos.

En puntos de la lámina basal expuestos a la fuga vascular se reclutan y activan plaquetas, que liberan factores angiogénicos y aumentan la permeabilidad localmente en el microambiente para aumentar más aún la respuesta local. Se produce un aumento de la liberación de PDGF y se activan las células endoteliales que reclutan a las células perivasculares.

La remodelación de la ECM se ve impulsada por el reclutamiento de los fibroblastos asociados al tumor. Éstos depositan de forma aberrante proteínas y factores estimulantes de la ECM. Las metaloproteinasas de la matriz (MMP) se unen a la ECM y la remodelan, degradan proteolíticamente sus componentes y forman fragmentos que son cruciales en la angiogénesis. El efecto de algunas MMP es contrarrestado por la expresión de sus antagonistas naturales y regulado por la disponibilidad de su sustrato. Ciertas MMP, como MMP2, MMP9 y MT1-MMP, contribuyen en el proceso angiogénico remodelando la membrana basal para permitir el crecimiento del brote endotelial, liberando factores angiogénicos que se unen a la matriz y promoviendo la escisión de las proteínas de matriz en fragmentos antiangiogénicos. Los componentes estructurales de la ECM también funcionan emitiendo señales negativas en la angiogénesis. Tal es el caso de la endostatina, que se libera por proteólisis del colágeno XVIII y es antiangiogénica.

La membrana basal del vaso envuelve a las células endoteliales y es donde se integran los pericitos. Está compuesta por el colágeno IV y la laminina, que ancla las integrinas al colágeno de la ECM. Las integrinas son las primeras moléculas de adhesión de la matriz celular que integran señales entre ésta y las vías de señalización celular. A través de las integrinas se emiten señales de proliferación y migración celular. La degradación del colágeno mediada por MMP conduce a la exposición de Arg-Gly-Asp, que son reconocidos por las integrinas $\alpha v\beta 3$ y ponen en marcha el crecimiento del brote endotelial que expresa $\alpha v\beta 3$ para interactuar selectivamente con la remodelación de ECM. Así, moléculas específicas en la ECM/membrana basal pueden mandar distintas señales en diferentes fases del crecimiento tumoral.

No está bien establecida la función del sistema inmunitario en la angiogénesis. Aunque tiene un claro papel en el control del cáncer, en otras ocasiones contribuye a la progresión del tumor. Los monocitos circulantes responden a sustancias producidas por el tumor y llegan al estroma tumoral, diferenciándose en macrófagos. Los macrófagos asociados al tumor contribuyen a la progresión de éste y al desarrollo de metástasis al estimular la angiogénesis y facilitar la migración y la invasión de las células tumorales. Los macrófagos asociados al tumor producen factores proangiogénicos, modifican la matriz extracelular y suprimen la respuesta inmunitaria contra el tumor al producir factores que suprimen la actividad de las células T y su proliferación.[7-8] Las células *natural killer* secretan IL-12, que es un factor antiangiogénico, e interferón-γ que inhibe la proliferación de las células endoteliales. No está claro el papel de las células mastocíticas en el cáncer de pulmón no de células pequeñas.

Considerando la variedad de tipos celulares y las señales implicadas, muchos aspectos de la angiogénesis podrían ser un objetivo terapéutico. Los tratamientos más eficaces implicarán, probablemente, la combinación de varios mecanismos, así como la mejora de la liberación del fármaco en el microambiente.

2.3 Vías de señalización en la angiogénesis

El VEGF es el principal estimulador de la angiogénesis conocido. A pesar de ello, existen mecanismos alternativos angiogénicos que se activan cuando se realiza una supresión de la vía VEGF, por ejemplo el FGF y las angiopoyetinas. De esta forma, la angiogénesis tumoral se controla por varías vías distintas. Numerosas moléculas angiogénicas no específicas afectan al crecimiento de las células endoteliales y a otros tipos celulares. Estos factores incluyen FGF, TGF, PDGF, factor de crecimiento epidérmico (EGF), angiogenina, quimiocinas (IL-8), etc. (véase la figura 2).

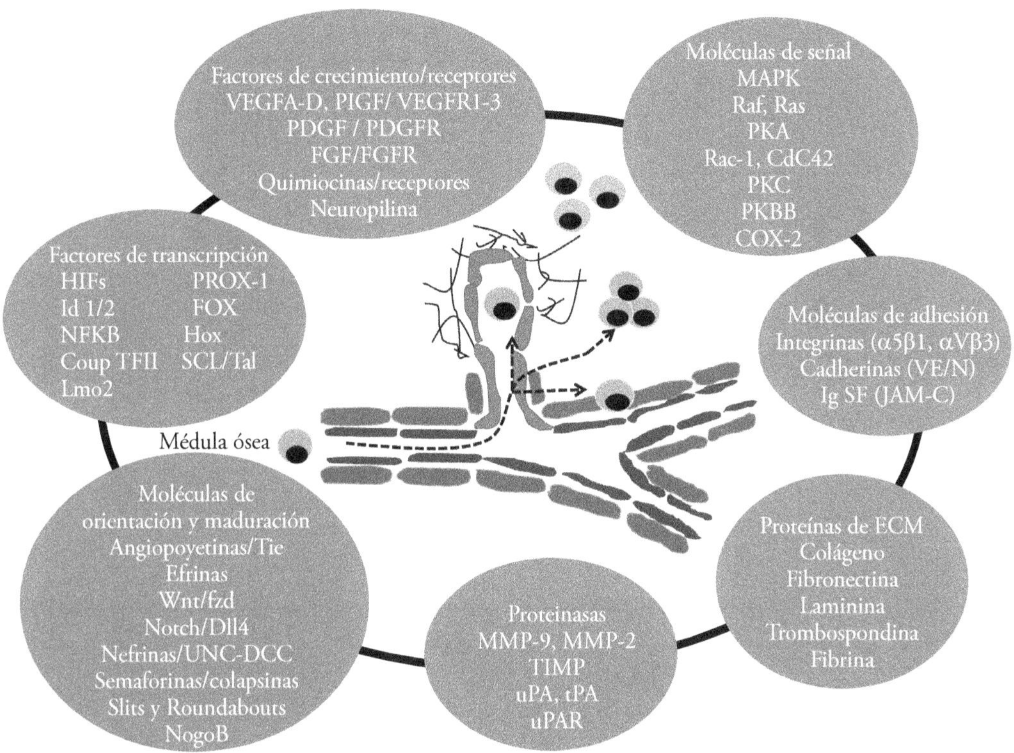

Figura 2. Moléculas que intervienen en la angiogénesis.

2.3.1 Familia del factor de crecimiento del endotelio vascular (VEGF)

El VEGF forma parte de una familia de proteínas específicas de las células endoteliales relacionadas estructuralmente que actúan como ligandos de la familia de receptores del VEGF (VEGFR) (véanse la figura 3 y la tabla 1).[9-12] Esta familia está formada por seis miembros: VEGF-A, VEGF-B, VEGF-C, VEGF-D, VEGF-E y el factor de crecimiento placentario (PIGF, *placental growth factor)*. La expresión del VEGF es estimulada por la hipoxia, valores bajos de pH, genes supresores (p53, VHL), oncogenes, hormonas esteroideas, citocinas y múltiples factores de crecimiento, como EGF, FGF, PDGF, etc.

El VEGF-A (VEGF) estimula la angiogénesis y se encarga de la supervivencia de los vasos sanguíneos inmaduros al unirse y activar dos receptores de membrana tirosina cinasa, el VEGFR-1 y el VEGFR-2, que son expresados por las células endoteliales de la pared vascular. También pueden ser expresados por los monocitos, las células madre hematopoyéticas y otras células tumorales. El papel del VEGFR-1 en la angiogénesis es desconocido. La angiogénesis se produce principalmente mediante la unión con el VEGFR-2. Esta unión produce una dimerización del receptor e inicia una cascada de señales que estimula el crecimiento, la supervivencia y la proliferación de las células del endotelio vascular. El VEGF activa las enzimas implicadas en la degradación de la

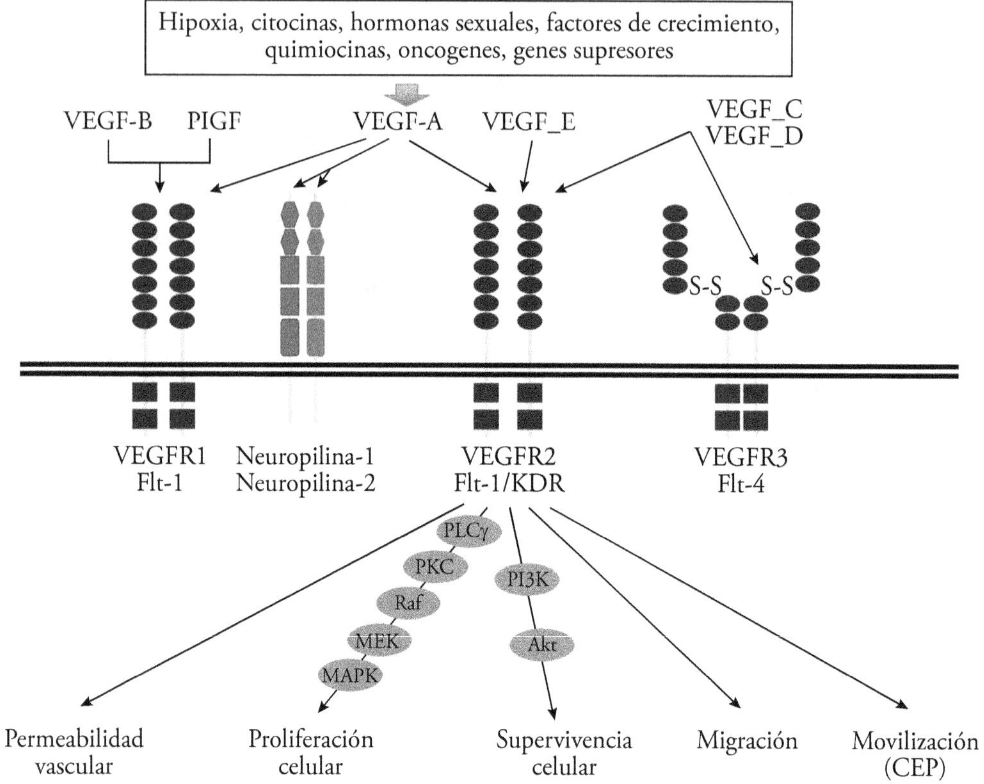

Figura 3. Familia VEGF y sus receptores.

ECM y aumenta la permeabilidad de los vasos sanguíneos pequeños. Esto produce la filtración de proteínas plasmáticas y la formación de un gel extravascular de fibrina que proporciona un ambiente adecuado para el crecimiento de las células endoteliales. Además tiene otros múltiples efectos, como promover la formación de vasos linfáticos, inhibir la maduración de las células dendríticas necesaria para la respuesta celular inmunitaria, estimular la quimiotaxis de los monocitos y contribuir a la supervivencia y la movilización de las células madre hematopoyéticas hacia los sitios de angiogénesis. Hay otros receptores transmembrana, llamados neuropilinas, que pueden unirse al VEGF y modular la angiogénesis actuando como correceptores de VEGFR-2.

VEGF-B y PIGF también interactúan con VEGFR-1. VEGF-B se comporta en mayor medida como un factor que aumenta la supervivencia más que la proliferación de las células endoteliales. Este efecto es mediado por su unión con VEGFR-1 y con la neuropilina-1. Recientes datos sugieren que el PIGF puede funcionar como un factor de crecimiento autrocrino o paracrino sobre las líneas celulares que expresan VEGFR-1. El papel del PIGF en la angiogénesis es desconocido.

VEGF-C y VEGF-D interactúan con VEGFR-3 y VEGFR-2, y median tanto la angiogénesis como la linfangiogénesis. El VEGF-E no es un homólogo de VEGF de los

Ligando	Receptor	Función
VEGF-A (VEGF)	VEGFR-1(Flt-1) VEGFR-2(KDR, flk-1) $VEGF_{165}$ neuropilina-1 $VEGF_{145}$ neuropilina-2	Vasculogénesis Angiogénesis Permeabilidad y mantenimiento vascular Reclutamiento de células derivadas de la médula ósea
VEGF-B	VEGFR-1 Neuropilina-1	No conocida Probable angiogénesis
VEGF-C	VEGFR-2 VEGFR-3(Flt-4) Neuropilina-2	Linfangiogénesis Angiogénesis
VEGF-D	VEGFR-2 VEGFR-3	Linfangiogénesis Angiogénesis
VEGF-E	VEGFR-2 (KDR, flk-1)	Angiogénesis
PIGF	VEGFR-1 $PIGF_{152}$ neuropilina-1/2	Angiogénesis Migración de monocitos Regulación al alza de VEGF Reclutamiento de células derivadas de la médula ósea

Tabla 1. Familia del VEGF y sus efectos biológicos.

mamíferos, sino una proteína viral codificada por el virus parapoxvirus Orf que tiene una potente actividad mitótica.

2.3.2   Angiopoyetinas y receptores Tie

Las angiopoyetinas son otra familia de moléculas específicas de las células endoteliales. Existen dos ligandos mayores que se unen al receptor tirosina cinasa Tie-2 expresado fundamentalmente en el endotelio vascular: angiopoyetina-1 (Ang-1) y angiopoyetina-2 (Ang-2). Ang-1 es proangiogénica y participa en la diferenciación de las células endoteliales y su estabilización, mientras que Ang-2 es antiangiogénica (Ang-2 se une a Tie-2 y bloquea su unión con Ang-1, lo que lleva a la desestabilización endotelial y la regresión tumoral). Sin embargo, estas acciones son dependientes del contexto; por ejemplo, Ang-2 puede promover la angiogénesis en cooperación con VEGF.

2.3.3   Vía de señalización Notch-Deltalike 4

Esta vía actúa evitando una angiogénesis excesiva y promoviendo el desarrollo ordenado de nuevos vasos sanguíneos. El ligando deltalike4 (Dll4) se expresa en las células endoteliales. Las proteínas de superficie Notch 1, 2, 3 y 4 son receptores transmembrana que se expresan en varios tipos celulares. El sistema Notch actúa en la cascada de señalización de VEGF-A y activa un *feedback* negativo que disminuye su actividad, con el resultado del mantenimiento de la diferenciación entre el extremo y el tallo en los vasos en desarrollo. El ligando Dll4 se une a los receptores Notch, dos de los cuales (1 y 4) se expresan en las células endoteliales localizadas en el cilindro en formación adyacentes a las células previas. El uso combinado de un fármaco anti-VEGF y un medicamento dirigido a Dll4 podría ser más eficaz que la monoterapia.

2.3.4   *Factor inducible por hipoxia*

El HIF es el principal factor de transcripción que regula la respuesta de los tejidos a la hipoxia. El HIF regula la eritropoyesis y la formación de vasos sanguíneos, y controla las vías metabólicas necesarias. La subunidad HIF-1α se regula por hipoxia mediante el control de su degradación. Existe una regulación independiente de la hipoxia por factores de crecimiento. Las concentraciones de oxígeno son detectadas por la enzima prolilhidroxilasa, que hidroxila los residuos prolil de HIF-1α en presencia de oxígeno. Este dominio modificado se une a VHL y se activa su degradación. En situaciones de hipoxia se produce una acumulación de la proteína HIF-1α, al no degradarse. La subunidad HIF-1β se expresa de manera constitutiva y forma un heterodímero con la subunidad alfa, e inician la transcripción de un importante número de genes implicados en la angiogénesis, la invasión y la metástasis. HIF-2α tiene la misma función. Ambas son producidas por varios tipos celulares, incluyendo las células endoteliales.

2.3.5   *Factores antiangiogénicos endógenos*

Son muchos los factores antiangiogénicos producidos por la escisión de proteínas de gran tamaño. Tal es el caso de la angiostatina derivada del plasminógeno. La conversión del plasminógeno en el factor proangiogénico plasmina es esencial para la producción de la angiostatina. Ésta inhibiría la producción de plasmina y ejercería un *feedback* negativo. La endostatina, la tumstatina y las trombospondinas 1 y 2 son otros factores antiangiogénicos producidos por las células tumorales y dependientes de la actividad transcripcional del p53. Las dos primeras ejercen su función mediante la unión con integrinas y modulando distintas vías de señalización. La trombospondina-1 inhibe la activación de MMP9 y activa la apoptosis de las células endoteliales mediada por CD36.

2.3.6   Factor de crecimiento derivado de plaquetas

La hipoxia también induce la expresión de PDGF. Éste, y su receptor PDGFβ, son moléculas mayores que participan en la regulación de la cobertura del vaso por los pericitos. Es secretado por las células endoteliales del tumor y por las propias células tumorales, y forma un dímero activo PDGF-BB. El receptor se expresa fundamentalmente por los pericitos y su activación lleva al reclutamiento de pericitos en el vaso sanguíneo en desarrollo.

2.3.7   Factor de crecimiento de fibroblastos básico

El bFGF es un potente factor angiogénico que estimula la proliferación y la migración de las células endoteliales y la producción de MMP. Sin embargo, a diferencia del VEGF, afecta a varios tipos de células, incluyendo las células endoteliales, las células del músculo liso, los fibroblastos y las células epiteliales. En los capilares, las células endoteliales expresan y secretan bFGF, induciendo su propia proliferación y migración. La vía de señalización del bFGF interacciona con otras vías alternativas; tal es el caso de la inducción de HIFα por la hipoxia, que es dependiente del bFGF. Además, el bFGF activa la transcripción del receptor de PDGF, mientras que PDGFBB aumenta la expresión del receptor de bFGF.

2.3.8   Vía del factor de crecimiento transformante beta
y del receptor del factor de crecimiento epidérmico

El TGF-β es un factor pleiotrópico requerido para la diferenciación de las células endoteliales, y además induce la angiogénesis. La activación de ERK en la cascada del EGFR activa un cruce entre las células tumorales y las endoteliales, promoviendo la angiogénesis.

2.3.9   Óxido nítrico

El óxido nítrico afecta a la angiogénesis de forma negativa o positiva, dependiendo de su concentración.

2.3.10   Citocinas

Son pequeñas proteínas que regulan sobre todo el tráfico de leucocitos, pero algunas también actúan sobre la angiogénesis, de forma negativa o positiva.

2.3.11   *Moléculas de adhesión*

Las interacciones producidas en la angiogénesis entre células endoteliales, pericitos, células del músculo liso, células inflamatorias y células epiteliales son controladas principalmente por moléculas de adhesión célula a célula. La molécula de adhesión endotelio-plaqueta 1 (PECAM-1, *platelet endothelial cell adhesion molecule 1)* interviene en la migración leucocitaria y en varias vías de señalización. Contribuye a la función de las células endoteliales. Su contribución en la angiogénesis podría ser mediante el reclutamiento de células inflamatorias o por el anclaje de las plaquetas en el lugar. La molécula de adhesión intercelular 2 (ICAM-2, *intercellular adhesion molecule 2)* es una proteína transmembrana de la familia de las inmunoglobulinas que se encarga de unir algunas integrinas con otras moléculas. Interviene en la supervivencia de las células endoteliales y en su migración. Las cadherinas son proteínas transmembrana que también intervienen en la interacción célula a célula.

2.3.12   *Moléculas de orientación del reclutamiento celular*

Al igual que en el crecimiento neuronal, la neoformación de vasos a partir de otros preexistentes requiere suficientes células para migrar, elongarse o retractarse en respuesta a señales de orientación locales. Como se ve en los factores de crecimiento angiogénicos, cada familia de señalización implicada en la orientación (Notch, semaforinas, efrinas y slits) se compone de múltiples ligandos, reconocidos por uno o más de sus receptores. Una célula que expresa un ligando puede unirse con una célula vecina que expresa el receptor apropiado, que conduce a una señalización por mecanismos paracrinos o que puede activar la misma señal paracrina cuando la misma célula expresa ambos, ligando y receptor. Así, el perfil de expresión de varias moléculas de orientación y sus receptores en los múltiples tipos celulares que participan en la respuesta angiogénica pueden dar varias combinaciones de señales locales y direccionales que determinan cómo las células responden a su ambiente y de qué manera interactúan con las células vecinas en el control de la formación de vasos, en la cobertura por las células perivasculares, en el reclutamiento de células progenitoras y en la atracción de macrófagos.

En algunos casos, los receptores de unión al ligando pueden modular otras vías angiogénicas. Por ejemplo, la neuropilina-1 es un correceptor para ambos, semaforina y ligando VEGF, y el estado de la unión del ligando puede cambiar el equilibrio de señalización entre los respectivos receptores. La inhibición de un receptor o ligando, por lo tanto, puede tener efectos cruzados en una vía de señalización alternativa, con consecuencias opuestas dentro de las distintas localizaciones durante la respuesta angiogénica. Las células tumorales podrían haber desarrollado estrategias para perturbar una o más de estas vías mediante la secreción de ligandos solubles, expresión en los receptores o ambos mecanismos.

2.3.13 Micro RNA como interruptores intracelulares angiogénicos

Recientes estudios han demostrado la regulación del desarrollo vascular y la angiogénesis por micro-RNA, pequeños RNA no codificantes que se unen a la región 3' (no translacionada), reclutan un complejo de silenciamiento y bloquean la translación. Por ejemplo, un grupo de micro-RNA funciona de manera coordinada y competitivamente regulando la expresión de VEGF.

3 Significado pronóstico o predictivo de la angiogénesis

En la actualidad no se dispone de biomarcadores angiogénicos pronósticos ni predictivos fiables que nos ayuden a programar el tratamiento del cáncer de pulmón no microcítico y a determinar qué pacientes van a beneficiarse.[13-15]

La densidad microvascular determinada mediante inmunohistoquímica se ha utilizado para cuantificar la actividad angiogénica, y en numerosos estudios se ha relacionado con el pronóstico del cáncer de pulmón no microcítico. De todas las moléculas evaluadas como biomarcadores en este tipo de cáncer, VEGF es la que se ha relacionado con el pronóstico del paciente de manera más consistente. La expresión de VEGF constituye un factor pronóstico independiente en varios tumores, incluyendo el cáncer de pulmón no microcítico. En varios estudios se relacionó la medición del VEGF con el tamaño tumoral, las metástasis y unas menores supervivencias libre de progresión y global.

La identificación y la validación de biomarcadores fiables para valorar la indicación de un tratamiento antiangiogénico ha sido un objetivo y un área de investigación importante. El análisis realizado como parte del estudio ECOG 4599, un estudio de fase III en primera línea de tratamiento en el cáncer de pulmón no microcítico avanzado no escamoso, que estudia la eficacia del uso o no de bevacizumab junto a un esquema de quimioterapia estándar (carboplatino-paclitaxel), halló que las concentraciones plasmáticas de VEGF fueron predictivas para la respuesta, pero no para la supervivencia, en los pacientes tratados en la rama de carboplatino, paclitaxel y bevacizumab.[16] En el estudio SAIL, de fase IV, que estudia la eficacia y la seguridad de la quimioterapia con bevacizumab en primera línea de tratamiento del cáncer de pulmón no microcítico avanzado no escamoso, las bajas concentraciones plasmáticas de VEGF postratamiento con quimioterapia y bevacizumab mostraron una correlación positiva con la supervivencia global y la supervivencia libre de progresión. Por ello, VEGF podría ser un marcador prometedor que prediga el beneficio clínico precoz en el curso del tratamiento. Otro estudio encontró que las bajas concentraciones de VEGF fueron un factor pronóstico de beneficio de la supervivencia libre de progresión en los pacientes con cáncer de pulmón no microcítico avanzado que recibieron vandetanib en comparación con la quimioterapia estándar.[17] En el cáncer de pulmón no microcítico resecado en tratamiento con quimioterapia adyuvante, el aumento del número de copias del gen VEGFR-2 se correlaciona con una mayor resistencia a la quimioterapia y una peor supervivencia, lo que sugiere que estos pacientes de alto riesgo podrían beneficiarse de un bloqueo del VEGFR.[18] El estudio ECOG 1505 proporcionará 1.500 muestras de tejido y múltiples determinaciones en suero puntuales, con la esperanza de conseguir validar biomarcadores para pacientes que recibieron bevacizumab en el tratamiento adyuvante.

Algunos factores predictivos más complejos, como las citocinas y los factores angiogénicos, también han sido estudiados y podrían suministrar información sobre las consecuencias moleculares de los tratamientos antiangiogénicos. Es necesaria la identificación y la validación de marcadores pronósticos y predictivos que nos orienten en el uso de fármacos antiangiogénicos, y que nos permitan realizar un tratamiento personalizado.

4   Perspectivas de futuro

En la medida en que nuestro conocimiento sobre el mecanismo de la angiogénesis aumenta y se identifican más factores proangiogénicos y antiangiogénicos en la patogénesis del cáncer, podremos desarrollar nuevos tratamientos y mejorar el pronóstico de nuestros pacientes. La familia de factores de crecimiento VEGF y sus receptores son un ejemplo de comprensión de la angiogénesis y de su regulación, y está claro que la inhibición de moléculas clave, como el VEGF-A, puede ser beneficioso en algunos tipos de tumores. Sin embargo, otros miembros de la familia VEGF, incluyendo VEGF-B y PlGF, así como su receptor VEGFR-1, también pueden afectar la angiogénesis del tumor de un modo que en la actualidad es desconocido. Debemos estudiar más a fondo el papel de los tratamientos dirigidos a los inhibidores endógenos de la angiogénesis y las vías de señalización, tales como Dll4/Notch. La investigación continua y el reconocimiento de que hay muchas vías que contribuyen a la angiogénesis proporcionarán, sin duda, muchos tratamientos útiles para el cáncer.[19-23]

Bibliografía

1. Fidler IJ, Langley RR, Kerbel RS, Lee ME, editores. Angiogenesis. En: Cancer. Principles and practice of oncology. Lung cancer. 7th ed. Philadelphia: Lippincott Williams & Wilkins; 2005. p. 129-37.

2. Bar J, Onn A, Herbst RS, editores. Molecular events surrounding the angiogenic switch of lung cancer. En: Principles and practice of lung cancer. 4th ed. Vol. 1. Philadelphia: Lippincott Williams & Wilkins; 2010. p. 113-29.

3. Weis SM, Cheresh DA. Tumor angiogenesis: molecular pathways and therapeutic targets. Nature Med. 2011; 17: 1359-70.

4. Kerbel RS. Tumor angiogenesis. N Engl J Med. 2008; 358: 2039-49.

5. Hoff PM, Machado KK. Role of angiogenesis in the pathogenesis of cancer. Cancer Treat Rev. 2012; 38: 825-33.

6. Eyler CE, Rich JN. Survival of the fittest: cancer stem cells in therapeutic resistance and angiogenesis. J Clin Oncol. 2008; 26: 2839-45.

7. Coffelt SB, Hughes R, Lewis CE. Tumor-associated macrophages: effectors of angiogenesis and tumor progression. Biochim Biophys Acta. 2009; 1796: 11-8.

8. Qian BQ, Pollard JW. Macrophage diversity enhances tumor progression and metastasis. Cell. 2010; 141: 39-51.

9. Dvorak HF. Vascular permeability factor/vascular endothelial growth factor: a critical cytokine in tumor angiogenesis and a potential target for diagnosis and therapy. J Clin Oncol. 2002; 20: 4368-80.

10. Hicklin DJ, Ellis LM. Role of the vascular endothelial growth factor pathway in tumor growth and angiogenesis. J Clin Oncol. 2005; 23: 1011-27.

11. Ferrara N. VEGF and the quest for tumour angiogenesis factors. Nature Rev Cancer. 2002; 2: 795-803.

12. Ferrara N. VEGF and the quest for tumour angiogenesis factors. Nat Rev Cancer. 2002; 2: 795-803.

13. Salgia R. Prognostic significance of angiogenesis and angiogenic growth factors in non-small cell lung cancer. Cancer. 2011; 117: 3889-99.

14. An SJ, Huang YS, Chen ZH, Su J, Yang Y, Chen JG, *et al.* Posttreatment plasma VEGF levels may be associated with the overall survival of patients with advanced non-small cell lung cancer treated with bevacizumab plus chemotherapy. Med Oncol. 2011; 29: 627-32.

15. Loupakis F, Falcone A, Gianluca M, Fioravanti A, Kerbel R, Tacca M, *et al.* Vascular endothelial growth factor levels in immunodepleted plasma of cancer patients as a possible pharmacodynamic marker for bevacizumab activity. J Clin Oncol. 2007; 25: 1816-18.

16. Dowlati A, Gray R, Sandler AB. Cell adhesion molecules, vascular endothelial growth factor, and basic fibroblast growth factor in patients with non–small-cell lung cancer treated with chemotherapy with or without bevacizumab – an Eastern cooperative Oncology Group Study. Clin Cancer Res. 2008; 14: 1407-12.

17. Hanrahan EO, Ryan AJ, Mann H. Baseline vascular endothelial growth factor concentration as a potential predictive marker of benefit from vandetanib in non-small cell lung cancer. Clin Cancer Res. 2009; 15: 3600-9.

18. Yang F, Tang X, Riquelme E. Increased VEGFR-2 gene copy is associated with chemoresistance and shorter survival in patients with non–small-cell lung carcinoma who receive adjuvant chemotherapy. Cancer Res. 2011; 71: 5512-21.

19. Das M, Wakelee H. Targeting VEGF in lung cancer. Expert Opin Ther Targets. 2012; 16: 395-406.

20. Manegold C, Horn L, Sandler A, editores. Antiangiogenic agents. En: Principles and practice of lung cancer. 4th ed. Vol. II. Philadelphia: Lippincott Williams & Wilkins; 2010.

21. Rogosin S, Sandler A. Beyond bevacizumab: antiangiogenic agents. Clin Lung Cancer. 2012; 13: 326-33.

22. Shojaei F. Anti-angiogenesis therapy in cancer: current challenges and future perspectives. Cancer Lett. 2012; 320: 130-7.

23. Wozniak A. Challenges in the current antiangiogenic treatment paradigm for patients with non–small-cell lung cancer. Crit Rev Oncol Hematol. 2012; 82: 200-12.

Capítulo 11

El papel del tratamiento antiangiogénico en el cáncer de pulmón no microcítico

J. DE CASTRO, O. HIGUERA, N. HINDI, A. CUSTODIO

Servicio de Oncología Médica
Hospital Universitario La Paz
Madrid

Correspondencia:
Dr. Javier de Castro Carpeño
jcastro.hulp@salud.madrid.org

Sinopsis

El tratamiento antiangiogénico es una nueva estrategia actualmente en desarrollo para el cáncer de pulmón no microcítico. De todas las vías posibles, el bloqueo del factor de crecimiento vascular endotelial (VEGF, *vascular endothelial growth factor)* mediante un anticuerpo específico, como el bevacizumab, es la única alternativa que ha demostrado un claro beneficio clínico en esta enfermedad. Dos ensayos de fase III y dos grandes estudios en la práctica asistencial habitual han corroborado la eficacia y la seguridad de asociar bevacizumab a la quimioterapia de primera línea en pacientes con cáncer de pulmón no microcítico de tipo no escamoso, especialmente con histología de adenocarcinoma. El papel del tratamiento de mantenimiento, su empleo en segunda línea o la detección de biomarcadores selectivos son cuestiones que la investigación con bevacizumab debe seguir resolviendo. Otras opciones de antiangiogénesis, como los inhibidores selectivos de la actividad tirosina cinasa del receptor de VEGF, no han obtenido un resultado positivo a pesar de los numerosos ensayos clínicos realizados. Este fracaso puede deberse a una mala orientación en el desarrollo de su investigación o a una falta de eficacia de los propios tratamientos en el cáncer de pulmón no microcítico. Es posible que una mejor selección de los subgrupos de pacientes y una profunda labor investigadora de su potencial actividad, en monoterapia o en combinación con quimioterapia, hubieran mejorado los resultados obtenidos. En este capítulo se revisarán en general todos estos agentes, con especial atención al desarrollo clínico de bevacizumab, actualmente el único fármaco antiangiogénico con aplicación en la práctica asistencial.

Introducción

Clásicamente la quimioterapia ha sido el tratamiento de elección de los pacientes con carcinoma de pulmón no microcítico en estadio avanzado. A pesar de ello, el esquema considerado estándar, un doblete basado en platino más un agente de tercera generación, sólo consigue una mediana de supervivencia en torno a ocho meses.[1] En los últimos años, la identificación de subgrupos de pacientes con cáncer de pulmón no microcítico con mutaciones en EGFR *(epidermal growth factor receptor)* o ALK *(anaplastic lymphoma kinase)* ha permitido seleccionar su tratamiento con inhibidores específicos, que doblan o incluso triplican la supervivencia. Conviene destacar que la mayoría de los pacientes con tumores portadores de estas mutaciones no han sido fumadores. Sin embargo, los pacientes con tumores adictos a una mutación fundamental no suponen más del 15 % del global, por lo que se necesitan nuevas estrategias para la mayoría de los pacientes con cáncer de pulmón no microcítico sin mutaciones relevantes. Por ello, la búsqueda de nuevos procesos implicados en la carcinogénesis y la evolución del cáncer de pulmón no microcítico, y su posible aplicación terapéutica, es uno de los principales objetivos para mejorar las opciones de tratamiento. En esta línea, el papel de la angiogénesis tumoral puede ser una de las vías más prometedoras a explorar.

1   La angiogénesis tumoral como diana terapéutica en el cáncer de pulmón no microcítico

La neoangiogénesis tumoral se ha revelado como un mecanismo absolutamente imprescindible para la formación y el desarrollo de las neoplasias, incluyendo el cáncer de pulmón no microcítico. Inicialmente, los requerimientos de nutrientes y oxígeno que precisa una neoplasia pueden ser adquiridos por difusión directa, pero cuando el tumor alcanza tan sólo 2 mm de tamaño necesita que se forme una neovascularización para su mantenimiento y evolución.[2] Los vasos del tumor son distintos de los vasos normales, ya que son estructuralmente desordenados, aunque las células que los constituyen son estables desde el punto de vista genético. En el complejo proceso de la neoangiogénesis tumoral intervienen diversos factores que actuarán esencialmente en el estroma tumoral para favorecer la formación de los nuevos vasos. Entre los factores que actúan en este proceso, el factor de crecimiento vascular endotelial (VEGF, *vascular endothelial growth factor)* es clave en las primeras etapas de la neoangiogénesis, por lo que el intento de su inhibición ha sido uno de los objetivos iniciales del tratamiento antiangiogénico.[3] El VEGF se une a su receptor (VEGFR), que a su vez activa las vías de señalización intracelular que conducirán a la puesta en marcha de los mecanismos de angiogénesis. Por ello, las estrategias de inhibición de la vía señalizada por el VEGF pueden aplicarse en diversos lugares: en el propio factor VEGF, en la unión de VEGF con su receptor, interfiriendo el receptor o bloqueando las vías intracelulares de activación. Hasta el momento, la mayoría de los agentes desarrollados se han centrado en el bloqueo del propio VEGF o en la inhibición de la actividad tirosina cinasa del receptor de VEGF (véase la figura 1). Actualmente, sólo la inhibición del VEGF mediante un anticuerpo específico, como bevacizumab, ha demostrado tener eficacia clínica en el tratamiento del cáncer de pulmón no microcítico.

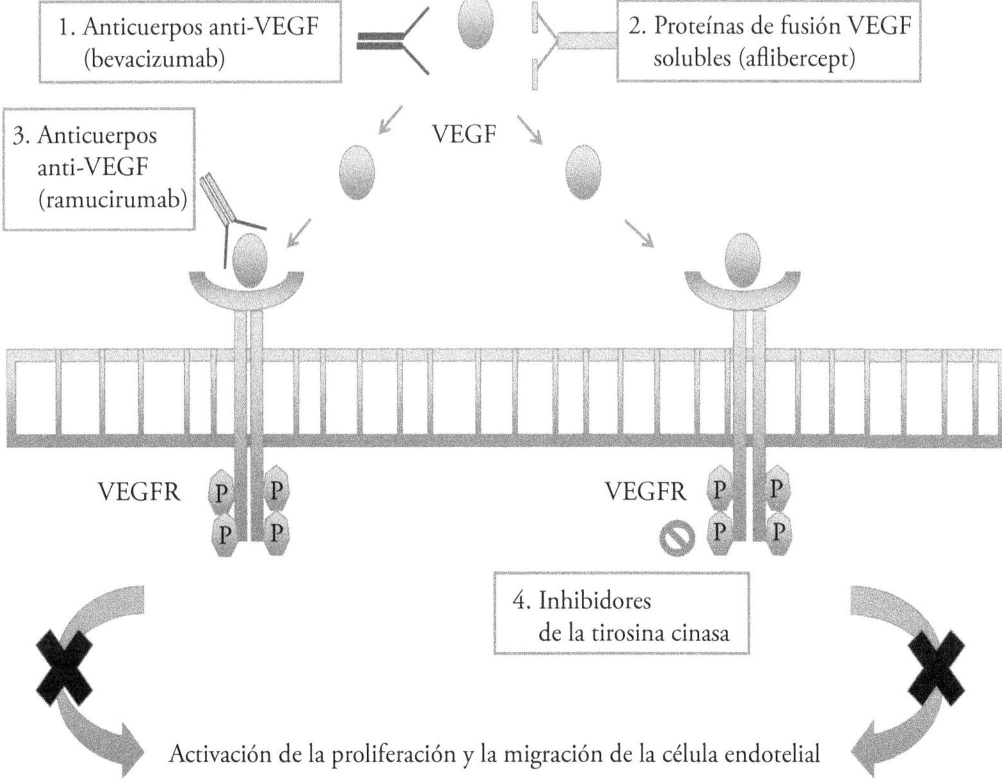

Figura 1. Mecanismos del tratamiento antiangiogénico.

2   El bevacizumab en el tratamiento del cáncer de pulmón no microcítico avanzado

2.1   El bevacizumab como opción de tratamiento

El bevacizumab es un anticuerpo monoclonal humanizado que se une al VEGF impidiendo su unión con su receptor (VEGFR) y, por tanto, bloqueando la posterior activación de las vías de señalización necesarias para la angiogénesis tumoral.[4] Los estudios preclínicos han demostrado que produce inicialmente una regresión de la vascularización tumoral existente, así como la normalización de su estructura, y a más largo plazo la supresión de los nuevos vasos. Como consecuencia de estos efectos, el bevacizumab frena el crecimiento del tumor y el desarrollo de metástasis. De forma recíproca, se ha observado una revascularización del tumor al retirar el bevacizumab.[5] Todos estos datos pueden indicar la importancia del control continuo de la angiogénesis tumoral como estrategia de tratamiento.

2.2   Estudios con bevacizumab

Los estudios de fase I definieron el perfil de toxicidad del bevacizumab, tanto en monoterapia[6] como en combinación con quimioterapia.[7] En un estudio de fase II aleatorizado (AVF0757g), la combinación de quimioterapia basada en carboplatino (área bajo la curva: 6) y paclitaxel (200 mg/m^2) y bevacizumab (7,5 o 15 mg/kg) demostró una mayor tasa de respuesta y un mayor tiempo hasta la progresión que la quimioterapia sola.[8] Sin embargo, seis de los 66 pacientes tratados con bevacizumab sufrieron una hemorragia pulmonar grave o letal que, tras analizar los posibles factores de riesgo involucrados, se relacionó con la histología de carcinoma epidermoide. Además, un análisis exploratorio evidenció también que los pacientes que obtenían beneficio con bevacizumab eran los que tenían tumores de histología no epidermoide.

Dada la posible eficacia del bevacizumab y los datos de seguridad y eficacia del estudio AVF0757g, el grupo cooperativo norteamericano ECOG (Eastern Cooperative Oncology Group) realizó el ensayo E4599, un estudio de fase III comparativo para confirmar el beneficio del bevacizumab en pacientes con cáncer de pulmón no microcítico de histología no escamosa. Junto con la quimioterapia de seis ciclos con paclitaxel y carboplatino como tratamiento de primera línea, uno de los dos brazos recibió además bevacizumab a dosis de 15 mg/kg, ya que ésta había sido la que mejor actividad había demostrado en el ensayo previo. El bevacizumab se mantenía posteriormente hasta la progresión o la aparición de toxicidad inaceptable. Tras reclutar 878 pacientes, el estudio alcanzó el objetivo primario de aumento en la supervivencia global: cuando se asociaba bevacizumab a la quimioterapia, la mediana de la supervivencia era de 12,3 meses, frente a 10,3 meses en el grupo tratado sólo con quimioterapia *(hazard ratio* [HR]: 0,79;

p = 0,003).[9] Este incremento de la supervivencia fue considerado muy relevante, ya que suponía el primer estudio que lograba sobrepasar la barrera del año de supervivencia en cáncer de pulmón no microcítico. También se demostró el beneficio del bevacizumab sobre la quimioterapia en otros objetivos secundarios, como la supervivencia libre de progresión, que fue de 6,2 frente a 4,5 meses (HR: 0,66; p < 0,001), y la tasa de respuesta, que fue del 35 % frente al 15 % (p < 0,001), respectivamente. Más tarde, un análisis preplaneado para el grupo de pacientes con histología de adenocarcinoma, que suponían el 69 % de los pacientes evaluables, demostró un beneficio todavía superior del bevacizumab en este subtipo histológico: la mediana de supervivencia aumentó hasta los 14,2 meses, frente a 10,3 meses en el grupo tratado con quimioterapia sola (HR: 0,69; intervalo de confianza del 95 % [IC 95 %]: 0,58-0,83).[10] De igual modo, el porcentaje de supervivientes a uno y dos años fue también mayor que en el grupo tratado sólo con quimioterapia: 56,55 % y 27,1 % frente a 43,3 % y 16,8 %, respectivamente.

Para confirmar los resultados de eficacia y seguridad del bevacizumab se realizó un segundo estudio de fase III, el estudio AVAIL (*Avastin in Lung Cancer*, BO17704).[11] En este caso, los 1.043 pacientes con cáncer de pulmón no microcítico no epidermoide incluidos procedían de fuera de Norteamérica, especialmente de Europa, por lo que se eligió el esquema más empleado en este entorno, el doblete de cisplatino y gemcitabina. También se diseñaron dos brazos con dosis altas y bajas de bevacizumab, además del control con quimioterapia sola. El objetivo primario del estudio, la supervivencia libre de progresión, se alcanzó a favor del bevacizumab, pues fue de 6,7 y 6,5 meses (HR: 0,75, IC95 %: 0,64-0,87, p = 0,0003; HR: 0,85, IC 95 %: 0,73-1,00, p = 0,0456) para los grupos de bevacizumab en dosis de 7,5 y 15 mg/kg, respectivamente, frente a 6,1 meses en el grupo de quimioterapia. Además, se evidenció el beneficio del bevacizumab en cuanto a una mayor tasa de respuesta, del 34 % frente al 20,1 % en el grupo de bevacizumab en dosis de 7,5 mg/kg (p < 0,0001), y del 30,4 % frente al 20,1 % en el grupo de dosis altas de bevacizumab (p = 0,0023), en comparación con el grupo de quimioterapia. Sin embargo, en la supervivencia global a los 13 meses, objetivo secundario del estudio, no se observaron diferencias significativas entre los grupos de 7,5 y 15 mg/kg (HR: 0,93, IC 95 %: 0,78-1,11), p = 0,420; HR: 1,03, IC 95 %: 0,86-1,23, p = 0,761).[12] Este resultado en la supervivencia ha cuestionado el beneficio del bevacizumab, atribuyendo a la selección de los pacientes con buen estado general, o a la histología no escamosa, las razones de las largas supervivencias obtenidas en los ensayos con bevacizumab. No obstante, hay que recordar que el estudio AVAIL no fue diseñado con el suficiente tamaño muestral como para detectar diferencias en la supervivencia, ni con un seguimiento prolongado para analizar el impacto que la administración de segundas o sucesivas líneas de tratamiento puede tener en la supervivencia global.

Con respecto a las dudas sobre la seguridad de la administración de bevacizumab suscitadas en el estudio de fase II aleatorizado AVF0757g, debidas a la alta incidencia de hemorragia pulmonar grave, los dos ensayos de fase III aportaron resultados más tranquilizadores. Tanto en el E4599 como en el AVAIL, la incidencia de hemorragia pulmonar

≥ 3 fue baja, del 1,9 % en el E4599 y del 1,5 % y el 0,9 % con las dosis de bevacizumab de 7,5 y 15 mg/kg, respectivamente, en el AVAIL, frente al 0,6 % en el grupo control. Esta reducción puede deberse a una mejor selección de los pacientes, al haber excluido a aquellos con carcinomas epidermoides o con hemoptisis de base.

Con el objetivo de definir los datos de seguridad en especial, pero también los de eficacia, del bevacizumab en un perfil de pacientes con cáncer de pulmón no microcítico no epidermoide de la práctica clínica real, se realizaron dos estudios de fase IV: SAIL *(Safety of Avastin in Lung)* y ARIES *(Avastin Registry: Investigation of Effectiveness and Safety)*, un estudio observacional de registro. Ambos han conseguido reclutar más de 4.000 pacientes, incluyendo aquellos que habitualmente se descartan de los ensayos clínicos, como los que tienen un mal estado general, ECOG 2, con comorbilidad importante o que reciben tratamientos concomitantes.

El estudio SAIL (MO19390), realizado en más de 400 centros de fuera de Norteamérica, reclutó 2.212 pacientes con cáncer de pulmón no microcítico no epidermoide avanzado o recurrente, que recibieron cualquier esquema de quimioterapia estándar con dosis baja o alta de bevacizumab.[13] El perfil de seguridad fue razonable, con escasos efectos adversos graves (NCI-CTCAE v3.0 grado ≥ 3), un 0,7 % de hemorragia pulmonar, un 5,7 % de hipertensión y un 7,8 % de sucesos tromboembólicos. Sólo en el 2 % de las hemorragias y en el 7 % de los casos de hipertensión fue preciso interrumpir temporalmente el tratamiento, y se cesó de forma definitiva en el 8 % y el 4 %. La incidencia de hemorragia pulmonar de grado ≥ 3 fue del 0,7 %, con independencia de la localización central o la cavitación del tumor, del tipo histológico, del uso de anticoagulantes y de la edad.[14] Además, se registró una mediana de supervivencia global de 14,6 meses, un tiempo hasta la progresión de 7,8 meses y un control clínico del 88,7 %. Estos datos de eficacia son interesantes si se tiene en cuenta que no se trataba de poblaciones seleccionadas y que no dependía de los regímenes de quimioterapia empleados, aunque no hubo un sistema específico de evaluación ni un comité externo independiente.

ARIES es un estudio observacional de cohortes para determinar la evolución clínica de 2.000 enfermos norteamericanos tratados con quimioterapia y bevacizumab como tratamiento de primera línea para el cáncer de pulmón no microcítico no epidermoide avanzado o metastásico.[15] Un análisis intermedio con 1.967 pacientes objetivó una baja incidencia de fenómenos hemorrágicos de grado ≥ 3, de sólo el 3,6 %, con un 0,9 % de hemorragias pulmonares y un 0,1 % de hemorragias en el sistema nervioso central. Este dato es muy relevante si se considera que se permitía entrar en el estudio a pacientes con metástasis cerebrales, que 182 pacientes incluidos tenía un ECOG ≥ 2 y que podían estar recibiendo anticoagulación o tener una hemoptisis leve. Posteriores actualizaciones del estudio ARIES comunicadas en diferentes congresos han corroborado los resultados, incluso en estas poblaciones menos favorables como son los ancianos y los pacientes con ECOG 2 o con metástasis cerebrales. Con respecto a la eficacia, se confirman los resultados en la mediana de supervivencia libre de progresión, de 6,6 meses, y en la supervivencia global, de 13,3 meses.

Por tanto, los estudios SAIL y ARIES han demostrado la seguridad del bevacizumab en cuanto a la incidencia de hemorragia pulmonar. Con los únicos criterios de exclusión para la administración de bevacizumab de hemoptisis importante y hallazgos radiológicos de infiltración vascular tumoral, la incidencia de hemorragia pulmonar grave se reduce por debajo del 1 %. Otras características previamente consideradas, como la centralidad o la cavitación tumoral, no suponen un riesgo para el desarrollo de hemorragias graves.[16] De igual modo, estos estudios han conseguido una eficacia similar en términos de supervivencia libre de progresión y de supervivencia global, que demuestra la concordancia de los resultados con bevacizumab en más de 4.000 enfermos en la práctica asistencial habitual, igual a la alcanzada en los primeros ensayos.

2.3　Cuestiones por resolver

Aunque de los estudios SAIL y ARIES también puede sacarse la conclusión de que todas las combinaciones de platino obtienen respuestas similares con bevacizumab, dados los buenos resultados alcanzados con pemetrexed en tumores no escamosos, el interés se ha centrado en probar el bevacizumab con este agente. Dos ensayos de fase II con bevacizumab en dosis de 15 mg/kg junto con carboplatino y pemetrexed u oxaliplatino y pemetrexed han logrado una mediana de supervivencia libre de progresión de 7,8 meses y una supervivencia global de 14,1 meses con el régimen de carboplatino,[17] y una mediana de supervivencia libre de progresión de 16,7 meses con el de oxaliplatino.[18]

Considerando los interesantes resultados obtenidos, se han puesto en marcha tres ensayos comparativos (E5508 [ClinicalTrials.gov NCT01107626], AVAPERL1 [ClinicalTrials.gov Identifier NCT00961415] y PointBreak [ClinicalTrials.gov Identifier NCT00762034]) para confirmar la eficacia del tratamiento de primera línea con bevacizumab, cisplatino y pemetrexed, carboplatino y pemetrexed, o carboplatino y paclitaxel seguido de bevacizumab solo o en combinación con pemetrexed como mantenimiento hasta la progresión. Los primeros datos del estudio AVAPERL1 muestran que la combinación de cisplatino, pemetrexed y bevacizumab seguida de mantenimiento con pemetrexed y bevacizumab consigue una mediana de supervivencia libre de progresión de 10,2 meses.[19] En espera de tener datos de la supervivencia global, estos resultados son los mejores que se han logrado en pacientes con cáncer de pulmón no microcítico no escamoso, y deberán ser confirmados por los otros ensayos actualmente en marcha, PointBreak y E5508. El estudio PointBreak es un ensayo de fase III, aleatorizado y abierto, realizado exclusivamente en Norteamérica, diseñado para demostrar el beneficio del doblete de pemetrexed y carboplatino con bevacizumab seguido de mantenimiento con pemetrexed y bevacizumab, frente al esquema estándar de tratamiento, el propuesto en el E4599, de paclitaxel, carboplatino y bevacizumab con bevacizumab como mantenimiento. En septiembre de 2012 se comunicaron los resultados del PointBreak: el objetivo primario del estudio, la supervivencia global, fue prácticamente similar en ambos grupos, 12,6 meses para el grupo de pemetrexed y 13,4 meses para el de paclitaxel (HR: 1,00, p = 0,949), cuando se consideró la población por intención de tratar. Por tanto, no se alcanzó el objetivo de lograr un mayor beneficio en el grupo de pemetrexed en inducción y mantenimiento. Sin embargo, hay algunos aspectos de este estudio que son interesantes: al analizar el grupo de enfermos que recibieron mantenimiento se observó una mediana de supervivencia global de 17,7 meses en el grupo de pemetrexed frente a 15,7 meses en el grupo de bevacizumab solo. Si se observa con detenimiento, esta diferencia empieza a verse en las curvas a partir de los cinco meses y entonces se mantiene de forma permanente. Aunque estos datos no pueden compararse con los de estudios expresamente diseñados para el mantenimiento, en el PARAMOUNT el mantenimiento con pemetrexed alcanzó una mediana de supervivencia de 16,9 meses, y en el AVAPERL la mediana no se ha alcanzado, pero el brazo de bevacizumab consiguió una mediana totalmente similar a la del grupo del PointBreak que sólo recibió bevacizumab (15,7 meses). Por ello, todavía no puede afirmarse que un mantenimiento combinado con pemetrexed y bevacizumab sea superior al de bevacizumab solo, pero los datos de AVAPERL1 y los indirectos de PointBreak merecen ser considerados a la hora de explorar esta combinación.

Otra posible estrategia sería el bloqueo simultáneo de la angiogénesis tumoral con el bloqueo de la vía del EGFR mediante su asociación con inhibidores como el erlotinib. El estudio ATLAS demostró un beneficio significativo en términos de supervivencia libre de progresión, de 4,8 meses frente a 3,8 meses (HR: 0,72, p = 0,0012), cuando se asociaba erlotinib a bevacizumab en el mantenimiento, en comparación con bevacizumab solo. Sin embargo, no se alcanzó beneficio en términos de supervivencia global.[20] Por otra parte, en el ensayo comparativo BETA-Lung el bevacizumab falló a la hora de mejorar la eficacia del erlotinib como tratamiento de segunda línea.[21]

Con respecto al hábito tabáquico, el estudio E4599 no diferenció grupos, pero el estudio AVAIL sí, y se objetivó un mayor beneficio con bevacizumab en la población de pacientes que nunca habían fumado. En el estudio ARIES, un 12,8 % de la población era no fumadora, frente a un 24,6 % de fumadores. En el estudio SAIL, un 30 % nunca había fumado y un 24 % eran fumadores. En ninguno de los dos estudios se estableció relación entre el hábito tabáquico y la eficacia del bevacizumab. Posiblemente, la única conclusión que puede sacarse con respecto al hábito tabáquico en los estudios con bevacizumab es que la incidencia de no fumadores puede ser mayor que en la población general con cáncer de pulmón, ya que los pacientes se seleccionaron por la histología no escamosa. Es conocido que el subtipo epidermoide se asocia más al tabaquismo, y el adenocarcinoma en menor medida. Por otra parte, es probable que dentro de esta población de nunca fumadores pueda haber un grupo de pacientes con mutaciones de EGFR o ALK. La posible repercusión que ese grupo de pacientes con cáncer de pulmón portadores de mutaciones pudiera tener en la evolución de los ensayos con bevacizumab no puede precisarse, ya que era una característica que no estaba definida al inicio de estudios como el E4599 y el AVAIL. Es evidente que, en el diseño de nuevos ensayos, este tipo de pacientes con mutaciones debe ser considerado por separado del resto de la población con cáncer de pulmón.

Los dos ensayos iniciales, E4599 y AVAIL, fueron diseñados con la administración de bevacizumab durante la quimioterapia y su posterior mantenimiento hasta la progresión, basándose en la hipótesis de que el control de la angiogénesis tumoral debería ser continuo. Esto ha suscitado dos cuestiones que están sin resolver: cuál es el auténtico papel del bevacizumab como tratamiento de mantenimiento y si debe mantenerse el bevacizumab más allá de la progresión junto a los tratamientos de segunda o tercera línea.

Efectivamente, el papel real del bevacizumab como tratamiento de mantenimiento no ha sido analizado de una manera directa en los ensayos E4599 y AVAIL. Ésta es una de las principales críticas que se hacen a estos estudios, al no haber previsto un brazo control que interrumpiese la administración de bevacizumab tras finalizar la quimioterapia. Los resultados que pueden extraerse son indirectos, aunque apuntan a un posible beneficio del bevacizumab como tratamiento de mantenimiento. En un análisis retrospectivo de 351 pacientes del estudio E4599 que no habían progresado 21 días después de seis ciclos de quimioterapia de inducción, se observó una reducción significativa de la progresión (8,7 frente a 7,2 meses, HR: 0,64, p < 0,001) y una mayor supervivencia (17 frente a 15,8 meses, HR: 0,75, p = 0,03) para el grupo que había mantenido bevacizumab en comparación con el grupo que recibió quimioterapia sola, lo cual podía atribuirse al peso del bevacizumab como mantenimiento.[22] De igual modo, en un análisis retrospectivo de la evolución clínica del mantenimiento con bevacizumab en el estudio AVAIL, la supervivencia libre de progresión desde la finalización de la quimioterapia fue de 3,2 meses en el grupo de placebo frente a 4,6 meses (HR: 0,62) en el de bevacizumab en dosis de 7,5 mg/kg y frente a 4,6 meses (HR: 0,60) en el grupo de bevacizumab en dosis de 15 mg/kg, que equivale a una reducción del riesgo de progresión del 40 %.[23] A similares conclusiones llegaron los subanálisis de los estudios SAIL[24] y ARIES,[25] y experiencias clínicas como la de 403 pacientes tratados con quimioterapia y bevacizumab en centros de 20 estados norteamericanos, en las cuales la mediana de la supervivencia en los 154 pacientes que mantuvieron el bevacizumab fue de 20,9 meses, frente a 10,2 meses en los 249 que no lo mantuvieron.[26] Con todas la reservas que este tipo de subanálisis retrospectivos tiene, los datos apuntan a un posible beneficio cuando se continúa con bevacizumab después de la quimioterapia de primera línea. No obstante, el ensayo ECOG 5508, que tiene un grupo control sin bevacizumab de mantenimiento, también podrá aportar datos muy interesantes.

Además de la duración del tratamiento con bevacizumab, la falta de definición de una dosis establecida es otra cuestión en debate. Mientras que el estudio E4599 fue diseñado sólo con un grupo de bevacizumab en dosis de 15 mg/kg, ya que había sido la dosis con mayor beneficio en el ensayo de fase II aleatorizado previo AVF0757g, el estudio AVAIL evaluó las dosis de 7,5 y 15 mg/kg. En el AVAIL, la dosis de 7,5 mg/kg obtuvo mejores resultados que la dosis alta. Los posteriores estudios SAIL y ARIES han utilizado dosis altas y bajas, y no han detectado diferencias en cuanto a eficacia o toxicidad ni según el tipo de quimioterapia asociada. Por ello, en la actualidad puede utilizarse cualquiera de las dos dosis.

Otra cuestión importante que se ha planteado con el uso de bevacizumab es la necesidad de encontrar biomarcadores que determinen qué pacientes van a obtener un claro beneficio con su administración. En el caso del cáncer de pulmón, sólo se tienen datos de un subestudio del E4599 que identificó la molécula de adhesión intracelular 1 (ICAM-1) como la única predictiva de respuesta al bevacizumab y con valor pronóstico en cuanto a la supervivencia.[27] También en un análisis retrospectivo de una pequeña muestra de enfermos del AVAIL se vio que los valores altos de VEGF, ICAM-1, VACM-1 *(vascular cell adhesion molecule 1)* y bFGF *(basic fibroblast growth factor)* se asociaban a supervivencias más cortas, lo que podría indicar un papel como factores pronósticos de la enfermedad. El estudio ABIGAIL (ClinicalTrials.gov Identifier NCT00700180) se ha diseñado específicamente para identificar de forma prospectiva en 300 pacientes estos posibles biomarcadores para el bevacizumab.

La segunda cuestión que queda por definir con respecto al bevacizumab es su papel más allá de la progresión a la primera línea de tratamiento. En teoría, si el control del VEGF es eficaz en primera línea, mantener un bloqueo de la vía a lo largo del tratamiento tiene un objetivo antitumoral. De nuevo, análisis retrospectivos de los diferentes ensayos parecen apoyar un posible beneficio cuando el bevacizumab se administra como segunda línea de tratamiento. Con el fin de confirmar esta hipótesis se ha puesto en marcha un estudio comparativo, denominado AvaALL (MO22097), para analizar el beneficio del bevacizumab en términos de supervivencia y seguridad tras la progresión inicial de pacientes en los que el bevacizumab produjo un beneficio inicial.[28]

Finalmente, está por definir el papel del bevacizumab en la enfermedad locorregional en combinación con radioterapia, así como en los estadios iniciales tras la cirugía y como tratamiento adyuvante.

3 Estrategias antiangiogénicas alternativas en el cáncer de pulmón no microcítico

3.1 *Otros anticuerpos inhibidores del VEGF*

VEGF-trap es una proteína recombinante similar a los dominios de unión de VEGFR-1 y VEGFR-2. Puede unirse a todas las isoformas de VEGF y VEGF-B con mayor afinidad que el bevacizumab, además de PIGF-1 y 2. Después de un estudio de fase II en pacientes muy tratados previamente, que obtuvo interesantes respuestas,[29] el ensayo de fase III VITAL, en combinación con docetaxel, fue interrumpido por falta de eficacia (véase la tabla 1).

Agente	Tratamiento	Brazo de estudio	Línea de tratamiento	Resultado	Estudio
Bevacizumab	Carbo-paclitaxel	Beva/placebo	1ª línea	Aumento SG	ECOG 4599
Bevacizumab	Cis-gemcitabina	Beva/placebo	1ª línea	Aumento SLP, no SG	AVAIL
Bevacizumab	Beva-cis-pemetrexed	Mantenimiento con beva+pem/beva	Mantenimiento	Aumento SLP	AVAPERL
Aflibercept	Docetaxel	Aflibercept/placebo	2ª línea	No beneficio	VITAL
Ramucirumab	Docetaxel	Ramucirumab/placebo	2ª línea	En reclutamiento	NCT01168973
Sunitinib	Erlotinib	Sunitinib/placebo	2ª-3ª línea	No beneficio en SG	NCT00457392
Sunitinib	Mant. tras QT con plat	Sunitinib/placebo	Mantenimiento	Reclutamiento	NCT00693992
Sorafenib	Carbo-paclitaxel	Sorafenib/placebo	1ª línea	Peor SG en escamosos	ESCAPE
Sorafenib	Cis-gemcitabina	Sorafenib/placebo	1ª línea	No beneficio	NEXUS
Vandetanib	Docetaxel	Vandetanib/placebo	2ª línea	Aumento SLP, no SG	Zodiac
Vandetanib	Pemetrexed	Vandetanib/placebo	2ª línea	No beneficio	ZEAL
Vandetanib	Erlotinib	Vandetanib/erlotinib	2ª-3ª línea	No inferioridad	ZEST
Vandetanib	Mejor tto. soporte	± Vandetanib	2ª-3ª línea	No beneficio	Zephyr
Cediranib	Carbo-paclitaxel	Cediranib 30 mg/placebo	1ª línea	Aumento mortalidad	BR.24
Cediranib	Carbo-paclitaxel	Cediranib 20 mg/placebo	1ª línea	Reclutamiento	BR.24
Nintedanib	Docetaxel	Nintedanib/placebo	2ª línea	Reclutamiento	LUME-Lung 1
Nintedanib	Pemetrexed	Nintedanib/placebo	2ª línea	Reclutamiento	LUME-Lung 2
Motesanib	Carbo-paclitaxel	Motesanib/placebo	1ª v	No beneficio	MONET-1
Pazopanib		Pazopanib/placebo	Mantenimiento	Hasta progresión	NCT01208064
Pazopanib		Pazopanib/placebo	Adyuvancia	T < 5 cm N0, reclut.	NCT00775307
ASA 404	Carbo-paclitaxel	ASA404/placebo	1ª línea	No beneficio	ATTRACT1
ASA 404	Docetaxel	ASA404/placebo	2ª línea	No beneficio	ATTRACT2
Endostar	Cis-vinorelbina	Endostar/placebo	1ª línea	Beneficio resp., TP	
Endostar	Cis-docetaxel	Endostar/placebo	1ª línea	Reclutamiento	NCT0657423

Tabla 1. Tratamientos antiangiogénicos. Estudios de fase III. Beva: bevacizumab; Carbo: carboplatino; Cis: cisplatino; Plat: platino; QT: quimioterapia; SG: supervivencia global; SLP: supervivencia libre de progresión; TP: tiempo hasta la progresión.

3.2 *Bloqueo del receptor del VEGF*

Una segunda aproximación al tratamiento antiangiogénico sería el bloqueo del receptor VEGFR mediante anticuerpos que se unen a su dominio extracelular, o la inhibición de su actividad tirosina cinasa en el dominio intracelular por pequeñas moléculas inhibidoras (véase la figura 1).

3.2.1 *Bloqueo del receptor del VEGF por anticuerpos monoclonales*

Una vía tendría como objetivo el receptor VEGFR mediante su bloqueo con anticuerpos dirigidos contra su dominio extracelular, como el ramucirumab, que interfiere el VEGFR-2 (véase la tabla 1).

3.2.2 *Inhibición de la actividad tirosina cinasa del receptor del VEGF y de otros receptores*

El control de la actividad tirosina cinasa del dominio intracelular del receptor del VEGF mediante pequeñas moléculas inhibidoras es otra estrategia que se planteó con muchas esperanzas como tratamiento antiangiogénico para el cáncer de pulmón no microcítico. Para ello se desarrolló un gran número de agentes orales con capacidad de inhibir varias dianas, como PDGFR *(platelet-derived growth factor receptor)* y C-Kit, además del VEGF. Aunque de inicio la estrategia es muy atractiva, se han encontrado con complicaciones, ya que estos agentes multicinasa pueden tener efectos antagónicos dependiendo de las vías de señalización que interfieran, con reducción de su actividad o aumento de sus efectos secundarios (véase la tabla 1).

El sunitinib es un inhibidor de VEGFR 1-3, PDGFR-α y β, Flt-3 y c-Kit. Los ensayos en cáncer de pulmón se han centrado en la búsqueda de dosis y en su posible beneficio como tratamiento de segunda o tercera línea, frente a erlotinib o como terapia de mantenimiento. Hay poca experiencia en cuanto a su combinación con quimioterapia. La adición de sunitinib al erlotinib no mejora la supervivencia global, a pesar de incrementar la tasa de respuesta y la supervivencia libre de progresión.[30]

Aunque el sorafenib se diseñó inicialmente para el bloqueo de Raf, también tiene capacidad de acción sobre VEGFR 1-3, PDGFR-β, RET, KIT y FLT-3. El ensayo de fase III ESCAPE no encontró beneficio al asociar sorafenib con quimioterapia, e incluso se observó un efecto negativo en el subgrupo de enfermos con carcinoma epidermoide, con una mediana de supervivencia de 8,9 meses frente a 13,7 en el grupo control.[31] Otro estudio de combinación con cisplatino y gemcitabina, NEXUS, tampoco fue positivo. Este efecto deletéreo sobre este grupo de pacientes también se vio con otros agentes multidianas, como motesanib y cediranib.

El estudio MONET1 no ha evidenciado beneficio cuando se añade motesanib (AMG 706), un inhibidor de VEGFR-1, 2 y 3, y de PDGFR, a un esquema de carboplatino y paclitaxel en pacientes con cáncer de pulmón no microcítico no escamoso.[32]

El caso de cediranib, un inhibidor de VEGFR-1-3, PDGFR-α, Flt-3 y c-Kit, es también significativo. En un ensayo de fase II-III, denominado BR.24, su asociación con carboplatino y paclitaxel se tradujo en una toxicidad muy importante, con una mayor tasa de mortalidad asociada al tratamiento, que obligó a reducir la dosis del fármaco.[33] Sin embargo, la tasa de respuesta y la supervivencia libre de progresión fueron significativas a favor del cediranib (HR: 0,77) cuando se empleó a dosis reducidas, de 30 mg en vez de 45 mg. Por ello, un segundo estudio, el BR.29, ha explorado el posible beneficio del cediranib a dosis de 20 mg cuando se añade a la quimioterapia en enfermos con buen estado, pero los recientes resultados obtenidos han descartado un incremento de la supervivencia global y de la supervivencia libre de progresión.[34]

Otros agentes multidiana, como el axitinib, el pazopanib o el BIBF 1120, continúan en ensayo. El BIBF 1120 (nintedanib), un inhibidor de VEGFR, EGFR y PDGFR, se encuentra en ensayos comparativos como tratamiento de segunda línea junto con docetaxel o pemetrexed (LUME-Lung 1 y 2).

Algunas veces, la actividad de múltiple inhibición de algunos agentes puede tener el objetivo de bloquear dos vías importantes de la enfermedad. La posible relación entre las vías mediadas por EGFR y VEGF tiene una base sólida: la activación de la vía de EGFR incrementa la producción de VEGF por las células tumorales y, de forma recíproca, la expresión de VEGF parece favorecer el escape de EGFR del control por parte del gefitinib. También se ha comprobado que la inhibición de mTOR, una de las vías activadas por EGFR, reduce la formación de capilares y la expresión de VEGF.[35] Con este planteamiento se han probado moléculas como el vandetanib, un inhibidor de VEFR-2,3, Ret y EGFR. Aunque inicialmente los resultados fueron muy interesantes en los ensayos de fase II, cuatro ensayos de fase III (Zodiac, ZEAL, ZEST y Zephyr) no demostraron un beneficio significativo en cuanto a supervivencia. Una de las razones para explicar esto podría ser la débil inhibición realizada sobre el EGFR. Con similar estrategia actuaría XL 647, un inhibidor de HER2 y EphB4 que ha demostrado moderada actividad en pacientes con mutación de EGFR, pero cuyo estudio también fue interrumpido. Otros fármacos en estudio, como el brivanib, tienen como diana FGFR y EGFR con el objetivo de bloquear la angiogénesis y la proliferación tumoral. También puede plantearse la doble inhibición mediante la combinación de agentes como cetuximab o sorafenib.

Parte del fracaso de los ensayos con estos agentes multidiana puede deberse a su administración no selectiva junto con quimioterapia. Es posible que haya subgrupos de pacientes que pudieran beneficiarse, pero al no haberlos seleccionado de forma adecuada, la magnitud de su beneficio ha quedado oculta dentro de la población global. Quizá un diseño adecuado de los ensayos podría haber evitado el abandono de estos agentes para el cáncer de pulmón.

3.3 Disruptores vasculares

Otra tentativa de tratamiento antiangiogénico totalmente distinto ha sido el desarrollo de los denominados disruptores vasculares (véase la tabla 1). Estos agentes causarían un daño directo en la vascularización, que provocaría una destrucción inmediata del tejido. Dentro de los disruptores vasculares se han desarrollado varios tipos, como activadores de la producción de citocinas (ASA 404), moléculas que se unen a la tubulina (combrestatina A4) y que alteran las células en división, o anticuerpos contra dianas específicas de los vasos tumorales. Una vez más, tras interesantes resultados preliminares, los ensayos comparativos no han conseguido los efectos deseados.[36] Nuevos agentes antimicrotúbulo, como el ABT-751, han demostrado actividad en combinación con quimioterapia en carcinomas epidermoides.[37]

3.4 Inhibidores de la angiogénesis

El uso de inhibidores de la angiogénesis, como la endostatina, también es otra vía que se está probando. Una forma recombinante humana de endostatina, el endostar, logró en combinación con quimioterapia un aumento significativo del tiempo hasta la progresión sin incrementar la toxicidad, y es otro camino abierto. Este beneficio se ha confirmado en un metaanálisis que ha recogido la experiencia de quince ensayos y ha concluido que añadir endostar a la quimioterapia basada en platino logra una mayor tasa de respuesta y de control de la enfermedad (14,7 % y 13,5 % de incremento, respectivamente; $p < 0,00001$), sin que aumente la toxicidad y con una mejor calidad de vida.[38]

4 Conclusiones

La antiangiogénesis es una nueva estrategia de tratamiento antitumoral que se ha incorporado a la terapéutica del cáncer de pulmón no microcítico. De todos los agentes evaluados, el bevacizumab ha tenido resultados positivos y ha pasado a formar parte del arsenal de tratamiento de esta enfermedad para el subgrupo de pacientes con tumores no escamosos. No obstante, queda mucho camino por recorrer, como la identificación de biomarcadores que seleccionen el tipo de enfermos candidatos a este tratamiento. Por otra parte, sorprende el fracaso reiterado que otros agentes con potencial antiangiogénico han tenido en el cáncer de pulmón, por lo que un correcto desarrollo de nuevos agentes con un diseño adecuado de los ensayos debe ser el objetivo a seguir.

Bibliografía

1. Schiller JH, Harrington D, Belani CP, Langer C, Sandler A, Krook J, *et al.* Comparison of four chemotherapy regimens for advanced non-small-cell lung cancer. N Engl J Med. 2002; 346: 92-8.

2. Ferrara N, Gerber HP, LeCouter J. The biology of VEGF and its receptors. Nat Med. 2003; 9: 669-76.

3. Kim KJ, Li B, Winer J, Armanini M, Gillett N, Phillips HS, *et al.* Inhibition of vascular endothelial growth factor-induced angiogenesis suppresses tumour growth in vivo. Nature. 1993; 362: 841-4.

4. Ferrara N, Hillan KJ, Gerber HP, Novotny W. Discovery and development of bevacizumab, an anti-VEGF antibody for treating cancer. Nat Rev Drug Discov. 2004; 3: 391-400.

5. Mancuso MR, Davis R, Norberg SM, O'Brien S, Sennino B, Nakahara T, *et al.* Rapid vascular regrowth in tumors after reversal of VEGF inhibition. J Clin Invest. 2006; 116: 2610-21.

6. Gordon MS, Margolin K, Talpaz M, Sledge GW Jr, Holmgren E, Benjamin R, *et al.* Phase I safety and pharmacokinetic study of recombinant human anti-vascular endothelial growth factor in patients with advanced cancer. J Clin Oncol. 2001; 19: 843-50.

7. Margolin K, Gordon MS, Holmgren E, Gaudreault J, Novotny W, Fyfe G, *et al.* Phase Ib trial of intravenous recombinant humanized monoclonal antibody to vascular endothelial growth factor in combination with chemotherapy in patients with advanced cancer: pharmacologic and long-term safety data. J Clin Oncol. 2001; 19: 851-6.

8. Johnson DH, Fehrenbacher L, Novotny WF, Herbst RS, Nemunaitis JJ, Jablons DM, *et al.* Randomized phase II trial comparing bevacizumab plus carboplatin and paclitaxel with carboplatin and paclitaxel alone in previously untreated locally advanced or metastatic non-small-cell lung cancer. J Clin Oncol. 2004; 22: 2184-91.

9. Sandler A, Gray R, Perry MC, Brahmer J, Schiller JH, Dowlati A, *et al.* Paclitaxel-carboplatin alone or with bevacizumab for non-small-cell lung cancer. N Engl J Med. 2006; 355: 2542-50.

10. Sandler A, Yi J, Dahlberg S, Kolb MM, Wang L, Hambleton J, *et al.* Treatment outcomes by tumor histology in Eastern Cooperative Group Study E4599 of bevacizumab with paclitaxel/carboplatin for advanced non-small cell lung cancer. J Thorac Oncol. 2010;5:1416-1423.

11. Reck M, von Pawel J, Zatloukal P, Ramlau R, Gorbounova V, Hirsh V, *et al.* Phase III trial of cisplatin plus gemcitabine with either placebo or bevacizumab as first-line therapy for non-squamous non-small-cell lung cancer: AVAiL. J Clin Oncol. 2009; 27: 1227-34.

12. Reck M, von Pawel J, Zatloukal P, Ramlau R, Gorbounova V, Hirsh V, *et al.;* BO17704 Study Group. Overall survival with cisplatin-gemcitabine and bevacizumab or placebo as first-line therapy for nonsquamous non-small-cell lung cancer: results from a randomised phase III trial (AVAiL). Ann Oncol. 2010; 21: 1804-9.

13. Crino L, Dansin E, Garrido P, Griesinger F, Laskin J, Pavlakis N, *et al.* Safety and efficacy of first-line bevacizumab-based therapy in advanced non-squamous non-small-cell lung cancer (SAiL, MO19390): a phase 4 study. Lancet Oncol. 2010; 11: 733-40.

14. Dansin E, Cinieri S, Garrido P, Griesinger F, Isla D, Koehler M, *et al.* MO19390 (SAiL): bleeding events in a phase IV study of first-line bevacizumab with chemotherapy in patients with advanced non-squamous NSCLC. Lung Cancer. 2012; 76: 373-9.

15. Wozniak A, Garst J, Jahanzeb M, Kosty MP, Vidaver R, Beatty S, *et al.* Clinical outcomes (CO) for special populations of patients (pts) with advanced non-small cell lung cancer (NSCLC): results from ARIES, a bevacizumab (BV) observational cohort study (OCS). J Clin Oncol. 2010; 28 (Suppl): abstr. 7618.

16. Reck M, Barlesi F, Crinò L, Henschke CI, Isla D, Stiebeler S, *et al.* Predicting and managing the risk of pulmonary haemorrhage in patients with NSCLC treated with bevacizumab: a consensus report from a panel of experts. Ann Oncol. 2012; 23: 1111-20.

17. Patel JD, Hensing TA, Rademaker A, Hart EM, Blum MG, Milton DT, *et al.* Phase II study of pemetrexed and carboplatin plus bevacizumab with maintenance pemetrexed and bevacizumab as first-line therapy for non-squamous non-small-cell lung cancer. J Clin Oncol. 2009; 27: 3284-9.

18. Waples JM, Auerbach M, Steis R, Boccia RV, Wiggans RG. A phase II study of oxaliplatin and pemetrexed plus bevacizumab in advanced non-squamous non-small cell lung cancer (An International Oncology Network study, #I-04-015). J Clin Oncol 2008; 26 (Suppl): abstr. 19018.

19. Barlesi F, de Castro J, Dvornichenko V, Kim JH, Pazzola A, Rittmeyer A, *et al.* AVAPERL (MO22089): final efficacy outcomes for patients (pts) with advanced non-squamous non-small cell lung cancer (nsNSCLC) randomised to continuation maintenance (mtc) with bevacizumab (bev) or bev + pemetrexed (pem) after firstline (1l) bev–cisplatin (cis)–pem treatment (Tx). Eur J Cancer. 2011; 47 (Suppl 2): 16.

20. Kabbinavar FF, Miller VA, Johnson BE, O'Connor PG, Soh C, ATLAS investigators. Overall survival (OS) in ATLAS, a phase IIIb trial comparing bevacizumab (B) therapy with or without erlotinib (E) after completion of chemotherapy (chemo) with B for first-line treatment of locally advanced, recurrent, or metastatic non-small cell lung cancer (NSCLC). J Clin Oncol. 2010; 28 (Suppl): abstr. 7526.

21. Herbst RS, Ansari R, Bustin F, Flynn P, Hart L, Otterson GA, *et al.* Efficacy of bevacizumab plus erlotinib versus erlotinib alone in advanced non-small-cell lung cancer after failure of standard first-line chemotherapy (BeTa): a double-blind, placebo-controlled, phase 3 trial. Lancet. 2011; 377: 1846-54.

22. Sandler AB, Byrtek M, Fages S, Schiller J, Dowlati A, Brahmer J, *et al.* Clinical patterns and outcomes for the bevacizumab maintenance population in the ECOG E4599 study of patients with advanced non-small cell lung cancer (NSCLC): results of an exploratory analysis. J Thorac Oncol. 2011; 6 (Suppl 2): S1310-11.

23. Mezger J, von Pawel J, Reck M. Bevacizumab (Bv) single-agent maintenance following Bv-based chemotherapy in patients with advanced non-small cell lung cancer (NSCLC): results from an exploratory analysis of the AVAiL study. J Clin Oncol 2009; 27 (Suppl): abstr. e19001.

24. Laskin J, Hirsh V, Cheng AC, Mezger J, Dansin E. Final safety data from patients (pts) who received maintenance (mnt) bevacizumab (bv) in the MO19390 (SAiL) trial: first-line bv plus chemotherapy (ct) in advanced or recurrent non-small cell lung cancer (NSCLC). Ann Oncol. 2010; 21 (Suppl 8): viii143-4.

25. Kosty MP, Brahmer JR, Jahanzeb M, Kumar P, Robles R, Wozniak AJ, *et al.* Use of bevacizumab (BV) after induction therapy is associated with survival benefit in patients (pts) with non-small cell lung cancer (NSCLC) in the ARIES observational cohort study (OCS). Eur J Cancer. 2011; 47 (Suppl 1): 598.

26. Nadler E, Yu E, Ravelo A, Sing A, Forsyth M, Gruschkus S. Bevacizumab treatment to progression after chemotherapy: outcomes from a U.S. community practice network. Oncologist. 2011; 16: 486-96.

27. Dowlati A, Gray R, Sandler AB, Schiller JH, Johnson DH. Cell adhesion molecules, vascular endothelial growth factor, and basic fibroblast growth factor in patients with non-small cell lung cancer treated with chemotherapy with or without bevacizumab – an Eastern Cooperative Oncology Group Study. Clin Cancer Res. 2008; 14: 1407-12.

28. Gridelli C, Bennouna J, de Castro J, Dingemans AM, Griesinger F, Grossi F, *et al.* Randomized phase IIIb trial evaluating the continuation of bevacizumab beyond disease progression in patients with advanced non-squamous non-small-cell lung cancer after first-line treatment with bevacizumab plus platinum-based chemotherapy: treatment rationale and protocol dynamics of the AvaALL (MO22097) trial. Clin Lung Cancer. 2011; 12: 407-11.

29. Leighl NB, Raez LE, Besse B, Rosen PJ, Barlesi F, Massarelli E, *et al.* A multicenter, phase 2 study of vascular endothelial growth factor trap (aflibercept) in platinum- and erlotinib-resistant adenocarcinoma of the lung. J Thorac Oncol. 2010; 5: 1054-9.

30. Scagliotti GV, Krzakowski M, Szczesna A, Strausz J, Makhson A, Reck M, *et al.* Sunitinib plus erlotinib versus placebo plus erlotinib in patients with previously treated advanced non-small-cell lung cancer: a phase III trial. J Clin Oncol. 2012; 30: 2070-8.

31. Scagliotti G, Novello S, von Pawel J, Reck M, Pereira JR, Thomas M, *et al.* Phase III study of carboplatin and paclitaxel alone or with sorafenib in advanced non-small-cell lung cancer. J Clin Oncol. 2010; 28: 1835-42.

32. Scagliotti GV, Vynnychenko I, Park K, Ichinose Y, Kubota K, Blackhall F, *et al.* International, randomized, placebo-controlled, double-blind

phase III study of motesanib plus carboplatin/ paclitaxel in patients with advanced nonsquamous non-small-cell lung cancer: MONET1. J Clin Oncol. 2012; 30: 2829-36.

33. Goss GD, Arnold A, Shepherd FA, Dediu M, Ciuleanu TE, Fenton D, *et al.* Randomized, double-blind trial of carboplatin and paclitaxel with either daily oral cediranib or placebo in advanced non-small-cell lung cancer: NCIC clinical trials group BR24 study. J Clin Oncol. 2010; 28: 49-55.

34. Laurie SA, Solomon BJ, Seymour L, Ellis PM, Goss GD, Shepherd FA, *et al.* A randomized double-blind trial of carboplatin plus paclitaxel (CP) with daily oral cediranib (CED), an inhibitor of vascular endothelial growth factor receptors, or placebo (PLA) in patients (pts) with previously untreated advanced non-small cell lung cancer (NSCLC): NCIC Clinical Trials Group study BR29. J Clin Oncol. 2012; 30 (Suppl): abstr. 7511.

35. Viloria-Petit A, Crombet T, Jothy S, Hicklin D, Bohlen P, Schlaeppi JM, *et al.* Acquired resistance to the antitumor effect of epidermal growth factor receptor blocking antibodies in vivo: a role for altered tumor angiogenesis. Cancer Res. 2001; 61: 5090-101.

36. Lara PN Jr, Douillard JY, Nakagawa K, von Pawel J, McKeage MJ, Albert I, *et al.* Randomized phase III placebo-controlled trial of carboplatin and paclitaxel with or without the vascular disrupting agent vadimezan (ASA404) in advanced nonsmall-cell lung cancer. J Clin Oncol. 2011; 29: 2965-71.

37. Rudin CM, Mauer A, Smakal M, Juergens R, Spelda S, Wertheim M, *et al.* Phase I/II study of pemetrexed with or without ABT-751 in advanced or metastatic non-small-cell lung cancer. J Clin Oncol. 2011; 29: 1075-82.

38. Biaoxue R, Shuanying Y, Wei L, Wei Z, Zongjuan M. Systematic review and meta-analysis of endostar (rh-endostatin) combined with chemotherapy versus chemotherapy alone for treating advanced non-small cell lung cancer. World J Surg Oncol. 2012; 10: 170.

Capítulo 12

Papel de los inhibidores de la tirosina cinasa en el cáncer de pulmón no microcítico sin mutación de EGFR

M. Cobo Dols, A.M. Galeote Miguel, L.E. Rodelo, O. López Rodríguez

Servicio de Oncología Médica
Hospital Regional Universitario Carlos Haya
Málaga

Correspondencia:
Dr. Manuel Cobo Dols
manuelcobodols@yahoo.es

Sinopsis

Los inhibidores de la tirosina cinasa son los fármacos contra nuevas dianas terapéuticas que más se utilizan en el cáncer de pulmón no microcítico avanzado. El objetivo actual es optimizar e individualizar su uso aplicando biomarcadores cada vez más específicos. De hecho, el beneficio de los inhibidores de la tirosina cinasa en los pacientes con mutación de EGFR es muy significativo en comparación con la quimioterapia. Sin embargo, en los estudios que se han realizado en población no seleccionada también se ha observado beneficio en la supervivencia con los inhibidores de la tirosina cinasa en diferentes líneas de tratamiento. A continuación se describen los resultados de los estudios que se han llevado a cabo en este contexto.

1 Inhibidores de la tirosina cinasa en primera línea

Los dos inhibidores de la tirosina cinasa primariamente desarrollados fueron el erlotinib y el gefitinib, que se caracterizan por bloquear la porción interna catalítica de la proteína de membrana plasmática EGFR *(epidermal growth factor receptor)* de una forma reversible. Con ellos se llevaron a cabo diversos estudios de fase I/II y posteriormente de fase II en población no seleccionada, la mayoría diseñados antes de conocer su beneficio en población con mutaciones. A continuación se describen los datos más relevantes de los estudios aleatorizados en población no seleccionada, tanto en primera como en segunda línea, en monoterapia y en combinación.

1.1 *Inhibidores de la tirosina cinasa en combinación con quimioterapia*

Los inhibidores de la tirosina cinasa han fracasado en los ensayos aleatorizados en primera línea en el intento de mejorar la supervivencia cuando se han combinado con quimioterapia estándar (paclitaxel-carboplatino y cisplatino-gemcitabina), en el estudio INTACT I-II[1,2] con gefitinib y en el TRIBUTE/TALENT[3,4] con erlotinib (véase la tabla 1). En estos cuatro estudios los pacientes recibieron seis ciclos de quimioterapia basada en esquemas tipo cisplatino-gemcitabina o carboplatino paclitaxel, y fueron aleatorizados para recibir, de forma concomitante con la quimioterapia, un inhibidor de la tirosina cinasa (gefitinib o erlotinib) o placebo, y posteriormente seguir con el inhibidor o el placebo como mantenimiento tras completar los seis ciclos de quimioterapia. En ninguno de los estudios se observó beneficio en ninguno de los objetivos. Con ello, se concluyó que la asociación en primera línea de quimioterapia junto con un inhibidor de la tirosina cinasa reversible no era una estrategia aceptable.

Sin embargo, se han llevado a cabo otros estudios con la estrategia de no administrar el inhibidor de la tirosina cinasa continuo junto con la quimioterapia, sino en pulsos. En un ensayo de fase II aleatorizado se incluyeron pacientes tratados con carboplatino y gemcitabina con el esquema convencional 1º + 8º cada 28 días, y erlotinib (150 mg/día) en cada ciclo, pero en periodos de tiempo en que no coincide con la quimioterapia (desde el día 15 hasta el día 28 de cada ciclo). Se aleatorizaron 150 pacientes y se observó un beneficio significativo en el objetivo principal del estudio, que fue la proporción de pacientes sin progresión a las 8 y 16 semanas (64,5 % frente a 53,8 % favorable a la rama experimental con erlotinib). También se observó beneficio en la respuesta global (35,5 % frente a 24,4 %) y en la supervivencia libre de progresión *(hazard ratio* [HR]: 0,47; intervalo de confianza del 95 % [IC 95 %]: 0,33-0,68; p = 0,0002; mediana: 29,4 frente a 23,4 semanas). Sin embargo, no se observaron diferencias en la supervivencia global, probablemente por la pequeña muestra de pacientes. Como conclusión, la combinación de esta estrategia asociada a mantenimiento con erlotinib podría mejorar los resultados, aunque es una hipótesis que habría que contrastarla en un estudio de fase III.[5]

En otro estudio se evaluó la adición de erlotinib a la quimioterapia en primera línea de tratamiento del carcinoma de pulmón no microcítico avanzado en pacientes que nunca habían fumado. Se trata de un ensayo de fase II, aleatorizado, en población no seleccionada por criterios biomoleculares sino por sus características fenotípicas, con

Ensayo	Fase de estudio	Tratamiento	N	Respuesta global (%)	Supervivencia libre de progresión (meses)	Supervivencia global (meses)
TRIBUTE[3]	III	Carbo/pac + erlotinib 150 mg	526	21,5	5,1	10,6
		Carbo/pac + placebo	533	19,3 p = 0,36	4,9 p = 0,36	10,5 p = 0,95
TALENT[4]	III	Cis/gem + erlotinib 150 mg	579	31,5	5,5	9,9
		Cis/gem + placebo	580	29,9 p = NS	5,7 p = 0,74	10,2 p = 0,49
INTACT-1[2]	III	Cis/gem + gefitinib 250 mg	365	51,2	5,8	9,9
		Cis/gem + gefitinib 500 mg	365	50,3	5,5	9,9
		Cis/gem + placebo	363	47,2 p = NS	6,0 p = 0,76	10,9 p = 0,46
INTACT-2[1]	III	Carbo/pac + gefitinib 250 mg	345	30,4	5,3	9,8
		Carbo/pac + gefitinib 500 mg	347	30,0	4,6	8,7
		Carbo/pac + placebo	345	28,7	5,0	9,9

Tabla 1. Ensayos aleatorizados en primera línea de combinación basada en platino con o sin asociación con inhibidores de la tirosina cinasa.

histología de adenocarcinoma, no fumadores (menos de 100 cigarrillos en toda la vida) o muy poco (<10 paquetes al año y más de un año sin haber fumado). Los pacientes fueron aleatorizados para recibir erlotinib en monoterapia o junto con la combinación de quimioterapia basada en carboplatino-paclitaxel. La mayoría eran caucásicos y el 79% fueron catalogados como nunca fumadores. El primer objetivo era determinar si había diferencias en la supervivencia libre de progresión, y como objetivo secundario se analizaba la respuesta. Pudo determinarse el estado de las mutaciones en 164 pacientes (91%). En el grupo de erlotinib había 33 pacientes con mutaciones y 44 *wild type,* y en el de quimioterapia-erlotinib 33 pacientes con mutaciones y 54 *wild type.* En el conjunto de los pacientes no se observaron diferencias significativas en la supervivencia libre de progresión (6,7 frente a 6,6 meses), y la supervivencia global fue de 24,3 meses frente a 19,6 meses, favorable al erlotinib en monoterapia. Cuando se analizaron los datos según el estado de mutaciones, en los que no las presentaban fue de 2,7 meses, frente a 4,8 meses en aquellos que sí las tenían. La toxicidad fue menor en el grupo de erlotinib en monoterapia. La conclusión del estudio es que, en los pacientes con mutaciones, la eficacia del erlotinib solo y de la quimioterapia con erlotinib es similar, pero el erlotinib es menos tóxico. Sin embargo, en pacientes no seleccionados por criterios moleculares no debe considerarse el erlotinib en monoterapia como primera opción.[6]

1.2 Inhibidores de la tirosina cinasa como mantenimiento

El fundamento para el diseño de estudios de mantenimiento con erlotinib fue el estudio TRIBUTE,[3] en el cual, cuando se analizaron las curvas de supervivencia en la población de pacientes que sobrevivieron más de seis meses, se observó que aquellos que recibieron erlotinib, ya sin la interferencia de la quimioterapia, vivieron más que los del grupo de placebo. Los dos estudios de mantenimiento con erlotinib en primera línea son el SATURN y el ATLAS. En el estudio SATURN, 889 pacientes con cáncer de pulmón no microcítico de cualquier histología, sin progresión tras finalizar cuatro ciclos de quimioterapia basada en dobletes de platino, fueron aleatorizados para recibir placebo o erlotinib en dosis de 150 mg/día hasta la progresión o hasta mostrar una toxicidad inaceptable, y en los resultados se observó un beneficio estadísticamente significativo favorable al erlotinib respecto a la supervivencia libre de progresión, pues el riesgo de progresión se redujo en un 28 %, con una mediana de 12,3 semanas frente a 11,1 semanas (HR: 0,71; IC 95 %: 0,62-0,82; p = 0,000003). El control de la enfermedad a las 12 semanas fue del 40,8 % en el grupo de erlotinib, frente al 27,4 % en el de placebo (p < 0,0001), y a los 6 meses fue del 31 % y el 17 %, respectivamente. Con un mayor seguimiento se ha observado un beneficio significativo en la supervivencia global para el grupo de erlotinib como mantenimiento, con un incremento del 23,4 % (HR: 0,81; IC 95 %: 0,70-0,75; p = 0,0088; mediana: 12 frente a 11 meses). Estos resultados también fueron similares en todos los subgrupos de pacientes, con independencia del PS *(performance status)*, el sexo, la etnia, el hábito tabáquico, la histología, etc., e incluso la magnitud del beneficio fue similar en los pacientes con mutación en KRAS y con EGFR *wild type*. Los pacientes con mutaciones tuvieron un beneficio muy marcado con erlotinib, pero este beneficio también se observó en población sin mutaciones. La supervivencia global fue superior con erlotinib en los pacientes con EGFR *wild-type* (HR: 0,77; IC 95 %: 0,61-0,97; *log-rank* p = 0,024).[7] El estudio ATLAS tenía un diseño similar al del estudio SATURN, doble ciego controlado con placebo, aunque el criterio de inclusión fue pacientes con cáncer de pulmón no microcítico tratados con cuatro ciclos de quimioterapia basada en dobletes de platino junto a bevacizumab, y los que no progresaban se aleatorizaron para seguir con bevacizumab junto a erlotinib o con bevacizumab más placebo hasta la progresión o la aparición de toxicidad inaceptable. Se aleatorizaron 768 pacientes y se observó un

Estudio	Fase de estudio	Primera línea	Mantenimiento	Mediana de supervivencia libre de progresión/ tiempo hasta la progresión	Mediana de supervivencia global (meses)
SATURN[7]	III	Quimioterapia combinada basada en platino	Erlotinib	12,3 semanas	12,0
			Placebo	11,1 semanas	11,0
				p < 0,0001	p = 0,0088
ATLAS[8]	III	Quimioterapia basada en platino + bevacizumab	Bevacizumab + erlotinib	4,8 meses	15,9
			Bevacizumab + placebo	3,7 meses	13,9
				p = 0,006	p = 0,2686
INFORM[9]	III	Quimioterapia combinada basada en platino	Gefitinib	4,8 meses	18,7
			Placebo	2,6 meses	16,9
				p < 0,0001	p = 0,2608

Tabla 2. Estudios aleatorizados de tratamiento de mantenimiento de primera línea.

incremento en la supervivencia libre de progresión del 39 %, con una diferencia estadísticamente significativa a favor del erlotinib en cuanto a la mediana de supervivencia libre de progresión, de 4,8 meses para bevacizumab más erlotinib frente a 3,7 meses para bevacizumab más placebo (HR = 0,722; IC 95 %: 0,592-0,881; p = 0,0012). No obstante, no se observaron diferencias en la supervivencia global.[8]

Recientemente se ha publicado un ensayo aleatorizado de tratamiento de mantenimiento diseñado para evaluar el beneficio de gefitinib con esta estrategia. Se incluyeron 602 pacientes. La mediana de supervivencia libre de progresión fue de 4,3 meses frente a 4,6 meses, a favor del gefitinib (HR: 0,68; IC 95 %: 0,57-0,80; p = 0,001). Sin embargo, la mediana de la supervivencia global fue de 12,9 meses para el grupo de quimioterapia sola y de 13,7 meses para el que recibió quimioterapia seguida de gefitinib (HR: 0,86; IC 95 %: 0,72-1,03; p = 0,11). Tampoco se observaron diferencias significativas en la respuesta global (29,3 % frente a 34,2 %) ni en el control de la enfermedad (71 % frente a 75,5 %; p = 0,22) (véase la tabla 2).[9]

1.3 Inhibidores de la tirosina cinasa en monoterapia

El tratamiento con inhibidores de la tirosina cinasa en primera línea en población no seleccionada no está reconocido como una posibilidad terapéutica equivalente al tratamiento estándar con quimioterapia. Se han realizado diversos estudios que avalan esta afirmación, en diferentes tipos de subpoblaciones. Una cuestión que se abordó en un estudio fue si el orden terapéutico de utilización de la quimioterapia y los inhibidores de la tirosina cinasa, en primera y segunda línea respectivamente, tendría un impacto real en la supervivencia. En este sentido, cabe destacar un estudio presentado en la reunión anual de la American Society of Clinical Oncology (ASCO) de 2010, el estudio TORCH, que incluyó 790 pacientes aleatorizados para recibir como primera línea de tratamiento la combinación estándar de cisplatino-gemcitabina y posteriormente erlotinib en el momento de la progresión. El grupo experimental siguió el mismo esquema de tratamiento, pero en orden invertido, es decir, comenzando con erlotinib y, en caso de progresión, siguiendo con cisplatino-gemcitabina. El objetivo del estudio era la observación de no inferioridad en el grupo experimental, con la idea de que comenzar con erlotinib podría no ser perjudicial y sin embargo menos tóxico. El 33 % de los pacientes eran mujeres, el 55 % tenía adenocarcinomas y el 20 % nunca habían fumado. La mediana de la supervivencia fue de 10,8 meses en el grupo de tratamiento estándar y de 7,7 meses en el experimental (HR: 1,40; IC 95 %: 1,13-1,73; p = 0,002), con lo que puede concluirse que, en población no seleccionada, la quimioterapia basada en platino sigue siendo el estándar en primera línea para el cáncer de pulmón no microcítico.[10]

Con población anciana se han realizado varios estudios. En uno de ellos, de fase II, aleatorizado, sobre tratamiento de primera línea para el cáncer de pulmón no microcítico, se incluyeron pacientes mayores de 70 años que fueron aleatorizados en tres grupos para recibir gemcitabina (1.200 mg/m^2 en los días 1 y 8 cada 21 días) o erlotinib (150 mg/día) o gemcitabina (1.000 mg/m^2 en los días 1 y 8 cada 21 días) y erlotinib (100 mg/día) (grupos A, B y C, respectivamente). Se incluyeron 146 pacientes, sólo un 10 % de ellos no fumadores, y un 28 % con PS 2. No se observaron diferencias en ninguno de los grupos, con una supervivencia libre de progresión a los 6 meses en los grupos A, B y C del 22 % (IC 95 %: 11-35), el 24 % (IC 95 %: 13-36) y el 25 % (IC 95 %: 15-38), respectivamente. La mediana de supervivencia fue de 6,8 meses (IC 95 %: 4,8-8,5), de 5,8 meses (IC 95 %: 3,0-8,3) y 5,6 meses (IC 95 %: 3,5-8,4), respectivamente. La proporción de toxicidad de grado ≥ 3 fue similar en los tres grupos, y la calidad de vida tampoco difirió entre ellos.[11]

En otro estudio de fase II, aleatorizado, 196 pacientes mayores de 70 años fueron aleatorizados para recibir gefitinib (250 mg/día) o vinorelbina (30 mg/m^2 los días 1 y 8 cada 21 días). El 90 % de los pacientes eran fumadores y el 45 % tenían adenocarcinomas. La respuesta global y el control de la enfermedad fueron del 3,1 % y el 43 % con gefitinib, y del 5,1 % y el 53 % con vinorelbina. No se observaron diferencias en la mediana de la supervivencia ni en la supervivencia a un año: 5,9 meses y 33,9 % con gefitinib, y 8 meses y 33,2 % con vinorelbina (HR: 0,98; IC 95 %: 0,66-1,47). La mejora en la calidad de vida, analizada con el cuestionario FACT-L, fue superior con gefitinib (24 % frente a 10 %). Respecto a la seguridad, no hubo muertes por toxicidad con gefitinib y se produjeron tres con vinorelbina, y se observó un mayor porcentaje de toxicidad de grado 3-5 relacionada con el tratamiento con vinorelbina (41,7 %) que con el gefitinib (12,8 %).[12]

En un estudio de fase II, aleatorizado, de primera línea de tratamiento, en población anciana, en el que no se pretendía analizar la actividad del sorafenib, se aleatorizó a los pacientes para recibir gemcitabina o erlotinib, y en ambos grupos se añadió sorafenib. La mediana de la supervivencia fue de 6,6 meses y 12,6 meses, respectivamente. Según estos resultados, y sabiendo que la quimioterapia es igual de eficaz o más que los inhibidores de la tirosina cinasa en población no seleccionada, podría concluirse que probablemente el sorafenib aumenta el beneficio de los inhibidores de la tirosina cinasa, pero no de la gemcitabina.[13]

Los pacientes con pobre PS constituyen una población representativa de la realidad habitual del cáncer de pulmón no microcítico avanzado. No está claro cuáles son el mejor esquema y la mejor estrategia a emplear con estos pacientes (monoterapia o tratamiento combinado), aunque una de las visiones más prometedoras es la de usar fármacos biológicos solos o combinados con quimioterapia estándar. En un estudio se aleatorizaron 103 pacientes con PS 2 para recibir en primera línea paclitaxel-carboplatino en dosis plenas convencionales de 200 mg/m^2 y un área bajo la curva de 6, respectivamente, frente a erlotinib en monoterapia en dosis de 150 mg/día. La mediana de la supervivencia fue superior con la quimioterapia, 6,5 meses y 9,7 meses, respectivamente (HR: 1,73; IC 95 %: 1,09-2,73; p = 0,018).[14]

En dos estudios realizados en población con mal PS, la monoterapia con inhibidores de la tirosina cinasa no demostró beneficio frente a placebo. El primero de ellos es un estudio aleatorizado 1:1, multicéntrico europeo, doble ciego, en pacientes con PS 2 o 3 no considerados apropiados para quimioterapia, en el cual 201 pacientes recibieron gefitinib (250 mg/día) o el mejor tratamiento de soporte. El objetivo principal del estudio fue la supervivencia libre de progresión y se realizó un análisis comparativo de calidad de vida. No se observaron diferencias significativas en supervivencia global, supervivencia libre de progresión, respuestas ni calidad de vida. Fue posible determinar biomarcadores en 100 pacientes, en quienes se obtuvo una muestra tumoral y se analizó el estado de EGFR por hibridación in situ con fluorescencia (FISH, *fluorescent in situ hybridization*). En los 32 pacientes FISH positivos se observó un beneficio significativo en la supervivencia libre de progresión con gefitinib (HR: 0,29; IC 95 %: 0,11-0,73).[15] El segundo es un ensayo de fase III, realizado en Reino Unido, con 670 pacientes diagnosticados de cáncer de pulmón no microcítico que no podían ser tratados con quimioterapia y fueron aleatorizados para recibir erlotinib frente a placebo. Los pacientes no fueron seleccionados por biomarcadores, ni tampoco por ningún criterio clínico o fenotípico específico. No se observaron diferencias en la supervivencia global (HR: 0,98; IC 95 %: 0,82-1,15; p = 0,77) ni en la supervivencia libre de progresión (HR: 0,86; IC 95 %: 0,74-1,01; p = 0,07). Se hizo un análisis por subgrupos preespecificado, en el que se observó una mejoría significativa en la supervivencia global (HR: 0,75; IC 95 %: 0,57-0,99; p = 0,04) y en la supervivencia libre de progresión (HR: 0,64; IC 95 %: 0,49-0,83; p < 0,001) para las mujeres. También en los adenocarcinomas se observó beneficio en la supervivencia libre de progresión (HR: 0,74; IC 95 %: 0,57-0,97; p = 0,03). La conclusión fue que, en población no seleccionada, el erlotinib no aporta beneficio cuando se compara con placebo. También se han hecho estudios comparando los inhibidores de la tirosina cinasa con la monoquimioterapia.[16]

En un reciente estudio de fase II, aleatorizado, 127 pacientes con PS 2 o 3 recibieron gefitinib o gemcitabina o docetaxel. Los resultados mostraron que no había diferencias estadísticamente significativas para ninguno de los grupos en cuanto a supervivencia global, aunque en los pacientes tratados con docetaxel se observó una tendencia a una mayor supervivencia libre de progresión (2,2, 2,4 y 3,5 meses, respectivamente).[17]

Se ha efectuado un metaanálisis de estudios realizados en población con PS > 1 que compararan monoterapia con quimioterapia de tercera generación frente a un inhibidor de la tirosina cinasa del EGFR. Se incluyeron 15 estudios de los 323 inicialmente identificados, con un total de 1.425 pacientes. No se detectaron diferencias en las respuestas entre los inhibidores de la tirosina cinasa y la monoquimioterapia (6 % frente a 9 %), pero los inhibidores lograban un mejor control de la enfermedad (40 % frente a 30 %). Tampoco se hallaron diferencias en la supervivencia global, y la toxicidad fue superior con la quimioterapia, mientras que la calidad de vida fue mejor con los inhibidores de la tirosina cinasa. No obstante, a pesar de estos resultados, debemos ser cautelosos con su interpretación y hay que tener en cuenta que los estudios son muy heterogéneos, y en población con PS 2-3 no seleccionada los inhibidores de la tirosina cinasa no han mejorado la supervivencia respecto al placebo.[18]

2 Inhibidores de la tirosina cinasa en líneas sucesivas

En líneas sucesivas se han realizado dos estudios de fase III con gefitinib y erlotinib, ambos en comparación con el mejor tratamiento de soporte. El primero de ellos, el estudio ISEL, comparó gefitinib con placebo (2:1) en 1.692 pacientes. La mediana de la supervivencia no difirió significativamente entre los grupos en la población general (5,6 frente a 5,1 meses; HR: 0,89; IC 95 %: 0,77-1,02; p = 0,087). Sin embargo, los análisis de subgrupos mostraron una significativa mayor supervivencia en el grupo de gefitinib respecto al grupo de placebo para no fumadores (n = 375; 8,9 frente a 6,1 meses; HR: 0,67; IC 95 %: 0,49-0,92; p = 0,012).[19] Sin embargo, en el estudio aleatorizado BR.21 con erlotinib frente a placebo, tras progresión a quimioterapia, el inhibidor logró un beneficio significativo en la supervivencia global (4,7 frente a 6,7 meses; p = 0,001) en segunda o tercera línea de tratamiento. Éste es el único estudio que ha demostrado un beneficio significativo en cuanto a la supervivencia global en segunda línea para un agente dirigido a nuevas dianas terapéuticas, lo que llevó a su aprobación por la Food and Drugs Administration de EEUU. Así, el erlotinib está aprobado como segunda línea para el cáncer de pulmón no microcítico avanzado, al igual que el docetaxel y el pemetrexed (este último sólo en cánceres de células no escamosas). Es el único estudio en que pueden analizarse los factores predictivos con los inhibidores de la tirosina cinasa, sin tener en cuenta la interacción de la propia quimioterapia. En un subanálisis se observó que los datos de respuesta y supervivencia confirman la impresión de que el erlotinib es más efectivo en las mujeres, los pacientes con adenocarcinoma y los no fumadores, pero el beneficio en la supervivencia se observó en todas las subpoblaciones de pacientes. Del mismo modo, cuando se subanalizaron biomarcadores también se halló beneficio en la supervivencia para la población con EGFR *wild-type*, y el estado de KRAS *(Kirsten rat sarcoma)* no fue útil para discriminar qué pacientes no se beneficiarían del erlotinib.[20]

El siguiente esfuerzo es evaluar cuál sería el tratamiento de elección en segunda línea, quimioterapia o inhibidores de la tirosina cinasa, y si habría alguna fórmula eficaz para seleccionar cuál sería más útil para una subpoblación u otra. Cabe destacar el estudio INTEREST, que comparó gefitinib (250 mg/día) frente a docetaxel (75 mg/m^2 cada tres semanas en seis ciclos). Fue el primer estudio aleatorizado, realizado con suficiente potencia estadística (n = 1.466), que comparó en segunda línea un inhibidor de la tirosina cinasa frente a docetaxel tras progresar a quimioterapia basada en platino. El diseño se basaba en el criterio de no inferioridad. No se observaron diferencias significativas en las respuestas (7,6 % frente a 9,1 %), la mediana de supervivencia libre de progresión (2,7 frente a 2,2 meses), la mediana de supervivencia global (8 frente a 7,6 meses) ni el porcentaje de pacientes supervivientes a un año (34 % frente a 32 %). Tampoco hubo diferencias significativas en la supervivencia entre los dos grupos respecto a mutaciones de EGFR o de KRAS. Lo que sí se observó es que en los pacientes con dos o más líneas previas había una ventaja significativa en cuanto a la supervivencia con docetaxel.[21] Por su parte, el estudio TITAN fue diseñado para evaluar la eficacia y la tolerabilidad del erlotinib en segunda línea comparado con quimioterapia (docetaxel o pemetrexed) en el cáncer de pulmón no microcítico avanzado. Un total de 2.590 pacientes recibieron hasta cuatro ciclos de primera línea de quimioterapia basada en platino. A los que mostraban progresión de la enfermedad se les ofreció ser incluidos en el estudio TITAN, y los que aceptaron (n = 424) fueron aleatorizados (1:1) para recibir erlotinib (150 mg) o quimioterapia (docetaxel o pemetrexed, a criterio de los investigadores, con los regímenes estándar) hasta que la toxicidad fuera inaceptable o se observara progresión. La supervivencia global fue el objetivo principal. No hubo diferencias significativas en la supervivencia global ni en la supervivencia libre de progresión entre los grupos (HR: 0,96 para supervivencia global, IC 95 %: 0,78-1,19, *log-rank* p = 0,73; HR: 1,19 para supervivencia libre de progresión, IC 95 %: 0,97-1,46, *log-rank* p = 0,09). Para los pacientes con enfermedad confirmada EGFR *wild type* (n = 149), el erlotinib y la quimioterapia fueron igual de eficaces como tratamiento de segunda línea en cuanto a la supervivencia global (HR = 1,25; IC 95 %: 0,88-1,78; p = 0,2030) y la supervivencia libre de progresión (HR: 0,85; IC 95 %: 0,59-1,22, p = 0,3725).[22] Sin embargo, un estudio presentado en la reunión anual de la ASCO de 2012 contradice en parte estos datos. Se trata de un ensayo de fase III, en segunda línea, efectuado exclusivamente en población EGFR *wild type* para comprobar que el erlotinib y la quimioterapia (docetaxel) pueden tener una eficacia similar, sin el sesgo de la inclusión de una subpoblación con mutaciones. Se evaluó si los pacientes elegibles presentaban mutaciones EGFR y KRAS por secuenciación directa, y sólo aquellos con cáncer de pulmón no microcítico EGFR *wild type* (exones 19 y 21) en progresión y previamente tratados con un régimen basado en platino fueron asignados a recibir erlotinib (150 mg/día) o docetaxel (75 mg/m^2 tres semanas o 35 mg/m^2 semanalmente) hasta la progresión de la enfermedad o la aparición de toxicidad inaceptable. En la fecha de análisis planificada habían sido aleatorizados 221 pacientes y fueron evaluables 218. Con un seguimiento promedio de 20 meses, se registraron 199 recaídas y 157 muertes. Se observó un beneficio significativo en la supervivencia libre de progresión con docetaxel (HR: 0,70; IC 95%: 0,53-0,94; p = 0,016) en comparación con erlotinib. No obstante, no hay datos de supervivencia ni de calidad de vida. La toxicidad fue significativamente más baja con erlotinib. No podrán extraerse conclusiones definitivas hasta que se tengan datos de supervivencia global.[23]

Las direcciones futuras para mejorar los resultados vendrán determinadas por los estudios actualmente en marcha con nuevos fármacos biológicos, y por la optimización y la individualización de todo este compendio de fármacos. Los inhibidores irreversibles de la tirosina cinasa, que además bloquean otras dianas, están en desarrollo como tratamiento de tercera o cuarta línea en pacientes que progresan con los inhibidores reversibles (erlotinib y gefitinib). Además, hay diversos estudios que comparan inhibidores de la tirosina cinasa irreversibles y reversibles con el objetivo de demostrar un mayor beneficio en segunda o tercera línea de tratamiento. En este sentido, se ha efectuado un estudio de fase II, aleatorizado, de comparación entre erlotinib y el inhibidor irreversible PF299804. Incluyó 188 pacientes, el 41% mujeres, el 65% con adenocarcinoma, el 25% asiáticos, el 21% no fumadores, el 16% con mutación de EGFR y el 16% con mutación de KRAS. El inhibidor PF299804 logró una mayor supervivencia libre de progresión que el erlotinib (12,4 frente a 8,3 semanas; p = 0,017), y este beneficio se mantuvo en todos los subgrupos, incluidos los que no tenían mutaciones en EGFR. La respuesta también favoreció a PF299804 (17% frente a 4%; p = 0,008), aunque se observó más diarrea y acné con PF299804.[24]

El estudio LUX-Lung 1, de fase IIb/III, incluyó 585 pacientes con cáncer de pulmón no microcítico avanzado y PS 0-2, no seleccionados por biomarcadores, que habían recibido uno o dos regímenes de quimioterapia previos y mostraron progresión después de al menos 12 semanas de tratamiento con erlotinib o gefitinib. Se aleatorizaron 2:1 para recibir afatinib (50 mg/día) o placebo. La mediana de la supervivencia global fue de 10,8 meses (IC 95%: 10-12) en el grupo de afatinib y de 12 meses (IC 95%: 10,2-14,3) en el grupo placebo (HR: 1,08; IC 95%: 0,86-1,35; p = 0,74). La mediana de supervivencia libre de progresión fue mayor en el grupo de afatinib (3,3 meses; IC 95%: 2,79-4,4) que en el grupo de placebo (1,1 meses; IC 95%: 0,95-1,68; HR: 0,38; IC 95%: 0,31-0,48; p < 0,0001). Con afatinib se observó un 7% de remisiones parciales. Una de las razones que se han esgrimido para explicar la ausencia de beneficio en cuanto a supervivencia global es el alto porcentaje de pacientes con mutaciones que fueron incluidos en el estudio en relación a los tratamientos posteriores, con lo cual no pueden obtenerse conclusiones definitivas para la población sin mutaciones sobre el beneficio de los inhibidores de la tirosina cinasa irreversibles tras el fracaso de los reversibles.[25] Está en marcha un estudio de fase III (BR.26) para corroborar estos resultados. También se está llevando a cabo un estudio de fase III, en segunda línea, en población con histología escamosa (LUXLung 8), que compara otro inhibidor irreversible, el afatinib, frente al erlotinib.

Por su parte, el vandetanib aglutina en la misma molécula una acción inhibidora irreversible de la tirosina cinasa y una acción antiangiogénica, y se han realizado cuatro estudios aleatorizados en segunda línea para intentar definir su papel. El estudio ZEST, aleatorizado, con diseño de no inferioridad, incluyó 1.240 pacientes con cáncer de pulmón no microcítico en segunda línea que fueron aleatorizados para recibir erlotinib (150 mg/día) frente a vandetanib (300 mg/día). No se observaron diferencias en la supervivencia libre de progresión (11,3 frente a 8,9 semanas; HR: 0,98; IC 95 %: 0,87-1,10; p = 0,721). Tampoco hubo diferencias significativas en los objetivos secundarios, como la supervivencia global (6,9 frente a 7,8 meses favorable a erlotinib; HR: 1,01; IC 95 %: 0,89-1,16; p = 0,830), las respuestas (12 % en cada grupo) y el tiempo hasta el empeoramiento de los síntomas (dolor, HR: 0,92, p = 0,289; disnea, HR: 1,07, p = 0,407; tos, HR: 0,94, p = 0,455). La toxicidad fue la esperable según la experiencia previa con vandetanib, aunque se comunicaron más acontecimientos adversos que con erlotinib. La toxicidad de cualquier grado fue algo superior para vandetanib (diarrea: 50 % frente a 38 %; hipertensión: 16 % frente a 2 %), pero el exantema fue más frecuente con erlotinib (38 % frente a 28 %). La conclusión es que no hay diferencia en ningún objetivo entre erlotinib y vandetanib, pero se observa más toxicidad con vandetanib. El beneficio de la inhibición del VEGF *(vascular endothelial growth factor)* asociada a la inhibición del EGFR sigue pendiente de determinar.[26]

3   Conclusiones

En los pacientes con cáncer de pulmón no microcítico avanzado y mutación de EGFR, los inhibidores de la tirosina cinasa son el tratamiento de referencia en primera línea. En los pacientes sin mutación, aunque el beneficio es mucho menor, los inhibidores de la tirosina cinasa también han demostrado actividad. En primera línea no han logrado beneficio cuando se administran de manera concomitante con quimioterapia, pero sí en cuanto a la supervivencia global cuando se administran secuencialmente con quimioterapia (tratamiento de mantenimiento) en los pacientes que hayan obtenido una estabilización con ésta. No se ha demostrado que puedan sustituir a la quimioterapia en primera línea, ni siquiera en pacientes frágiles. En segunda y tercera línea, el erlotinib es uno de los estándares de tratamiento y aporta un beneficio similar al observado con pemetrexed o docetaxel. El tratamiento de combinación con inhibidores de la tirosina cinasa y otras moléculas no ha demostrado beneficio en la supervivencia. Actualmente está en investigación el papel de los inhibidores de la tirosina cinasa irreversibles en este contexto.

Bibliografía

1. Herbst RS, Giaccone G, Schiller JH, *et al.* Gefitinib in combination with paclitaxel and carboplatin in advanced non-small-cell lung cancer: a phase III trial – INTACT 2. J Clin Oncol. 2004; 22: 785-94.

2. Giaccone G, Herbst RS, Manegold C, *et al.* Gefitinib in combination with gemcitabine and cisplatin in advanced non-small-cell lung cancer: a phase III trial – INTACT 1. J Clin Oncol. 2004; 22: 777-84.

3. Herbst RS, Prager D, Hermann R, *et al.* TRIBUTE: a phase III trial of erlotinib hydrochloride (OSI-774) combined with carboplatin and paclitaxel chemotherapy in advanced non-small-cell lung cancer. J Clin Oncol. 2005; 23: 5892-9.

4. Gatzemeier U, Pluzanska A, Szczesna A, *et al.* Phase III study of erlotinib in combination with cisplatin and gemcitabine in advanced non-small-cell lung cancer: the Tarceva Lung Cancer Investigation Trial. J Clin Oncol. 2007; 25: 1545-52.

5. Mok TS, Wu YL, Yu CJ, *et al.* Randomized, placebo-controlled, phase II study of sequential erlotinib and chemotherapy as first-line treatment for advanced non-small-cell lung cancer. J Clin Oncol. 2009; 27: 5080-7.

6. Janne PA, Wang WF, Socinski MA, *et al.* Randomized phase II trial of erlotinib (E) alone or in combination with carboplatin/paclitaxel (CP) in never or light former smokers with advanced lung adenocarcinoma: CALGB 30406. Clin Oncol. 2010; 28 (Suppl): 7s.

7. Cappuzzo F, Ciuleanu T, Stelmakh L, *et al.* Erlotinib as maintenance treatment in advanced non-small-cell lung cancer: a multicentre, randomised, placebo-controlled phase 3 study. Lancet Oncol. 2010; 11: 521-9.

8. Miller V, O'Connor P, Soh C, *et al.* A randomized, double-blind, placebo-controlled, phase IIIb trial (ATLAS) comparing bevacizumab (B) therapy with or without erlotinib (E) after completion of chemotherapy with B for first-line treatment of locally advanced, recurrent, or metastatic non-small cell lung cancer (NSCLC). J Clin Oncol. 2009; 27 (Suppl): 18s.

9. Takeda K, Hida T, Sato T, *et al.* Randomized phase III trial of platinum-doublet chemotherapy followed by gefitinib compared with continued platinum-doublet chemotherapy in Japanese patients with advanced non-small-cell lung cancer: results of a West Japan Thoracic Oncology Group Trial (WJTOG0203). J Clin Oncol. 2010; 28: 761-6.

10. Gridelli CF, Ciardiello F, Feld R, *et al.* International multicenter randomized phase III study of first-line erlotinib (E) followed by second-line cisplatin plus gemcitabine (CG) versus first-line CG followed by second-line E in advanced non-small cell lung cancer (aNSCLC): the TORCH trial. J Clin Oncol. 2010; 28: 7s.

11. Stinchcombe TE, Peterman AH, Lee CB, *et al.* A randomized phase II trial of first-line treatment with gemcitabine, erlotinib in elderly patients (age ≥ 70 years) with stage IIIB-IV NSCLC. J Clin Oncol. 2011; 22: 1569-77.

12. Crinò L, Cappuzzo F, Zatloukal P, *et al.* Gefitinib versus vinorelbine in chemotherapy-naïve elderly patients with advanced non-small-cell lung cancer (INVITE): a randomized, phase II study. J Clin Oncol. 2008; 26: 4253-60.

13. Gridelli C, Morgillo F, Favaretto A, *et al.* Sorafenib in combination with erlotinib or with gemcitabine in elderly patients with advanced non-small-cell lung cancer: a randomized phase II study. Ann Oncol. 2011; 22: 1528-34.

14. Lilenbaum R, Axelrod R, Thomas S, *et al.* Randomized phase II trial of erlotinib or standard chemotherapy in patients with advanced non-small-cell lung cancer and a performance status of 2. J Clin Oncol. 2008; 26: 863-9.

15. Goss G, Ferry D, Wierzbicki R, *et al.* Randomized phase II study of gefitinib compared with placebo in chemotherapy-naive patients with advanced non-small-cell lung cancer and poor performance status. J Clin Oncol. 2009; 27: 2253-60.

16. Lee S, Rudd R, Khan I, *et al.* TOPICAL: randomized phase III trial of erlotinib compared with placebo in chemotherapy-naive patients with advanced non-small cell lung cancer (NSCLC) and unsuitable for first-line chemotherapy. J Clin Oncol. 2010; 28 (Suppl): 7s.

17. Morère JF, Bréchot JM, Westeel V, *et al.* Randomized phase II trial of gefitinib or gemcitabine or docetaxel chemotherapy in patients with advanced non-small-cell lung cancer and a performance status of 2 or 3 (IFCT-0301 study). Lung Cancer. 2010; 70: 301-7.

18. Liu S, Wang D, Chen B, *et al.* The safety and efficacy of EGFR TKIs monotherapy versus single-agent chemotherapy using third-generation cytotoxics as the first-line treatment for patients with advanced non-small cell lung cancer and poor performance status. Lung Cancer. 2011; 73: 203-1.

19. Thatcher N, Chang A, Parikh P, *et al.* Gefitinib plus best supportive care in previously treated patients with refractory advanced non-small-cell lung cancer: results from a randomised, placebo-controlled, multicentre study (Iressa Survival Evaluation in Lung Cancer). Lancet. 2005; 366: 152-37.

20. Shepherd FA, Pereira J, Ciuleanu TE, *et al.* Erlotinib in previously treated non-small-cell lung cancer. New Engl J Med. 2005; 353: 123-32.

21. Kim ES, Hirsh V, Mok T, *et al.* Gefitinib versus docetaxel in previously treated non-small-cell lung cancer (INTEREST): a randomised phase III trial. Lancet. 2008; 372: 1809-18.

22. Ciuleanu T, Stelmakh L, Cicenas S, *et al.* Efficacy and safety of erlotinib versus chemotherapy in second-line treatment of patients with advanced, non-small-cell lung cancer with poor prognosis (TITAN): a randomised multicentre, open-label, phase 3 study. Lancet Oncol. 2012; 13: 300-8.

23. Garassino MC, Martelli O, Bettini A, *et al.* TAILOR: phase III trial comparing erlotinib with docetaxel in the second-line treatment of NSCLC patients with wild-type (wt) EGFR. J Clin Oncol. 2012; 30 (Suppl): abstr. LBA7501.

24. Boyer MJ, Blackhall FH, Park K, *et al.* Efficacy and safety of PF299804 versus erlotinib (E): a global, randomized phase II trial in patients (pts) with advanced non-small cell lung cancer (NSCLC) after failure of chemotherapy (CT). J Clin Oncol. 2010; 28 (Suppl): 7s.

25. Miller VA, Hirsh V, Cadranel J. Afatinib versus placebo for patients with advanced, metastatic non-small-cell lung cancer after failure of erlotinib, gefitinib, or both, and one or two lines of chemotherapy (LUX-Lung 1): a phase 2b/3 randomised trial. Lancet Oncol. 2012; 13: 528-38.

26. Natale RB, Thongprasert S, Greco FA, *et al.* Phase III trial of vandetanib compared with erlotinib in patients with previously treated advanced non–small-cell lung cancer. J Clin Oncol. 2011; 10: 1059-66.

Capítulo 13

Futuro del tratamiento en pacientes biológicamente seleccionados

E. FELIP

Unidad de Tumores Torácicos
Servicio de Oncología
Hospital Universitari Vall d'Hebron
Barcelona

Correspondencia:
Dra. Enriqueta Felip
efelip@vhebron.net

Sinopsis

El conocimiento de las anormalidades moleculares nos ha permitido establecer biomarcadores predictivos para la selección de tratamiento. Los inhibidores de la tirosina cinasa del EGFR *(epidermal growth factor receptor)* en los pacientes con una mutación de EGFR es el paradigma terapéutico. La genotipificación múltiple nos permite conocer en un corto tiempo las alteraciones moleculares de un paciente y establecer tratamientos individualizados.

Introducción

El cáncer de pulmón continúa siendo el tumor más frecuente y con mayor mortalidad en todo el mundo.[1] Los esfuerzos por disminuir el consumo de tabaco parecen haber reducido el hábito de fumar y las muertes por cáncer de pulmón. A pesar de ello, el cáncer de pulmón sigue siendo un importante problema de salud pública.[2] Conocer las características clínicas del cáncer de pulmón en los no fumadores es de especial interés porque nos permite evaluar las variaciones geográficas y temporales en el riesgo causado por otras exposiciones ambientales. Los no fumadores constituyen una proporción creciente en los países económicamente desarrollados. Los ensayos clínicos han demostrado que el cáncer de pulmón en la población no fumadora tiene un perfil molecular diferente, y una mejor respuesta a los tratamientos dirigidos contra dianas, que en la población de fumadores.[3] Para conocer las características clínicas del cáncer de pulmón en los no fumadores, Thun *et al.*[4] agruparon los datos de su incidencia procedentes de 13 grandes estudios de cohortes y de 22 registros de cáncer de diversos países correspondientes a épocas en las que fumaban pocas mujeres. Sus principales hallazgos fueron que los hombres tienen mayores tasas de mortalidad por cáncer de pulmón que las mujeres en todas las edades y grupos raciales estudiados, pero que las tasas de incidencia de hombres y mujeres son similares cuando se normalizan por la edad. Los afroamericanos y los asiáticos (Corea y Japón) tienen tasas más altas de mortalidad por cáncer de pulmón que las personas de ascendencia europea.

Los tumores de pulmón son el resultado de un proceso multifactorial en el cual las células normales acumulan múltiples alteraciones genéticas y epigenéticas hasta convertirse en células con capacidad biológica de malignad. Los recientes avances en el conocimiento sobre la complejidad biológica del cáncer de pulmón no microcítico, en especial respecto a la activación de oncogenes por mutaciones, translocaciones y amplificaciones, nos han permitido identificar partes del tumor con perfiles moleculares únicos que predicen la respuesta a la enfermedad. Hasta hace poco, las opciones terapéuticas para el cáncer de pulmón no microcítico avanzado se limitaban a la quimioterapia, con unas tasas de respuesta del 20 % al 30 %. La identificación de anormalidades específicas genéticas y moleculares en tejido tumoral y la administración de inhibidores específicos para estas dianas son la base del tratamiento personalizado. El éxito en el desarrollo de la medicina personalizada depende de la identificación de dianas específicas moleculares que llevan al crecimiento tumoral, la posterior validación de un biomarcador clínicamente aplicable para esa diana específica, el desarrollo de fármacos contra ella y la comprensión de los mecanismos moleculares asociados a la resistencia del tumor.

El desarrollo futuro en el tratamiento de pacientes biológicamente seleccionados se basa en cuatro estrategias fundamentales: *1)* la evolución genómica del cáncer de pulmón no microcítico; *2)* los tratamientos específicos para una diana; *3)* la nueva generación de pruebas de genotipificación, y *4)* el diseño de ensayos clínicos adaptados a la era molecular.

1   Evolución genómica del cáncer de pulmón no microcítico

En la pasada década se realizaron importantes progresos en la caracterización de las anormalidades moleculares en el cáncer de pulmón de células no pequeñas, que han sido usadas como dianas moleculares y biomarcadores predictivos para la selección de tratamientos antidiana. El diagnóstico patológico ha pasado de una clasificación basada en las características morfológicas, con poco significado clínico, a una nueva clasificación basada en las alteraciones moleculares, que nos permite seleccionar tratamientos (véase la figura 1). En el adenocarcinoma de pulmón se han identificado dos vías en su patogénesis: la activación de las señales de KRAS *(Kirsten rat sarcoma),* asociada al tabaco, y la activación de las señales de EGFR *(epidermal growth factor receptor),* no asociada al tabaco. El adenocarcinoma de pulmón en los no fumadores se caracteriza por una alta frecuencia de una serie de anormalidades oncogénicas que pueden ser dianas terapéuticas, como las mutaciones de EGFR y HER2 *(human epidermal growth factor receptor 2)* en el dominio tirosina cinasa y las translocaciones EML4-ALK *(echinoderm microtubule associated protein like 4 - anaplastic lymphoma receptor tyrosine kinase).*[5] Recientemente se ha identificado una nueva translocación genética susceptible de tratamiento,[6] KIF5B-RET *(kinesin family member 5B - rearranged during transfection)* (10p:11q)(p11.22; q11-21). El carcinoma de células escamosas también muestra anormalidades genéticas que producen la activación de oncogenes, entre las que destacan EGFR-vIII (deleción de los exones 2-7), mutaciones en DDR2 *(discoidin domain receptor tyrosine kinase 2)*[7] y amplificaciones en FGFR1 *(fibroblast growth factor receptor 1)* (8p12).[8] También se han detectado anormalidades genéticas, potencialmente tratables, en ambos subtipos, como las mutaciones y las amplificaciones de PIK3CA *(phosphoinositide-3-kinase catalytic*

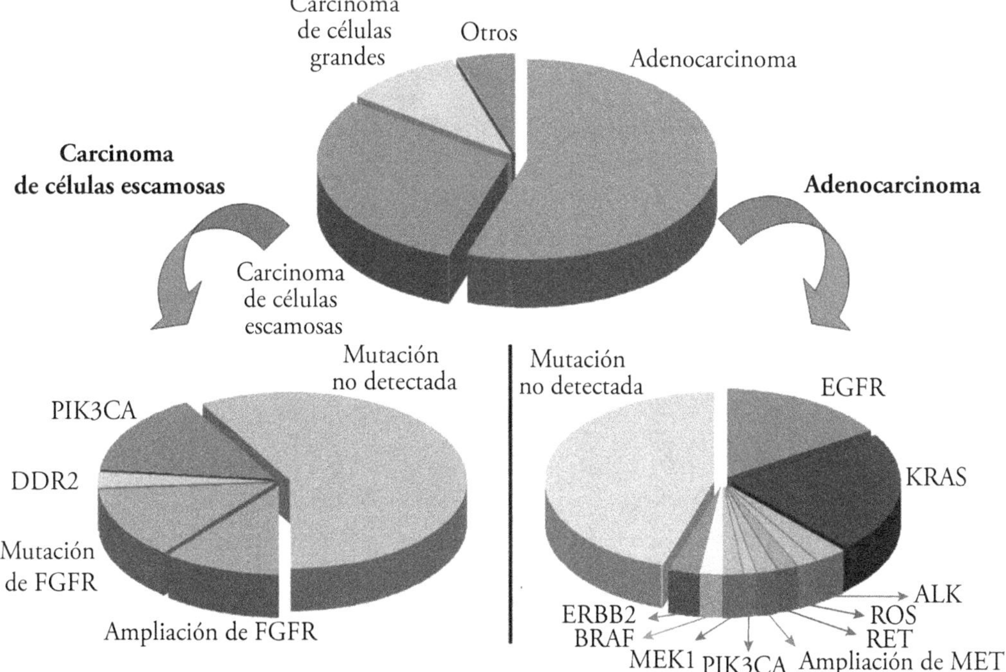

Figura 1. Evolución en la clasificacion del cáncer de pulmón no microcítico.

alpha), la amplificación de MET *(mesenchymal-epithelial transition factor)* (7q21-q31) y las mutaciones AKT1 y MAP2K1 *(mitogen-activated protein kinase kinase 1)*.[5] La tabla 1 muestra la incidencia de las alteraciones moleculares en función del tipo histológico.

La activación de las mutaciones de EGFR, incluyendo las deleciones en el exón 19 y la sustitución del exón 21 L858R, son los predictores biológicos más potentes para la respuesta a los inhibidores de la tirosina cinasa del EGFR.[9] Estas mutaciones se observan en aproximadamente un 40 % a un 60 % de los cánceres de pulmón en los no fumadores, en comparación con en torno al 10 % a 20 % de los cánceres de pulmón asociados al tabaco.[10] La mayor incidencia de mutaciones de EGFR en los no fumadores es constante en las diferentes divisiones étnicas y geográficas. Varios estudios[10,11] han evaluado la asociación entre la cantidad y la duración de la exposición al humo del tabaco y las mutaciones de EGF, y han hallado que la exposición al humo de tabaco se asocia inversamente con la tasa de mutaciones de EGFR. Las mutaciones de EGFR también son mutuamente excluyentes con las mutaciones de KRAS, que se producen con mayor frecuencia en el cáncer de pulmón asociado al tabaco. Lee *et al.*[12] analizaron el impacto del tabaco sobre las mutaciones de EGFR en no fumadores. Estudiaron 179 pacientes no fumadores con cáncer de pulmón no microcítico y correlacionaron los antecedentes de exposición al humo ambiental de tabaco, determinada mediante un

Gen	Cambio molecular	Adenocarcinoma	Carcinoma de células escamosas
EGFR	Mutación	10-40 %	Muy raro
	Amplificación	15 %	30 %
	Sobrexpresión	15-40 %	60 %
ERBB2	Mutación	2 %	Muy raro
	Amplificación	4 %	2 %
EML4-ALK	Translocación	7 %	Muy raro
KIF5B-RET	Translocación	2 %	No publicado
KRAS	Mutación	10-30 %	Muy raro
BRAF	Mutación	1-3 %	Muy raro
FGFR1	Amplificación	No publicado	20 %
DDR2	Mutación	No publicado	4 %
PIK3CA	Amplificación	2-6 %	30 %
	Mutación	2 %	2 %

Tabla 1. Alteraciones moleculares asociadas al cáncer de pulmón.

cuestionario estandarizado, con las mutaciones de EGFR. La incidencia de mutaciones de EGFR fue significativamente menor en los pacientes con exposición al humo ambiental de tabaco que en aquellos sin exposición (38,5 % frente a 61,4 %; p = 0,008). La tasa de mutación del EGFR en los no fumadores de 45 o más años de edad expuestos al humo de tabaco era tan baja como la de los fumadores. Además, los pacientes con exposición al humo ambiental mostraron una menor tasa de respuesta a los inhibidores de la tirosina cinasa que los pacientes no expuestos (24,6 % frente a 44,8 %; p = 0,053). Algunos estudios han señalado que los cambios epigenéticos en los fumadores, como el daño oxidativo del DNA o el aumento de las mutaciones en p53, también se encuentran en los no fumadores expuestos al humo ambiental.[13] Estos hallazgos sugieren que los mecanismos carcinogenéticos en los no fumadores expuestos al humo ambiental podrían ser similares a los de los fumadores. Por ello, es necesario conocer no sólo los antecedentes sobre consumo de tabaco sino también el riesgo de exposición al humo ambiental de tabaco.

ALK es un receptor tirosina cinasa que no se expresa en condiciones normales en el pulmón. Esta enzima fue identificada originalmente en el linfoma anaplásico de células. Las fusiones EML4-ALK son el resultado de diversas inversiones pequeñas en el brazo corto del cromosoma 2.[14] Al menos se han identificado nueve variantes diferentes. EML4-ALK es un gen de fusión aberrante que codifica una proteína quimérica citoplasmática con actividad cinasa. Se han identificado variantes quiméricas distintas de EML4-ALK. Su incidencia es baja, pues se observa en un 2 % a un 7 % de todos los cánceres de pulmón no microcítico, y es más frecuente en los pacientes que nunca han fumado o con antecedentes de tabaquismo leve, y en aquellos con adenocarcinomas.[15] También se han descrito otras fusiones de ALK más raras, como por ejemplo con KIF5B o con TFG *(TRK-fused)*.[16] Por lo tanto, los reordenamientos en ALK pueden definir a un grupo molecular de tumores que podrían responder a la inhibición de la cinasa específica.

Las mutaciones en HER2 están presentes en el 2 % de los cánceres de pulmón no microcítico.[17] La frecuencia de mutaciones HER2 aumenta en las personas que nunca han fumado, en las mujeres y en los asiáticos, y es mayor en los adenocarcinomas. Estas mutaciones no están presentes en los tumores portadores de mutaciones de EGFR o de KRAS.

Las fosfatidilinositol 3-cinasas (PI3K) son cinasas de lípidos que regeneran fosfatidilinositol-3-fosfato, que es un mediador clave entre los receptores del factor de crecimiento y las vías de señalización intracelular. La subunidad catalítica de las proteínas principales de PI3K es la isoforma p110m, que está codificada por PIK3CA. Se han identificado mutaciones en este gen en el 2 % de los cánceres de pulmón no microcítico.[18] Estas mutaciones son tan frecuentes en el carcinoma de células escamosas como en el adenocarcinoma, y pueden ocurrir en tumores con mutaciones de EGFR. La amplificación de PIK3CA se ha visto sobre todo en los hombres y los fumadores, y en el carcinoma de células escamosas.

B-RAF es una cinasa Ser-Thr que une a las proteínas RAS GTPasas de la familia MAPK *(mitogen-activated protein kinases)*, que controlan la proliferacion célular. B-RAF es uno de los tres miembros de la familia cinasa RAF. Las mutaciones somáticas del gen BRAF se identificaron inicialmente en los melanomas. Alrededor del 80 % de las mutaciones afectan a los residuos Val600 (exón 15) en el dominio de la cinasa. En el cáncer de pulmón no microcítico, las mutaciones del gen BRAF se encuentran en un 1 % a un 3 % de los tumores, la mayoría de los cuales son adenocarcinomas. A diferencia del melanoma, la mayor parte de las mutaciones no afectan a Val600Glu (88 % de los casos). Las mutaciones de BRAF son excluyentes con las mutaciones de EGFR y de KRAS. Biológicamente, las mutaciones de BRAF se asocian a una mayor actividad de las cinasas y a conducir a la activación constitutiva de MAPK2 y MAPK3.[19]

ROS es un oncogén que se expresa en el glioma y el cáncer de pulmón. Dos grupos de investigadores han publicado que aproximadamente el 1,4 % de los cánceres de pulmón no microcítico muestran reordenamientos ROS, definiendo un nuevo subtipo genético de cáncer de pulmón no microcítico. Identifican «parejas» de fusión de ROS como CD74-ROS (la más frecuente), TPM3, SDC4, Slc34a2, LRIG3, CD74 y EZR. Se ha observado que los pacientes con fusión de ROS tienden a ser más jóvenes, no fumadores y con un diagnóstico histológico de adenocarcinoma.[20,21] Estudios preclínicos demuestran que las líneas celulares con translocación de ROS1 presentan una alta sensibilidad al crizotinib. En un estudio presentado en la reunión anual de la American Society of Oncology de 2012, en 14 pacientes ROS1 positivos tratados con crizotinib se observó respuesta radiológica en el 57 % de ellos. El reordenamiento molecular de ROS1 define un subconjunto de cáncer de pulmón no microcítico con unas características clínicas que son similares a las observadas en los pacientes con cáncer de pulmón no microcítico con reagrupamientos de ALK, y abre la posibilidad de un tratamiento específico para ellos.

En el cáncer de pulmón de células escamosas, Weiss *et al.*[8] analizaron 155 muestras utilizando matrices *Affymetrix SNP 6,0* (polimorfismo de un solo nucleótido). Identificaron una amplificación del FGFR1 *(fibroblast growth factor receptor 1)* en 15 (9,7 %) de las 155 muestras. Cabe destacar que 11 de los 15 tumores con amplificación de FGFR1 correspondían a pacientes fumadores, y ninguno era de no fumador. Los pacientes que tenían tumores con amplificación de FGFR1 mostraban una tendencia hacia una menor supervivencia en comparación con los pacientes sin la amplificación. También demostraron que era posible inhibir FGFR1 con un inhibidor de la tirosina cinasa específica de FGFT (PD173074) in vivo, por lo que FGFR1 puede ser una nueva diana terapéutica.

2 Tratamientos específicos de diana

Sabemos que la determinación del genotipo en el cáncer de pulmón de células no pequeñas puede ayudar a seleccionar los tratamientos personalizados más efectivos. Los pacientes con mutaciones en EGFR pueden beneficiarse de los inhibidores de la tirosina cinasa, con una tasa de respuesta del 75 % y una mejor calidad de vida en comparación con la quimioterapia. Los estudios OPTIMAL[22] y EURTAC[23] han comparado la eficacia y la tolerabilidad del erlotinib frente a la quimioterapia estándar como tratamiento de primera línea en pacientes con cáncer de pulmón no microcítico avanzado y mutación de EGFR. Los pacientes tratados con erlotinib tienen una mediana de supervivencia libre de progresión mayor que los tratados con gemcitabina más carboplatino (13 % frente a 4,6 %, p < 0,0001; 9,7 % frente a 5,2 %, p < 0,0001), y con menor toxicidad. En estos dos estudios, el 70 % de los pacientes eran no fumadores y un 90 % tenían histología de adenocarcinoma. Sus resultados justifican la utilización de inhibidores de la tirosina cinasa del EGFR como tratamiento de primera línea para los pacientes con cáncer de pulmón no microcítico avanzado y mutación de EGFR.

Del mismo modo, los pacientes con translocaciones EML4-ALK tienen una tasa de respuesta del 60 %, una supervivencia libre de progresión de nueve meses y un bajo grado de toxicidad durante el tratamiento con crizotinib.[24] En estos momentos hay dos ensayos clínicos de fase III que comparan el crizotinib frente a la quimioterapia, uno en pacientes previamente tratados con una línea de quimioterapia basada en platino, que lo compara con pemetrexed o docetaxel, y el otro en primera línea que lo compara con pemetrexed y cisplatino o carboplatino.

Actualmente están abiertos numerosos ensayos clínicos de fases I y II para evaluar tratamientos específicos de diana, por ejemplo para EGFR y resistencia a los inhibidores de la tirosina cinasa. En un 50 % de los pacientes resistentes al gefinitib o al erlotinib se ha observado una mutación secundaria en EGFR, la mutación T790M (mutación de resistencia adquirida). PF299804 es un inhibidor de EGFR, HER2 y HER4, y muestra una gran actividad preclínica en tumores con la mutación T790M in vitro e in vivo. Se ha publicado un estudio de fase I[25] y se plantea uno de fase II en pacientes previamente tratados con inhibidores de la tirosina cinasa. PF00299804 es un Pan-erbB inhibidor irreversible, que es eficaz en modelos de cáncer de pulmón con mutaciones EGFR y ErbB2 resistentes al gefitinib. Para KRAS se estudia la asociación de docetaxel e inhibidores de MEK, como AZD6244 y GSK 1120212. En la actualidad se encuentran en desarrollo diversos inhibidores de BRAF (véase la tabla 2). Un compuesto prometedor es PLX4032, que es un inhibidor selectivo de BRAF. El sorafenib originalmente fue promocionado como un inhibidor de BRAF, pero en realidad es un inhibidor multicinasa y ha sido evaluado en el cáncer de pulmón no microcítico, como antiangiogénico, en combinación con quimioterapia. El ensayo aleatorizado ESCAPE comparaba sorafenib frente a placebo, en combinación con la quimioterapia estándar. Se incluyeron 926 pacientes con tumor avanzado y no se hallaron diferencias significativas en cuanto a supervivencia.[26] BEZ235 es un inhibidor de molécula pequeña que se dirige a PI3K y mTOR *(mammalian target of rapamycin).* Otros inhibidores de PI3K son PKI587 (potente inhibidor dual de la cinasa PI3K/mTOR), GDC 0980 (inhibidor dual de la cinasa PI3K/mTOR) y ZSTK474 (inhibe PI3Kα y PI3Kβ).

	Fase de ensayo	Población seleccionada	Nº Clinicaltrials.gov
ALK			
PF-02341066	1, 2, 3	Sí	NCT009328451, NCT0093289322
HER2			
HKI-272	1, 2	No	NCT0026687723
BIBW 2992	1, 2, 3	Sí	NCT00949650,24 NCT00796549
Lapatinib	1, 2	No	NCT00073008
Pertuzumab	1, 2	No	NCT00063154
Trastuzumab	2, 3	Sí	NCT00003881,25 NCT00016367
PI3K			
BEZ2235	1	No	NCT00620594
GDC-0941	1	No	NCT00975182, NCT00974584
XL147	1, 2	No	NCT00692640,26 NCT00756847
AKT			
MK2206	1	No	NCT00848718,27 NCT00670488
Sorafenib	1, 2	No	NCT00533585, NCT00300885
			NCT00098540, NCT00759928
GSK2118436	1	Sí	NCT00880321
XL281	1	No	NCT00451880
MAP2K1			
CI-1040	1, 2		NCT00033384, NCT00034827
AZD6244	1, 2	No	NCT0088813429
TAK-733	1	No	NCT00948467
AS703026	1	No	NCT00982865
GSK1120212	1	No	NCT00955773
PD-325901	1, 2	No	NCT00174369
GDC-0973/XL518	1	No	NCT00467779
RO4987655	1	No	NCT00817518
RO5126766	1	No	NCT00773526
MET			
PF-02341066	1, 2	Sí	NCT00965731
GSK1363089,	1	No	NCT00742131
XL184	1, 2	Sí	NCT00596648
AMG 102	1, 2	No	NCT00791154
MetMAb	1, 2	No	NCT00854308
ARQ 197	1, 2	No	NCT00777309
SCH 900105	1, 2	No	NCT01039948

Tabla 2. Ensayos clínicos de fármacos contra una diana asociada a una mutación, por gen y compuesto.

3   Nueva generación de técnicas de genotipificación

¿Cómo identificar subgrupos de pacientes con alteraciones genómicas? Ssabemos que la genotipificación gen por gen es útil, pero sólo nos permite estudiar una anomalía. Hay un gran interés en desarrollar métodos que puedan determinar el estado mutacional de muchos genes al mismo tiempo, y así no retrasar el diagnóstico. En estos momentos ya se dispone de la tecnología que nos permite hacer una genotipificación múltiple, con muchas ventajas sobre la determinación individual de una mutación. Las alteraciones de un gen pueden ser mutaciones, amplificaciones o reagrupamientos, y para determinarlas se necesitan métodos como la secuenciación o la hibridación in situ con fluorescencia (FISH), que se realizan en laboratorios diferentes. La genotipificación puede ser múltiple y la FISH es muy difícil, por lo que son necesarios ensayos separados, lo cual encarece las determinaciones y consume tejido, y sólo puede realizarse un número muy limitado de determinaciones. La secuenciación de nueva generación es una herramienta muy potente para identificar genes oncogénicos. En una única prueba pueden determinarse mutaciones, alteraciones en el número de copias o reagrupaciones. Hay plataformas que permiten estudiar muchos genes: genes portadores de mutaciones que pueden ser tratados, genes predictores de sensibilidad o resistencia a los tratamientos, biomarcadores pronósticos, y oncogenes y genes supresores.[27,28] Pueden llegarse a estudiar más de 2.000 exones y 400.000 bases de codificación.

Por el momento, las experiencias de los grupos que lo están utilizando se han centrado en pacientes con histología de adenocarcinoma, por tener más posibilidades de ofrecerles un tratamiento específico. Sabemos que hay un porcentaje de pacientes, en torno al 10 %, en quienes no es posible hacerlo por disponer de insuficiente tejido tumoral o por una mala calidad del DNA (las biopsias de hueso tienen que descalcificarse, y en este proceso puede dañarse el DNA). El gran interés de la genotipificación es que la tasa de alteraciones genéticas tratables que se está comunicando es superior al 50 %. El grupo del Massachusetts General Hospital Cancer Center ha publicado su experiencia con 552 pacientes diagnosticados de cáncer de pulmón no microcítico entre marzo de 2009 y mayo de 2010, utilizando una prueba de genotipificación clínica *(SNaPshot)* basada en una plataforma disponible comercialmente.[29] *SNaPshot* es una reacción en cadena de la polimerasa múltiple, basada en el ensayo diseñado para probar más de 50 sitios de riesgo de mutación en 14 genes clave del cáncer. En las 552 muestras para genotipificación, el tiempo de respuesta fue de 2,8 semanas (intervalo de 1,0 a 8,9 semanas). Se encontraron mutaciones en al menos un gen o translocación de ALK, o ambas, en 282 muestras (51 %). Fumar poco se asoció fuertemente con mutaciones de EGFR (p < 0,001), translocaciones de ALK (p < 0,001) y mutaciones de b-catenina (p = 0,03), mientras que los antecedentes de tabaquismo se asociaron significativamente con mutaciones en KRAS (p < 0,001) y las NRAS (p = 0.05). Un 38 % de los pacientes con un genotipo «potencialmente dirigible» fueron incluidos en ensayos clínicos. El Lung Cancer Mutation Consortium ha estudiado diez mutaciones (KRAS, EGFR, HER2, BRAF, PIK3CA, AKT1,

MEK1 y las NRAS) en los tumores de 1.000 pacientes utilizando ensayos estándar de multiplexación y FISH para los reordenamientos de ALK y las ampliaciones de MET. En 830 pacientes, se ha detectado una mutación en el 60 % de los tumores. Las mutaciones encontradas son un 25 % de KRAS, un 23 % de EGFR, un 6 % de reordenamientos de ALK, un 3 % de BRAF, un 3 % de PIK3CA, un 2 % de amplificaciones de MET, un 1 % de HER2, un 0,4 % de MEK1, un 0,2 % de NRAS y un 0 % de AKT1. El 95 % de las alteraciones moleculares eran mutuamente excluyentes. A los pacientes con mutaciones se les ofreció la participación en ensayos clínicos dirigidos a la mutación identificada, por ejemplo con crizotinib para EML4-ALK.[30] Los problemas de esta tecnología son que no disponemos de métodos estandarizados, que hay obstáculos legales sobre la utilización de material biológico y su alto coste.

4   Diseño de ensayos clínicos adaptados a la era molecular

Los nuevos conocimientos hacen que nos replanteemos cómo debe hacerse la investigación clínica en el cáncer de pulmón. Se plantean cuestiones como si necesitamos ensayos separados para cada alteración molecular, qué tipo de actividad se requiere para demostrar la eficacia del agente estudiado, si se debe comparar el agente estudiado con quimioterapia, o si importa el número de líneas que ha recibido el paciente.

Las técnicas de genotipificación nos abren la posibilidad de realizar ensayos clínicos basándose en un biomarcador. Tras obtener la muestra se realiza un estudio genómico, y en función del resultado, el paciente recibe un determinado tipo de tratamiento. Además,

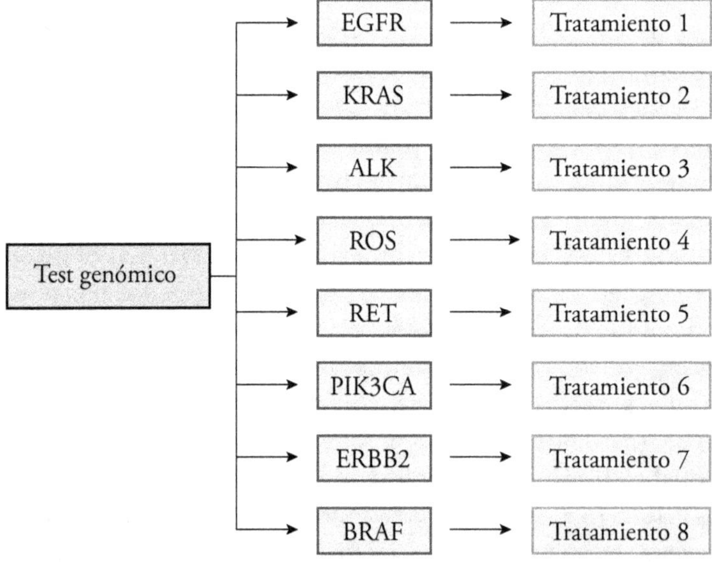

Figura 2. Diseño de un ensayo clínico basado en alteraciones moleculares.

la baja incidencia de algunas mutaciones hace que el reclutamiento sea muy difícil. Por ejemplo, para identificar 83 pacientes con mutaciones de ALK fue necesario realizar más de 1.500 determinaciones. En la figura 2 se muestra un ejemplo de lo que podría ser un nuevo diseño de ensayo clínico.

El ensayo BATTLE *(Biomarker-integrated Approaches of Targeted Therapy for Lung Cancer Elimination)* es el primer estudio prospectivo completado, con biopsia obligatoria, basado en cuatro biomarcadores (EGFR, KRAS/BRAF, VEGF y CycD1).[31] En este estudio se aleatorizó de forma adaptativa a 255 pacientes tratados previamente de cáncer de pulmón. En una cohorte inicial, los pacientes se distribuyeron aleatoriamente para recibir erlotinib, vandetanib, erlotinib y bexaroteno, o sorafenib, independientemente del marcador que expresasen. En la segunda cohorte, los pacientes fueron aleatorizados según un algoritmo que incorporaba la probabilidad de mejor respuesta en función de los datos obtenidos. El estudio BATTLE es importante porque demuestra que es factible realizar biopsias en tiempo real con análisis de biomarcadores en pacientes tratados previamente de cáncer de pulmón, y confirma la eficacia del tratamiento basado en marcadores individuales relacionados con los mecanismos de acción de los fármacos. Es un paso importante hacia la adopción de un tratamiento personalizado contra el cáncer de pulmón mediante la integración del perfil molecular en la delimitación específica de poblaciones de pacientes.

Bibliografía

1. Jemal A, Siegel R, Xu J, *et al.* Cancer statistics, 2010. CA Cancer J Clin. 2010; 60: 277-300.
2. Moolgavkar SH, Holford TR, Levy DT, *et al.* Impact of reduced tobacco smoking on lung cancer mortality in the United States during 1975-2000. J Natl Cancer Inst. 2012; 104: 541-8.
3. Gazdar AF, Thun MJ. Lung cancer, smoke exposure, and sex. J Clin Oncol. 2007; 25: 469-71.
4. Thun MJ, Hannan LM, Adams-Campbell LL, *et al.* Lung cancer occurrence in never-smokers: an analysis of 13 cohorts and 22 cancer registry studies. PLoS Medicine. 2008; 5: e185.
5. Pao W, Girard N. New driver mutations in non-small cell lung cancer. Lancet Oncol. 2011; 12: 175-80.
6. Kohno T, Ichikawa H, Totoki Y, *et al.* KIF5B-RET fusions in lung adenocarcinoma. Nat Med. 2012; 18: 375-7.
7. Hammerman PS, Sos ML, Ramos AH, *et al.* Mutations in the DDR2 kinase gene identify a novel therapeutic target in squamous cell lung cancer. Cancer Discov. 2011; 3: 78-89.
8. Weiss J, Sos ML, Seidel D, *et al.* Frequent and focal FGFR1 amplification associates with therapeutically tractable FGFR1 dependency in squamous cell lung cancer. Sci Transl Med. 2010; 2: 62ra93.
9. Lynch TJ, Bell DW, Sordella R, *et al.* Activating mutations in the epidermal growth factor receptor underlying responsiveness of non-small-cell lung cancer to gefitinib. N Engl J Med. 2004; 350: 2129-39.
10. Toyooka S, Matsuo K, Shigematsu H, *et al.* The impact of sex and smoking status on the mutational spectrum of epidermal growth factor receptor gene in non-small cell lung cancer. Clin Cancer Res. 2007; 13: 5763-8.
11. Kosaka T, Yatabe Y, Endoh H, *et al.* Mutations of the epidermal growth factor receptor gene in lung cancer: biological and clinical implications. Cancer Res. 2004; 64: 8919-23.
12. Lee YJ, Cho BC, Jee SH, *et al.* Impact of environmental tobacco smoke on the incidence of mutations in epidermal growth factor receptor gene in never-smoker patients with non-small-cell lung cancer. J Clin Oncol. 2009; 28: 487-92.

13. Husgafvel-Pursiainen K, Boffetta P, Kannio A, *et al.* p53 mutations and exposure to environmental tobacco smoke in a multicenter study on lung cancer. Cancer Res. 2000; 60: 2906-11.

14. Soda M, Choi YL, Enomoto M, *et al.* Identification of the transforming EML4-ALK fusion gene in non-small-cell lung cancer. Nature. 2007; 448: 561-6.

15. Wong DW, Leung EL, So KK, *et al.* The EML4-ALK fusion gene is involved in various histologic types of lung cancers from non-smokers with wild-type EGFR and KRAS. Cancer. 2009; 115: 1723-33.

16. Takeuchi K, Choi YL, Togashi Y, *et al.* KIF5B-ALK, a novel fusion oncokinase identified by an immunohistochemistry based diagnostic system for ALK-positive lung cancer. Clin Cancer Res. 2009; 15: 3143-9.

17. Shigematsu H, Takahashi T, Nomura M, *et al.* Somatic mutations of the HER2 kinase domain in lung adenocarcinomas. Cancer Res. 2005; 65: 1642-6.

18. Samuels Y, Wang Z, Bardelli A, *et al.* High frequency of mutations of the PIK3CA gene in human cancers. Science. 2004; 304: 554.

19. Naoki K, Chen TH, Richards WG, *et al.* Missense mutations of the BRAF gene in human lung adenocarcinoma. Cancer Res. 2002; 62: 7001-3.

20. Bergethon K, Shaw AT, Ou SH, *et al.* ROS1 rearrangements define a unique molecular class of lung cancers. J Clin Oncol. 2012; 30: 863-70.

21. Takeuchi K, Soda M, Togashi Y, *et al.* RET, ROS1 and ALK fusions in lung cancer. Nat Med. 2012; 18: 378-81.

22. Zhou C, Wu YL, Chen G, *et al.* Erlotinib versus chemotherapy as first-line treatment for patients with advanced EGFR mutation-positive non-small-cell lung cancer (OPTIMAL, CTONG-0802): a multicentre, open-label, randomised, phase 3 study. Lancet Oncol. 2011; 12: 735-42.

23. Rosell R, Carcereny E, Gervais R, *et al.* Erlotinib versus standard chemotherapy as first-line treatment for European patients with advanced EGFR mutation-positive non-small-cell lung cancer (EURTAC): a multicentre, open-label, randomised phase 3 trial. Lancet Oncol. 2012; 13: 239-46.

24. Kwak EL, Bang JG, Camidge DR, *et al.* Anaplastic lymphoma kinase inhibition in non-small-cell lung cancer. N Engl J Med. 2010; 363: 1693-703.

25. Jänne PA, Boss DS, Camidge DR, *et al.* Phase I dose-escalation study of the pan-HER inhibitor, PF299804, in patients with advanced malignant solid tumors. Clin Cancer Res. 2011; 17: 1131-9.

26. Hanna NH, Pawel JV, Reck M, *et al.* Carboplatin/paclitaxel with/without sorafenib in chemonaive patients with stage IIIb-IV non-small cell lung cancer: interim analysis (ia) results from a randomized phase III trial (ESCAPE). J Thorac Oncol. 2008; 3 (Suppl 7): S268.

27. Wagle N, Berger MF, Davis MJ, *et al.* High-throughput detection of actionable genomic alterations in clinical tumor samples by targeted, massively parallel sequencing. Cancer Discov. 2012; 2: 82-93.

28. Meyerson M, Gabriel S, Getz G. Advances in understanding cancer genomes through second-generation sequencing. Nature Review Genetics. 2010; 11: 685-96.

29. Sequis LV, Heist RS, Shaw AT, *et al.* Implementing multiplexed genotyping of non-small-cell lung cancers into routine clinical practice. Ann Oncol. 2011; 22: 2616-24.

30. Kris MG, Johnson BE, Kwiatkowski DJ, *et al.* Identification of driver mutations in tumor specimens from 1,000 patients with lung adenocarcinoma: The NCI's Lung Cancer Mutation Consortium (LCMC). J Clin Oncol. 2011; 29 (Suppl): CRA7506.

31. Kim ES, Herbst RS, Wistuba, *et al.* The BATTLE trial: personalizing therapy for lung cancer. Cancer Discovery. 2011; 1: 44-53.

Conclusiones

D. Isla,[1] E. Carcereny[2]

[1] Servicio de Oncología Médica
Hospital Clínico Universitario Lozano Blesa
Zaragoza

[2] Servicio de Oncología Médica
ICO Badalona-Hospital Germans Trias i Pujol
Badalona (Barcelona)

Correspondencia:
Dr. Enric Carcereny Costa
ecarcereny@iconcologia.net

Actualmente estamos viviendo un cambio en nuestro conocimiento sobre el cáncer de pulmón y el cáncer en general. El cáncer de pulmón produce más de un millón de muertes al año en el mundo, más que el de mama, el de próstata y el colorrectal juntos. Esto hace que la percepción que tenemos de esta enfermedad sea muy catastrofista, aunque el avance que se ha realizado en los últimos años en su conocimiento nos ha permitido diferenciar distintos subgrupos de pacientes dentro de ella, mejorando ligeramente tal percepción. Especial atención merece el desarrollo de este cáncer en población no fumadora, ya que se asocia a una mayor frecuencia de alteraciones moleculares específicas potencialmente tratables con fármacos dirigidos.

La mejor comprensión de las alteraciones genéticas y moleculares que subyacen en el desarrollo del cáncer de pulmón permiten guiar el desarrollo de nuevos tratamientos dirigidos, con datos de eficacia muy superiores a los del tratamiento convencional. Estas alteraciones no sólo actúan como factores predictivos, sino también como factores pronósticos con importantes implicaciones para nuestros pacientes.

El primer gran avance en este sentido ha sido el descubrimiento de las mutaciones del gen *EGFR (epidermal growth factor receptor)*. De manera simultánea al desarrollo de los inhibidores de la tirosina cinasa del EGFR (gefitinib y erlotinib), en el año 2004 tres grupos distintos describieron la existencia de mutaciones del gen *EGFR* y su alta tasa de respuestas con su inhibición mediante estos fármacos. Rápidamente se vio su asociación a ciertas características clínicas, como el sexo femenino, la etnia asiática, el hábito tabáquico (mayor frecuencia en no fumadores) y la histología de adenocarcinoma. Los intentos por demostrar que las características clínicas son suficientes para seleccionar a los pacientes que más se benefician de los inhibidores de la tirosina cinasa del EGFR frente a la quimioterapia han fallado. Numerosos ensayos clínicos de fase III, la mayoría realizados en Asia, han demostrado la superioridad de los inhibidores de la tirosina cinasa del EGFR frente a la quimioterapia en pacientes con mutaciones de EGFR, en términos de tasa de respuesta y de supervivencia libre de progresión, pero no en la supervivencia global. La falta de beneficio en la supervivencia global se debe al cruzamiento de las ramas de tratamiento en el momento de la progresión y al diseño de los estudios, que no permite encontrar estas diferencias.

El hecho de que más del 90 % de los pacientes concentren la existencia de mutaciones en dos exones (19 y 21) hace posible el cribado en la población de pacientes con cáncer de pulmón, como ha demostrado el estudio SLADB del Grupo Español de Cáncer de Pulmón (GECP). Hay distintas técnicas para determinar mutaciones del gen *EGFR*, aunque la mayoría se centran en procesos basados en la amplificación del DNA utilizando técnicas de reacción en cadena de la polimerasa (PCR). Sin embargo, no sólo la técnica debe cumplir una serie de requisitos; también la muestra patológica debe cumplir unos mínimos, que si no están presentes debe reflejarse en el informe final para no llevar a errores. La interpretación de los resultados puede ser compleja a veces, por lo que se precisa experiencia y que el laboratorio donde se realiza la prueba cumpla unos requisitos de calidad.

A las mutaciones de *EGFR* ha seguido la aparición de otros subgrupos de pacientes con alteraciones específicas potencialmente tratables, aunque con una incidencia cada vez menor. Especial mención merece el descubrimiento de las translocaciones de ALK *(anaplastic lymphoma receptor)* en un 3 % a un 7 % de los pacientes con cáncer de pulmón. Al igual que las mutaciones de EGFR, esta alteración se da con más frecuencia en no fumadores o fumadores ligeros y con histología de adenocarcinoma. Sin embargo, no se observan diferencias étnicas ni una mayor tasa de respuesta con la quimioterapia.

Se dispone de diversos sistemas de detección de la translocación. El método de referencia, por ser el empleado en los estudios clínicos, es la hibridación in situ con fluorescencia (FISH), pero otras técnicas, como la PCR con transcripción inversa y la inmunohistoquímica, pueden complementarla aportando datos adicionales.

Mas allá del conocimiento de la translocación de ALK en el cáncer de pulmón, su interés viene del descubrimiento de un inhibidor específico, el crizotinib, que con los resultados obtenidos en un estudio de fase I ha conseguido su aprobación por la Food and Drugs Administration de EEUU y posteriormente por la Agencia Europea de Medicamentos, con una rapidez desde el desarrollo hasta la aprobación pocas veces visto en oncología. El crizotinib, con tasas de respuesta y de supervivencia libre de progresión, en pacientes con translocación de ALK, similares a las que obtenemos con los inhibidores de la tirosina cinasa en los pacientes con mutación del gen EGFR, se ha añadido al arsenal terapéutico para el cáncer de pulmón.

A pesar del importante avance que ha supuesto el descubrimiento de las mutaciones de EGFR, de la translocación de ALK y de su tratamiento dirigido, los pacientes acaban desarrollando resistencia a éste. Se han descrito distintos mecanismos de resistencia en los últimos años, y ello ha abierto la puerta a tratar a estos pacientes de manera más precisa en busca de mejorar los resultados de supervivencia, más allá de los que ofrece la quimioterapia. Este hecho ha puesto de manifiesto la importancia de realizar una rebiopsia en el momento de la progresión de la enfermedad, en aras de conocer el mecanismo que subyace a la progresión de estos pacientes y poder tratarlos de manera específica.

El desarrollo de tratamientos dirigidos contra vías de señalización clave en la carcinogénesis, que se encuentran desreguladas como consecuencia de alteraciones moleculares, ha demostrado un definitivo avance en la supervivencia. Se está invirtiendo un gran esfuerzo en identificar nuevas alteraciones genéticas y moleculares como marcadores útiles para el diagnóstico y la búsqueda de nuevos fármacos activos en los pacientes que las presenten.

Entre las alteraciones moleculares distintas a la mutación EGFR y a la translocación ALK, la expresión del gen BRCA1 *(breast cancer 1)* es importante en la toma de decisiones sobre la mejor quimioterapia para los pacientes por su papel en la reparación del DNA: sus valores altos se han relacionado con resistencia a compuestos de platino y sensibilidad a fármacos que actúan sobre el huso mitótico, como los taxanos y la vinorelbina. Se sabe que en los grandes fumadores los genes reparadores están sobrexpresados. El GECP ha investigado intensamente en esta línea, diseñando estrategias individualizadas de tratamiento según el grado de expresión de BRCA1, y en este momento se encuentran en marcha varios estudios (SCAT en estadios precoces y BREC en estadios avanzados) que permitirán demostrar su capacidad como marcador predictivo. Por otro lado, también parece (a falta de confirmación) que los diferentes grados de expresión de BRCA1 podrían influir en los resultados conseguidos por los inhibidores de la tirosina cinasa del EGFR en los pacientes portadores de mutaciones de EGFR.

El proceso de la angiogénesis en el cáncer de pulmón es un aspecto importante de la patogénesis del cáncer, consecuencia de la actividad de factores proangiogénicos y antiangiogénicos que están condicionados por múltiples causas (hipoxia, citocinas, hormonas, genes...). Una de las consecuencias proangiogénicas más relevantes es la mayor expresión de VEGF *(vascular endothelial growth factor),* aunque también hay otros factores implicados (factor de crecimiento de fibroblastos, factor de crecimiento derivado de plaquetas, angiopoyetinas...). El microambiente tumoral o estroma engloba un gran número de moléculas de señal y vías celulares que van a influir de manera clara en la respuesta angiogénica. De momento, para el cáncer de pulmón todavía no disponemos de biomarcadores angiogénicos pronósticos ni predictivos fiables que permitan individualizar los tratamientos con fármacos antiangiogénicos. De todos los esfuerzos por desarrollar tratamientos antiangiogénicos para el cáncer de pulmón no microcítico, sólo ha resultado positivo el bevacizumab, anticuerpo monoclonal específico que bloquea el VEGF y que ha demostrado beneficio clínico en estudios aleatorizados y en la práctica asistencial para el carcinoma no escamoso avanzado en primera línea, aunque con cuestiones todavía por resolver (mejor quimioterapia para su combinación, dosis, duración del tratamiento, papel en líneas sucesivas, biomarcadores, otros estadios más precoces…). No hay datos claros sobre la relación entre la eficacia del bevacizumab y el estado de tabaquismo. Es de destacar el fracaso reiterado, hasta la fecha, de otros agentes antiangiogénicos en esta neoplasia.

Los inhibidores reversibles de la tirosina cinasa del EGFR en el tratamiento del cáncer de pulmón no microcítico avanzado, sin seleccionar según las mutaciones de EGFR, se han ensayado en primera línea en combinación con quimioterapia, y los resultados han sido negativos. La estrategia de mantenimiento con cambio administrando erlotinib tras una quimioterapia basada en platino ha demostrado beneficio en esta población no seleccionada molecularmente para EGFR, con datos más destacados en no fumadores, y su indicación está aprobada. En general no se recomienda la administración de estos fármacos en monoterapia inicialmente, y tampoco en pacientes no fumadores. Respecto a su uso en líneas sucesivas, el erlotinib fue aprobado por su eficacia frente a placebo. Otros inhibidores irreversibles de la tirosina cinasa del EGFR se están analizando y comparando con los reversibles.

La incidencia del cáncer de pulmón en pacientes no fumadores está aumentando en los países desarrollados, y presenta un perfil molecular diferente con mejores resultados en general de los tratamientos dirigidos: alta frecuencia de mutaciones EGFR y HER2, translocaciones EML4-ALK y RET. La medicina personalizada requiere identificar dianas moleculares específicas relacionadas con el crecimiento tumoral mediante una correcta caracterización genómica, la validación de un biomarcador que sea clínicamente aplicable para esta diana, el desarrollo de fármacos específicos contra dicha diana, el diseño de ensayos clínicos adaptados a esta nueva era molecular y, finalmente, el descubrimiento de los mecanismos moleculares asociados a la resistencia del tumor. Las nuevas técnicas de genotipificación múltiple nos permiten conocer en un corto tiempo las alteraciones moleculares de cada paciente para poder definir su mejor tratamiento de manera individualizada.

El abordaje diagnóstico y terapéutico del carcinoma de pulmón en los no fumadores es, sin duda, un muy interesante reto para todos los profesionales implicados, que deberemos colaborar coordinadamente tanto en el área de la investigación como en la asistencia clínica.